NURSINGRAPHICUS
ナーシング・グラフィカ

健康支援と社会保障①

健康と社会・生活

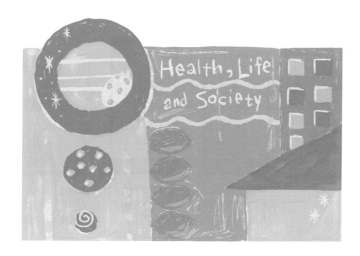

MC メディカ出版

「メディカAR」の使い方

「メディカ AR」アプリを起動し，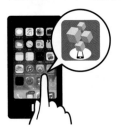マークのある図をスマートフォンやタブレット端末で映すと，
飛び出す画像や動画，アニメーションを見ることができます.

アプリのインストール方法

[🔍 メディカ AR] で検索

お手元のスマートフォンやタブレットで，App Store（iOS）もしくは Google Play（Android）から，
「メディカ AR」を検索し，インストールしてください（アプリは無料です）.

アプリの使い方

① 「メディカAR」アプリを起動する

② カメラモードで，マークがついている **図全体** を映す

↓

コンテンツが表示される

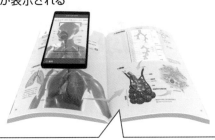

※カメラへのアクセスを求められたら，
「許可」または「OK」を選択してください.

○ 正しい例　　✕ 誤った例

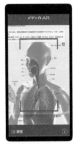　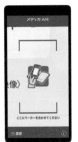　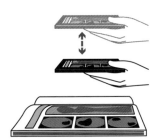

ページが平らになるように本を
置き，マークのついた図とカ
メラが平行になるようにしてく
ださい.

マークのついた図全体を画面に収
めてください. マークだけを映して
も正しく再生されません.

読み取りにくいときは, カメラを
マークのついた図に近づけて
からゆっくり遠ざけてください.

正しく再生されないときは
・連続してARコンテンツを再生しようとすると，正常に読み取れないことがあります.
・不具合が生じた場合は，一旦アプリを終了してください.
・アプリを終了しても不具合が解消されない場合は，端末を再起動してください.

※アプリを使用する際は，Wi-Fi等，通信環境の整った場所でご利用ください.
※iOS，Android の機種が対象です. 動作確認済みのバージョンについては，下記サイトでご確認ください.
※AR コンテンツの提供期間は，奥付にある最新の発行年月日から4年間です.

関連情報やお問い合わせ先等は，以下のサイトをご覧ください.
https://www.medica.co.jp/topcontents/ng_ar/

●AR コンテンツおよび動画の視聴は無料ですが，通信料金はご利用される方のご負担となります. パケット定額サービスに加入されていない方は，高額に
なる可能性がありますのでご注意ください. ●アプリケーションダウンロードに際して，万一お客様に損害が生じたとしても，当社は何ら責任を負うもので
はありません. ●当アプリケーションのコンテンツ等を予告なく変更もしくは削除することがあります. ●通信状況，機種，OS のバージョンなどによっては
正常に作動しない場合があります. ご了承ください.

はじめに

　看護学の理解では，人は生物的，心理精神的，社会的存在であり，みなさんは今，これらの3側面をとらえることを学んでいると思います．人間は個体として“からだ”をもつ生物体であり，心があるものであり，そしてさらに社会で生きていると．

　人は個体であっても他の人とつながりをもち，つながりをつくって生活しています．みなさんも身近な社会（集団）である家族とのつながりをもち，近所の人々とのつながりをもち，看護を学ぶ学生仲間や教職員，アルバイト先での仕事を通しての仲間などの他者とのつながりももっているでしょう．社会とは人と人とのつながりでつくられているものであり，また直接的なつながりはなくとも，人は社会の影響を受けます．このような，人の社会の中でのありようを理解するのが，社会的存在としての人の理解です．

　看護を学ぶ中で，人の「生物」としての理解を深めるための生物学，解剖学，生理学，疾病の理解などの科目，こころのありようを学ぶ心理学などの科目があり，さまざまな教科書が出版されています．しかし，看護学生として“社会”とは何か，“日常の生活”とは何かを学ぶ教科書は少ないです．

　そこで本書は，“社会”とは何か，身近な“生活・日常性”とは何かを入り口として，社会のありようについて社会科学的な理解を深めるねらいで編集しました．3部構成で，全体は12章で構成されています．

　最初に第1部にて，1章で「社会」，2章で「生活・生活者」とは何か，そして3章で「集団・組織」を解説しています．その後，「個人および集団における対立と協働」を解説する4章で，つながりの多様性を理解してもらいたいと思います．これらを踏まえ，第2部では5章で改めて「社会的な健康」と，健康行動等に関する理論やモデルなどを紹介する6章「科学からとらえた健康行動」を設定しました．そして最後に第3部にて，健康に影響を及ぼす「社会経済の変化」（7章）や「家族」（8章），「地域社会」（9章），「国際社会」（10章），「情報社会」（11章），そして「生命倫理」（12章）の諸側面を理解してもらいたいと思います．

　本書が看護学を学ぶみなさんにとって，生活や社会に関心を深め，看護職としてどのような社会を実現させたいのかなどを考えるきっかけになれば幸いです．

編者を代表して　平野かよ子

本書の特徴

読者の自己学習を促す構成とし，必要最低限の知識を簡潔明瞭に記述しました．
全ページカラーで図表を多く配置し，視覚的に理解しやすいよう工夫しました．

学習目標

各章のはじめに学習目標を記載．ここで何を学ぶのか，何を理解すればよいのかを明示し，
主体的な学習のきっかけをつくります．

用語解説 ＊

本文に出てくる＊のついた用語について解説し，本文の理解を助けます．

plus α

知っておくとよい関連事項についてまとめています．

このマークのある図や写真に，「メディカAR」アプリ（無料）をインストールした
スマートフォンやタブレット端末をかざすと，関連する動画や画像を見ることができます．
（詳しくはp. 2「メディカAR」の使い方をご覧ください）

考えてみよう

学習した知識の定着や生活の振り返りのための課題を提示しています．お互いに話し合う
ことで，多角的な視点をもち，さらに理解を深めることができます．

重要用語

これだけは覚えておいてほしい用語を記載しました．学内でのテストの前や国家試験に
むけて，ポイント学習のキーワードとして役立ててください．

◆ 学習参考文献

本書の内容をさらに詳しく調べたい読者のために，読んでほしい文献や関連ウェブサイト
を紹介しました．

看護師国家試験出題基準対照表

看護師国家試験出題基準（令和5年版）と本書の内容の対照表を掲載しました．国家試
験に即した学習に活用してください．

臨床で出会う患者は，単なる「疾病を有する人」ではない．社会や地域とつながりながら，その人なりの価値観をもって日々を過ごす「生活者」である．

とある総合病院の待合室．
ここにいる四人の生活環境は，
それぞれどのようであると
予想されるだろうか？
いくつかの視点で考えてみよう

健康状態や生活を知るために，看護師としてどのようなことを質問するだろうか？
例えば…

現在や未来に対して，
どんな不安を抱えて
いるだろうか？
例えば…

Aさん
- - - - - - - - - - - - - - - - - -

Bさん
- - - - - - - - - - - - - - - - - -

Cさん
- - - - - - - - - - - - - - - - - -

Dさん
- - - - - - - - - - - - - - - - - -

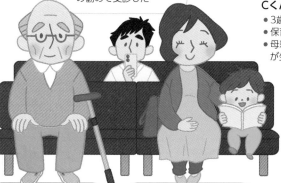

Dさん
- 20代男性
- 一人暮らし
- 就職してから眠りが浅く不調が続いており，友人の勧めで受診した

Cくん
- 3歳男児 ● 両親と三人暮らし
- 保育園に通っている
- 母親は妊娠中で，今は赤ちゃんが生まれるのを楽しみにしている

Aさん
- 80代男性
- 70代妻と二人暮らし
- 5年ほど前から杖を利用
- 血圧が高く，定期通院している

Bさん
- 20代女性
- 夫と息子の三人暮らし
- 妊娠7カ月
- 現在はフルタイムで働いており，産休取得後，職場復帰を希望している

どんなサービスを利用しているだろうか？

Aさん
- - - - - - - - - - - - - - - - - -

Bさん
- - - - - - - - - - - - - - - - - -

Cさん
- - - - - - - - - - - - - - - - - -

Dさん
- - - - - - - - - - - - - - - - - -

生活者である「自分自身」をとらえよう

何時に寝て，何時に起きる？

得意なことは？
苦手なことは？

趣味や好きなことはある？

最近の食生活はどうだろうか？
どのようなものを何時に摂っている？

生活の中で一番多く時間を
使っていることは何？

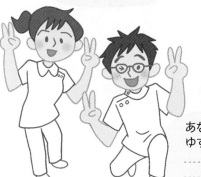

今，気掛かりや不自由・不安
に思うことはあるだろうか？

あなたの生きがいといえるものは何？
ゆずれない価値観はあるだろうか？

現在自分が利用できる
社会福祉サービスを知っている？

自分の生活を振り返って，
どんな健康リスクがあると感じた？

● インタビューや観察の中で得た患者の生活や価値観の情報を支援に生かす

⇨患者の生活を
考える視点は
2章へ！

急性期 　突然健康を損なってしまった混乱の中で，患者としての自分を受け入れ，生活を再構築しなければならない

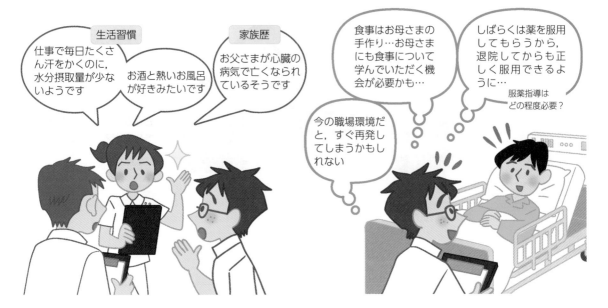

＜要因を考える＞

生活習慣
仕事で毎日たくさん汗をかくのに，水分摂取量が少ないようです

お酒と熱いお風呂が好きみたいです

家族歴
お父さまが心臓の病気で亡くなられているそうです

＜入院中から退院後の生活を考える＞

食事はお母さまの手作り…お母さまにも食事について学んでいただく機会が必要かも…

しばらくは薬を服用してもらうから，退院してからも正しく服用できるように…
服薬指導はどの程度必要？

今の職場環境だと，すぐ再発してしまうかもしれない

慢性期 　治療によって比較的病状は安定しているものの，症状が増悪する場合がある．長期化する治療によって患者の気持ちが落ち込み，やる気を失うこともある．

＜症状の増悪を防ぎ，QOLを向上させるためのエンパワメントに生かす＞

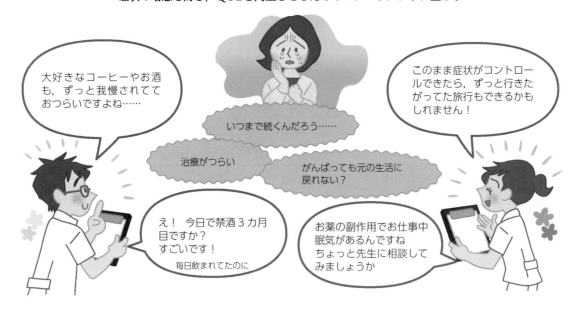

大好きなコーヒーやお酒も，ずっと我慢されてておつらいですよね……

いつまで続くんだろう……

治療がつらい

がんばっても元の生活に戻れない？

このまま症状がコントロールできたら，ずっと行きたがってた旅行もできるかもしれません！

え！　今日で禁酒3カ月目ですか？
すごいです！
毎日飲まれてたのに

お薬の副作用でお仕事中眠気があるんですね
ちょっと先生に相談してみましょうか

終末期 死を受け入れるためにさまざまな葛藤に直面する．自分の人生を振り返って，本当に大事なものに気付いたり，残りの時間の過ごし方を考える．

<患者の気持ちに寄り添った治療や過ごし方を一緒に考える>

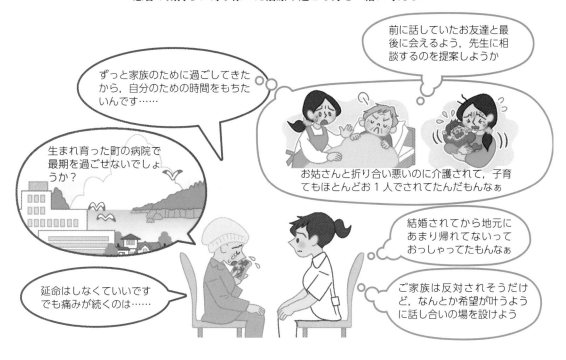

家族への支援 患者が健康を損なってしまったことで，患者同様に生活の再構築が必要．成員と患者との関係によって支援は異なる．

⇨家族については8章へ！

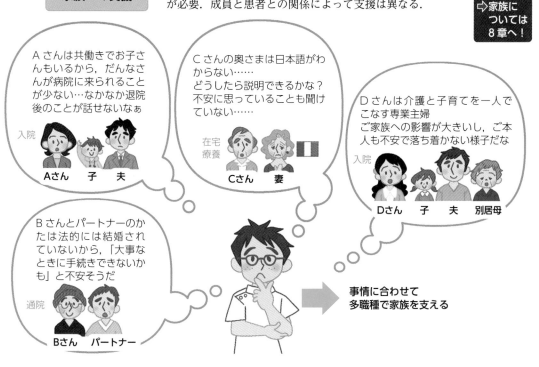

事情に合わせて
多職種で家族を支える

母性看護学・小児看護学

- 新しい家族が増える，または成長することで，大きく変化する家族の生活を支える
- 親，子どもの生活をアセスメントし，適切な支援につなげることが重要

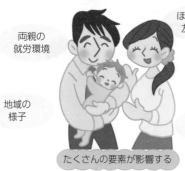

両親の
就労環境

ほかの家族・
友人の存在

地域の
様子

それぞれの
健康状態

たくさんの要素が影響する

老年看護学

- 身体的機能の低下に伴い，生活様式の変更を余儀なくされる

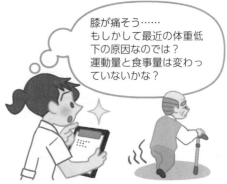

膝が痛そう……
もしかして最近の体重低下の原因なのでは？
運動量と食事量は変わっていないかな？

精神看護学

- 生活史とセルフケア機能の把握がケアの要となる

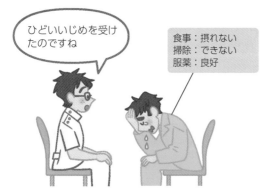

ひどいいじめを受けたのですね

食事：摂れない
掃除：できない
服薬：良好

- 新たな技術によって，新たな疾病が生まれる

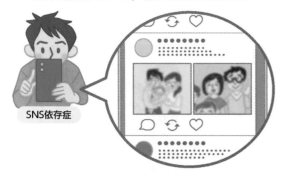

SNS依存症

➡家族については8章，
地域社会については
9章へ！

- 入院日数が長期化しやすい.
- 入院生活での支援と，地域で生活する支援の両方が必要

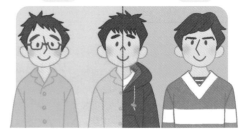

病院　どちらも集団生活の場　地域

地域・在宅看護論

- 地域の資源，家族の介護力，本人の生活能力を掛け合わせて支援を決定する
- 複数の専門職・機関・団体と協働する

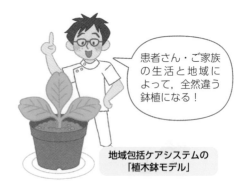

患者さん・ご家族の生活と地域によって，全然違う鉢植になる！

地域包括ケアシステムの
「植木鉢モデル」

災害看護学

- 突然の生活の崩壊
- 避難場所での生活の破綻
- 共同生活で起こる対立・差別

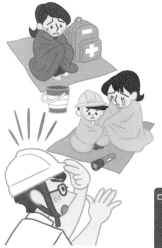

社会保障・社会福祉

- 個人の属性や生活様式に合わせて利用するサービスが異なる

公衆衛生

- 人とともに疾患も移動する
- 物流と経済が連動する

- 地域の特色によって必要な健康教育が異なる

➡国際社会については10章,社会経済と健康の関係については7章へ!

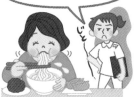

> うどんにおいなり,あんこ好きな県民性!糖尿病のハイリスク

お茶の間と健康

- 曖昧な情報が氾濫している

- さまざまなロールモデル(憧れ)と出会い,良い影響も悪い影響も受ける

➡情報とのかかわり方については11章,人々の健康行動と促しかたは6章へ!

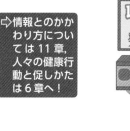

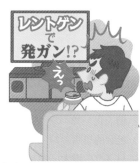

> Fちゃん毎日ウオーキングしてるんだ私もやろう!

健康増進

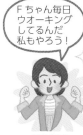

> Fちゃんに比べて私の生活は地味だ…

自己肯定感の低下

正しい健康の知識が届かなかったり,医療者に反発すようになったりすることもある

看護師として働く中で

- 人種・宗教・性別など,さまざまな主義主張をもつ人々とともに働く・支える仕事

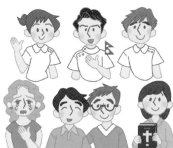

➡さまざまな主義主張を考える視点は1章,集団・組織の考え方は3章へ!

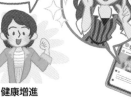

司法　行政

- 患者の利益のために法・制度を利用し,さまざまな専門職と連携・協働する仕事

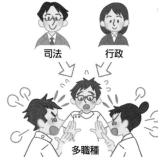

多職種

➡対立(コンフリクト)については4章へ!

:::: Contents

健康と社会・生活

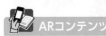

「メディカAR」の使い方はp.2をご覧ください.

11 情報社会の発展と健康

12 生命倫理と健康

編集・執筆

:: 編 集

平野かよ子	ひらの かよこ	宮崎県立看護大学名誉教授
本多　敏明	ほんだ としあき	淑徳大学コミュニティ政策学部准教授
松宮　　朝	まつみや あした	愛知県立大学教育福祉学部教授

:: 執 筆（掲載順）

平野かよ子	ひらの かよこ	宮崎県立看護大学名誉教授 …… 序章，2章1・2・6・7節，5章
本多　敏明	ほんだ としあき	淑徳大学コミュニティ政策学部准教授 …… 1章
朝倉　隆司	あさくら たかし	東京学芸大学教育学部養護教育講座特任教授 …… 2章3〜5節，7章
西脇　暢子	にしわき のぶこ	日本大学経済学部教授 …… 3章1〜3節
佐藤　俊一	さとう しゅんいち	NPO法人スピリチュアルケア研究会ちば理事長 …… 3章4節
石原　明子	いしはら あきこ	熊本大学大学院人文社会科学研究部准教授 …… 4章
島内　憲夫	しまのうち のりお	広島国際大学客員教授，順天堂大学名誉教授 …… 6章1〜4節
廣水　乃生	ひろみず のりお	コミュニティファシリテーション研究所代表，一般社団法人サステナビリティ・トランスフォーメーション推進協会代表理事 …… 6章5〜7節
青柳　涼子	あおやぎ りょうこ	淑徳大学コミュニティ政策学部教授 …… 8章1〜3節
森川　夏乃	もりかわ なつの	愛知県立大学教育福祉学部准教授 …… 8章4〜6節
松宮　　朝	まつみや あした	愛知県立大学教育福祉学部教授 …… 9章
明石　純一	あかし じゅんいち	筑波大学人文社会系教授 …… 10章1〜6節
田代　順子	たしろ じゅんこ	国際医療福祉大学大学院医療福祉学研究科特任教授 …… 10章7節
濱　　雄亮	はま ゆうすけ	東京交通短期大学運輸科教授 …… 11章
小林亜津子	こばやし あつこ	北里大学一般教育部教授 …… 12章

::: 序章　看護と生活・社会と社会保障

1 健康・社会を念頭に置いたしくみの再構築

　日本は，本格的な少子高齢化・人口減少の時代に突入し，**経済格差や健康格差**などの格差社会が進行している．また，地球規模の異常気象による**自然災害**が地域を選ばず発生し，さらに国家間の**侵攻**や**内紛**のニュースが報じられる．これらの社会のありさまは，全世代の人々の生活へ影響を及ぼし，それぞれの国そのものの存続にまでも影響する．こうした社会情勢の変化に対応するために，日本では多領域にわたり法律や制度の改正が目まぐるしく行われている．看護職も，こうした社会の諸問題や法・制度の改正への関心を高め，看護職としてどのような社会を実現させたいのか，それぞれビジョンをもち，保健・医療を担う存在でなければならない．

■1 全世代型社会保障の構築

　日本ではこれまでも，社会の変化に応じて人々が安心して暮らせるための制度として，**公衆衛生**をはじめさまざまな制度が整備されてきたが，それらの基盤となっているのが**社会保障制度**である．社会保障制度には，医療はもちろんのこと保健の制度や障害者・高齢者の福祉や介護の制度，生活費を保障するための年金制度などが含まれる．

　この社会保障制度そのものを，昨今の社会情勢の変化に対応したものとするために，国は2021（令和3）年11月に「**全世代型社会保障構築会議**」を開催し，翌年12月16日にその報告書[1]を提示した．さらに，少子化に対しては「**異次元の少子化対策**」が打ち出され，その財源確保に関して論議されている．これからの国民の生活に関する諸制度や法律のあり方は，この全世代型社会保障構築会議の報告書に沿って大きくかじがきられていくことになる．

│1│ 全世代型社会保障構築会議報告書のポイント

　報告書では，最も緊急を要する取り組みは少子化・人口減少に対応するものであるとして，第一のポイントに**子育て・若者世代への支援**の整備を掲げ，「こどもを生み育てたいと希望する全ての人が，安心して子育てができる環境を整備すること」とした．

　第二のポイントには，**超高齢社会への対応**が挙げられている．超高齢社会にあって**労働力の確保**が課題であることから，女性や高齢者をはじめ誰もが安心して希望通りに働き，活躍できる社会を目指す必要がある．そして，社会保障制度を**財政的に全世代で支え合う**必要があり，それぞれの能力に応じ，公平に支え合うしくみを強化するとしている．さらに，社会保障のニーズの変化に対応できる**人材を育成**し確保すること，その**働き方の改革**も行うこととしている．

　第三のポイントとして，お互いに**支え合う地域社会**の必要性もうたわれている．この背景には，**一人暮らし**をする人口の増加が予想されていることがあ

る．日々の生活は，一人で成り立たせられるものではなく，家族との関わりや近隣の人々による配慮や手助け，地域での暮らしやすさなどが絡んで成り立つものである．安心して気軽に外出でき，周囲と交流できる生活が営め，住民同士のつながりと支え合いのある**地域づくり・まちづくり**は今日こそ期待されものである．

2 これから看護職を目指す者への期待

　今後は，社会のあらゆる分野で，日々の**健康・生活**を念頭に置いてしくみをつくりなおすことが求められるだろう．健康・生活への支援を専門とする看護職は，医療や保健のみならず福祉，労働，住居，まちづくりなどのあらゆる分野での活躍が期待され，チャンスが広がっている．特に，**こども家庭庁**が牽引する，妊娠前からの若者への関わり，妊娠・出産後の母親・家族への支援，就学前から就学後の支援を必要とする児童へのきめ細かな対応のしくみづくりでは，看護職が活躍することになるだろう．

　これから看護職を目指す者には，心身の健康や病態を学ぶだけでなく，自らの生活や社会のあり方にも目を向け，患者や**地域での生活者への支援**を発揮する専門職になることが期待される．そして，看護職の力が有効に機能する病院組織や行政組織のあり方について話し合い，働きやすいしくみの改善に関わる者となることで，社会を変革していく一員となることもまた，期待される．

　そこで本書が看護と社会との関連についての理解に大いに役立つことを願うところである．

コラム　こども家庭庁とこども基本法

　2023（令和5）年4月，「こども政策の新たな推進体制に関する基本方針」に基づくこども家庭庁設置法により，「**こども家庭庁**」が新設された．この庁は，子どもを中心に置き，誰一人取り残すことなく，切れ目のない支援を行うことを目的に設立された．今後，全世代型社会保障構築会議報告書の内容もふまえて，政策立案・実行を目指していく．

　また，こども家庭庁の新設と同時に，**こども基本法**が施行された．このこども基本法に基づいてこども家庭庁に「**こども政策推進会議**」が設置されたほか，「**こども施策**」について三つの定義と六つの基本理念が示された．また，全国の自治体は，住民や他専門職と連携・協働したしくみを改変・構築することとされている[2]．

■ 引用・参考文献
1) 全世代型社会保障構築会議．全世代型社会保障構築会議報告書：全世代で支え合い，人口減少・超高齢社会の課題を克服する．内閣官房，2022.
2) 内閣官房こども家庭庁設立準備室．こども家庭庁の創設について．厚生労働省，https://www.mhlw.go.jp/content/11900000/000987734.pdf，（参照2023-09-06）.

1 社　会

学習目標

- 人間が社会的存在としての側面をもつことを理解できる.
- 社会の構造は，複数の役割によって繰り返される行動パターンのつながりであることを説明できる.
- 「順機能─逆機能」「顕在的機能─潜在的機能」という社会現象の複合的なとらえ方の有効性を身近な例を挙げて説明できる.
- 現代社会の諸特徴を理解し，看護の現場での課題にどのような影響を及ぼすかを考察できる.

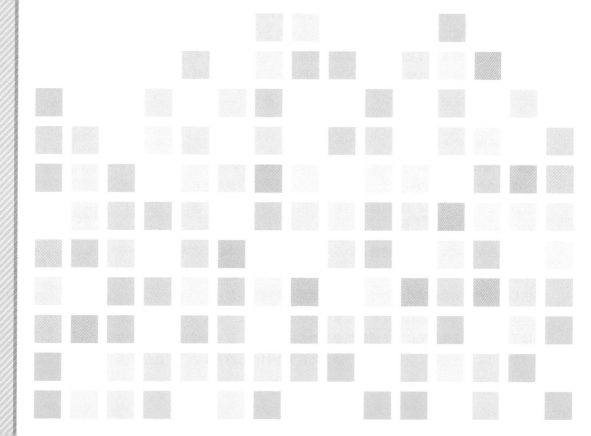

1 「社会」を学ぶのは現場でのより良い実践のため

1 「社会」の意味，「人間」の意味

　「社会」は，西欧由来の言葉である．soeiety［英］とsociété［ソシエテ，仏］の源流にあたるラテン語のsocietas［ソキエタス］は仲間，共同，連盟などを，またドイツ語で社会を意味するgesellschaft［ゲゼルシャフト］は一つの場所にともにある仲間を意味していた[1]．「社会」というと，「日本社会」のように全員と直接関わることができないマクロな規模のものとイメージされがちだが，社会学では二人ないし三人以上の関係を「社会」ととらえ，家族，地域社会，学校や職場，社会階層などを幅広く対象にする．

　それぞれの「社会」は必ず，独自の規範やルールをもっている．それらを身に付け，その社会の「常識」を備えた人が，その社会の「一員」になっていく．

2 自分も他者も互いが力を発揮できる協働のために

　看護の学習の第一は人体の構造や病態などの知識，注射やベッドメイクなどの技術を身に付けることだが，看護の専門性を現場でより発揮できるのは，職場やチーム（社会）のルールや文化を理解し**「なじむ」**人である．

　社会に「なじむ」ほど，実は，人は**個人（個性）的**にもなる．**規範***を内面化（社会化）することで他者と協働しやすくなる（社会的になる）と同時に，協働するほど自身の個人的特徴が周囲に理解される（個人的になる）からである．「協働のためには個性は抑制すべき」「個人的になることはチームを乱す」というのは誤解に基づく一面的な社会のとらえ方といえる．社会的になる（他者と関係を深める）ほど個人的になる（個人の力を発揮しやすくなる）という社会学の知見は，多職種が協働しやすい職場づくりや，患者の意向に沿った家族・専門職のサポート体制づくりにもつながるだろう．

　人は社会から影響を受けるが，それだけではなく，むしろ社会に働きかけ変えていく関係にある．

1 自他の「色眼鏡」（異なる信念）の違いを知る

　協働のための障害の一つは，自分と他者の信念の違いから生じる．意見の対立が起こるとしばしば「価値観の相違が原因」といわれるが，実はその前提になっている「『事実』と思っていること（＝信念）」が異なっていることに由来する場合が少なくない．**価値観**というのは「望ましさについての考え」であるのに対して，**信念**は「事実についての考え」である（表1-1）．矛盾や対立が生じたとき，信念のすり合わせ（相互の確認）を検討したい．

　例えば，虐待が疑われる子どもを親から引き離すかどうかについて，賛成派は子どもの命を最優先にする価値観をもつのに対して，反対派は親子の感情的つながりに重きを置く価値観をもつゆえに意見が対立したとする．これが「価

plus α

日本語の「人間」

かつて「人間」という一つの語に，「一人の人」と「世の中（人の間，『社会』に近い意味）」の両者が含まれていた[3]．例えば，父が罪を犯したとき母や子までもいじめを受けるのは，その父と「家族」が分けられないものととらえられるからである．

plus α

なじむ

社会学的システム理論では，相互浸透（interpenetration）という．個人は社会のおかげで成長し（社会化），社会は個人のおかげで成長する（包摂）ありようを指す．職場に「なじむ」ことは職場への迎合や諦めではなく，職場の良い点も悪い点も冷静に把握した上で，今の職場で患者のためにできる限りの工夫をこらす態度といえる．

用語解説*

規範（norm）

成員が同調を求められる行動の基準（〜すべき，〜すべきでない）である．同調を高めるためにサンクション（➡p.24参照）が用意されている．ちなみに，派生語は「normal」であり，つまり「普通」とは「規範に沿っている」という意味である．

plus α

現場の矛盾

臨床の現場に矛盾はつきものである．例えば制度と現場のギャップ，患者と家族それぞれの意向との板挟み，他職種との専門性の違い，情報共有と個人情報保護の微妙なバランス，後輩の指導とハラスメント防止の両立等がある．

表1-1　信念と価値観

信　念	価値観
事実についての考え「～である（に違いない）」	望ましさについての考え「～が望ましい」「～であるべき」

表1-2　価値観と信念の違い（虐待が疑われる親子の引き離しの例）

	引き離し賛成派	引き離し否定派
価値観	親子のつながりは大事だが，子どもの生命が最優先されるべきだ	生命も大事だが，虐待の疑い程度であれば親子の感情的つながりが継続できることを考慮すべきだ
信　念	虐待が疑われる時点で普通の親ではない（に違いない）	虐待の疑いのある親だとしても，子は親やきょうだいと暮らすことが幸せである（に違いない）

値観の違い」で終わってしまえば，両者ともに自説のほうが「正しい」と信じたままで，歩み寄りや第三者による仲裁，介入が困難である．このような場合，両陣営の価値観の前提にある「親子関係とは○○だ」という信念の違いを確認することが大事である（表1-2）．

　話し合いの結果，表1-2のように，反対派は子の幸せの核は親子関係にあるという「事実」認識をもっているのに対して，賛成派は子の幸せは親以外の社会的サポートを受けながら子自身で見つけることができるはずだという「事実」認識をもっていることがわかったとする．しばしば私たちは，自分と他者は「同じ土俵」（事実認識）に立っていると思いがちだが，人はそれぞれ異なる「色眼鏡」（事実認識）から世界を見ている．「同じ」と思っていた**信念**の違いに気付き，どちらが「正しい」かといった優劣づけが一時停止すると，相手の意見の背景がいくらか理解できるとともに，自分の意見の伝え方も相手が理解しやすく工夫ができる．相手も同様であれば，協調のヒントが芽吹くだろう．

　自他の「色眼鏡」が異なることを理解し，自分の「色眼鏡」を**相対化**することは，**対話的関係**の形成のきっかけになる．

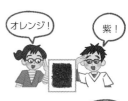
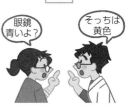

オレンジ！　紫！　眼鏡青いよ？　そっちは黄色

➡ 対話的関係については，3章p.73を参照．

２ 「良い・悪い」評価はいったん脇に置く

　「社会」を学ぶ際，最も注意が必要なことは，社会の出来事に対して「良い・悪い」とすぐに評価しないことである．まずは「事実」をとらえようとすることが重要になる．誰がみても「良い・悪い」と正しく評価できそうな出来事（例えば人助けや犯罪等）であっても，その社会の「常識」という「色眼鏡」に合う評価にすぎない．別の評価が可能かもしれないと探る努力は，結果的に現場の多様な人々が力を発揮しやすい環境づくりにつながるはずである．

　本章では社会を学ぶ二つの方法を紹介する．一つは**社会の構造**をとらえること（２節），もう一つは**社会現象の機能**をとらえること（３節）である．順に紹介していこう．

plus α

「社会」の取り扱い

本章では，国全体や世界全体を指すマクロな社会を意味も含む（特に４節）が，看護をテーマとする本書の性格から，全体では対面で人々が関わるミクロな意味での社会に比重を置いている．

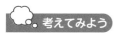
考えてみよう

・グループディスカッションへの参加の仕方として望ましいのはどのような方法か．「価値観」と「信念」という用語に着目して議論しよう．

2 社会の構造を理解する

社会を理解するポイントの一つは，**社会の構造**（structure）をとらえることである．社会の構造をとらえることは，人々の間で**繰り返される行動パターン（行動様式）**をとらえることである．人々はそれぞれ自由でバラバラに行動しているようにみえても，繰り返される行動パターンがある．この繰り返される行動パターン，特に役割に，社会を理解するヒントがある．

1 役割に注目する

繰り返される行動は大小さまざまある．例えば，毎朝「おはよう」とあいさつをすることは，家庭や学校や職場で繰り返される行動である．また学校や職場で指定された服装・髪型・ファッションも繰り返される行動の一種である．そうした行動が繰り返されるのは，人が周囲の人との関係を生きている**社会的な存在**としてそうした行動・振る舞いが**期待**されているからである．最もわかりやすいものは**役割**（role）である．

1 役割とは

役割は，その役割の担い手であれば，人が入れ替わってもふさわしい行動を繰り返すことが期待される．例えば，電車やバスの運転手という役割は，予定時刻通りに安全に目的地まで利用者を運ぶことが期待される．さらに，役割は職業以外も含むより広い概念である．例えば，授業に出席することは学生に期待される役割行動である．また部活動やサークル部員が決まったスケジュール（曜日・時間）で活動に参加すること等も，チームの一員として期待される役割行動である．また患者は，「**病人役割**」（sick role）という役割をこなしているといえる（表1-3）．また例えば，在宅で暮らす高齢男性が，同居家族から「おじいちゃんが外を出歩くと危ないから，外出は控えて」などと自由にさせてもらえない場合は「じっとしていること」が期待されている（何かをしたら「期待外れ」としてとがめられる）．これも周囲からの期待に基づく役割である．

人間は，周囲の人々から常に複数の期待を向けられており，なんの役割もない人はいない．この意味で人間は**社会的存在**である．もしも全く期待が向けられず，なんの義務も果たさない人がいるとすれば，周囲の人から存在が認められない「（社会的な）透明人間」である．

2 役割がもたらす秩序

役割にふさわしい行動が繰り返されるのは，周囲の人々から**期待・予期**（expectation）が向けられているからである．期待や予期（以下，期待）は，「～するはず」という相手の行動に対する予測である（表1-4）．

plus α

病人役割

アメリカの社会学者パーソンズ（Pasons, T.）による概念．通常の役割（仕事や学校）を果たしながら治療も受ける慢性病患者等には該当しない等の批判を浴びもしたが，「病人」に期待される役割を明らかにした．

表1-3　病人への期待（病人役割）

①病気になったことを責められない権利がある
②通常の社会的責務を免除される権利がある
③他者と協力して病気を治す努力をする義務がある
④医師などの治療に協力する義務がある

表1-4　役割と期待される行動の例

役 割	期待される行動
先生	先生の話は受講生の成長に役立つ内容である（はず）
親	お店で駄々をこねている小さい子どもを大人が叱っているのは，親のしつけである（はず）

役割に向けられる期待が共有されていれば，状況や相手が毎回微妙に異なっても，さまざまな場面ごとに周囲の人とスムーズに「適切な（期待に沿った，奇妙でない）」行動を繰り返すことができる．このように，期待に照らしてお互いの行動がある程度は予測可能である場合，**社会の秩序**（social order）が安定しているという．もし出会う人すべての行動が予測しづらく，お互いに目の前の相手に対してどのように振る舞えばよいか見当がつかなければ，社会の秩序は不安定で，日常生活を安心して送ることはできない．病院も一つの秩序ある場であり，働き慣れた看護師にとっては（秩序だった）日常の一部だが，入院患者や新人看護師にとっては，自他の予測ができない**非日常**である．

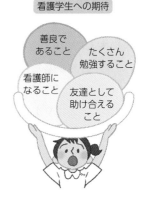

看護学生への期待

善良であること

たくさん勉強すること

看護師になること

友達として助け合えること

医療・看護に関わる社会の変化①
「子ども」の意味の大きな変化

　相対化は，大きな時代の比較としても行われる．「社会」を研究する学問の一つである社会学では，前近代社会との比較で，私たちが現在生きている近代社会の特徴を理解してきた．医療や看護に関連のある三つの変化について，このコラム①②③で紹介する．

　フランスの歴史学者のアリエス（Ariès, P.）によると，「子ども」は18世紀後半から19世紀初めに「誕生」した．もちろん，生物学的な子どもはずっと昔からいた．しかし，アリエスが述べるには，現代のような意味での慈しみ，保護し，教育すべき対象としての「子ども」は19世紀ごろに「誕生」したのである．それ以前は，子どもは「小さな大人」としてとらえられ，大人と明確に区別されず，それゆえ子ども用の食事やおもちゃや服もなかった．大人と同じように働くことが期待され，そのために必要な知識や技術等を身に付けることが求められていた[2]．

　現代でも，学校で学ぶことよりも労働や家族のケアに従事させられる「子ども」の存在（**ヤングケアラー**）が問題視されるが，その家庭の経済的問題だけでなく，親が子どもに対して，また子どもが自らに向けてどのような役割・期待をもっているかを解き明かすことも必要である．

---

3 役割の相互連関による社会の構造の成立

　一つの役割は，その他の多様な役割と関連している．視野を広げれば，多様な役割の間で繰り返される**行動の相互連関**が見つかるだろう．例えば，病院という組織においては，医師が医療行為を行い，医師の指示の下で看護師は看護行為を，コメディカルもそれぞれの専門性を発揮して，医師や看護師と相互に連携して働いている．また病院の事務組織は上記の医療職が行った医療行為を診療報酬体系に基づいて点数計算し，患者・保険者に請求を行う．

　こうした複数の役割によって形成される，行動パターンの相互連関が社会の構造といわれるものである．前述のように，さまざまな役割は相互に他の役割行動を期待し，また，期待されることで一連のつながりを形成している．そうしたつながりが安定している（「期待外れ」が起きにくいと期待できる）とき，社会の秩序も安定する．

4 「期待外れ」により顕在化する期待

　社会の構造をとらえるには，**逸脱行動**に着目するのも一つの方法である．普段私たちは互いに何を期待しているかを明確に意識しておらず，非常識な行動

plus α

社会の構造を感じるとき

建築物の構造は鉄筋コンクリート等の相互のつながりのためイメージしやすいのに対して，社会の構造は目に見えずイメージしづらいだろう．しかし，役割に著しく反する行動を取れば非難されたり謝罪に追い込まれる社会の「力」がイメージできるならば，社会の構造を（見えないが）明確に感じ取っているといえる．

や**期待外れ**（disappointment）の出来事，つまり逸脱行動が起きた場合に，自分や相手が抱いている期待が浮き彫りになる．例えば，子どもが親から「良い大人になれ」と期待を伝えられても何を期待されているかイメージしにくいが，自分がした行動に対して「大人はそんなことはしない」と叱られれば，「それをしないことが大人／あれをすると大人ではない」ということが比較的イメージしやすい（親の期待が少し鮮明になる）．また，事件や事故等の日常の平穏を崩す出来事によって，人は普段は「安眠」している期待が叩き起こされるときに，普段抱いている期待がなんであったかを自覚する．こうした期待外れに対しては，大きく分けて二つの対応がある．

❺ 期待外れへの二つの対応

期待外れの行動や出来事が起きると，**期待を維持**するか，あるいは**期待を変える**かのいずれか対応がとられる．

|1| 期待を変えない対応（規範の維持）

学校の「先生」（役割）が試験監督中にスマートフォンでゲームをしていたら，「仕事中に遊んでいる」と反感を招く．また，お店で駄々をこねる小さな子どもに対して，「親」（役割）が過剰ともいえる罵倒等をしていたら，周囲の人間には「虐待かもしれない」と感じられる．このような期待外れに遭遇したとき，「やっぱりそれはおかしい」と**規範を維持する**対応が一つである．例えば，法律は規範の最たる例であり，期待外れ（犯罪や違法行為）が生じても，期待を変えずに規範を維持する．

基本的に，期待から外れる行動はとりづらい．期待から外れる行動には，時に**負のサンクション***（罰，非難）が加えられるからである（**社会的事実***）．

|2| 期待を変える対応（学習）

他方では，期待外れは，「新しい行動」として注目され，社会に新しさをもたらす潜勢力*を秘めたものと受け止められる場合がある．新しい行動は，最初は「新奇」で「おかしなもの」と思われがちだが，それは「期待外れ」の一種のためである．このように，期待外れが生じたとき，新しい現実に合わせて期待を変える対応を**学習**と呼ぶことができる．

学習には，**新しい知識**を得ることが重要である．新しい知識に更新することで，新しい「現実」に合わせて期待を変えることが可能になる．例えば「結婚してから子どもを産むべき」という家族規範を抱いていた人が，諸外国では未婚の親に子どもがいることは珍しいことではないという新しい知識を得たことで，家族規範が緩やかになることもあろう．

また，新たな制度・政策の導入には，人々の期待を意図的に変えようとする面がある．例えば2000（平成12）年に始まった**介護保険制度**は，それ以前の「介護は家族（正確にいえば妻）が行うもの」という規範（期待），「行政の福祉（介護）のお世話になるのは恥ずかしい」という恥*の意識（期待外れなことをしたくない）を，「介護は社会全体で担うべきもの（**介護の社会化**）」「介

用語解説*
サンクション

社会的規範からの逸脱を抑制するものであり，正と負の意味がある．正のサンクションは褒められたり，賞を与えられること等である．

用語解説*
社会的事実

fait social. 個人にとっての外在性と拘束性を主な内容とする（例えば社会規範による抑制）．フランスの社会学者デュルケム（Durkheim, E.）が独自の学問としての社会学，特に心理学との比較で説明するために提案した重要な概念である．

plus α
エミール・デュルケム

フランスの社会学者．社会学の学問的対象や方法を確立した一人．特に心理学との違いに着目し，社会学の独自性を説明した．

用語解説*
潜勢力

内側に潜んでいて表に現れない勢力．

plus α
主 夫

男性の主夫（主婦ではなく）は，一昔前までは「逸脱した役割」ととらえられていたが，近年ではそれほど珍しいものとはとらえられなくなり（期待が変わり）「新しい常識」として受け入れられてきた．

用語解説*
恥

日本文化の道徳的行動の特徴を指す言葉．西洋では宗教的善を元にした「罪」が人々の道徳的行動の基準になるのに対して，日本では同じ集団内の人々が下す評価からくる「恥」が行動基準になる．

新しい知識によって成立した規範の例

2015年に採択されて以来，盛んにいわれているSDGs（➡10章p.186参照）も新しい知識によって成立した新たな規範の一つといえる．例えば，従来は**海洋プラスチックごみ**の問題や**大量の食品廃棄**の問題は一部にしか知られていなかったが，そうした問題が世界的に知られるようになった結果，SDGsという看板が掲げられたことで，大企業を中心とする**プラスチック製品の見直し**や食品ロス（フードロス）削減の取り組みが始まった．

また，**東日本大震災**のような大規模災害の経験を新たな知識として（改めて）学習したことで，平常時からの世帯ごとの**備蓄品の準備**（自助），自治会等による避難時の**要援護者の把握**や地域住民による避難所の運営に関する**ルールづくり**等（互助）の災害への備えが促された．

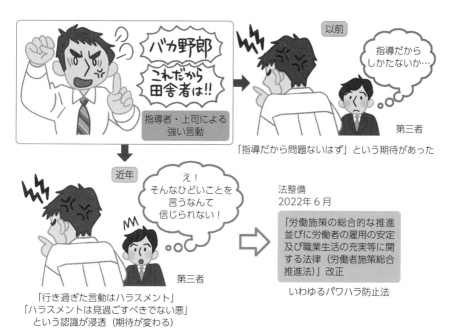

図1-1　パワーハラスメントに対する認識の変化の例

護を受けることは権利」という意識（期待）の変容を起こす取り組みととらえられる．また，新たな知識は新しい規範の形成につながり得る（図1-1）．

期待外れは小さなものから大きなものまで日常的な場面で起きている．期待は決して変わらないものではない．「社会が変わった」といわれるとき，実は人々が抱いている期待がまさに変わることを求められている．

2 合理性と非合理性

■ 非合理に支えられた社会

近代社会*は，**合理性**（rationality）の増大を特徴としており，ウェーバー（Weber, M. ）によれば，合理性は**予測可能性**，**計算可能性**を意味している．例えば，物々交換の時代はやりとりが相手の気持ちなどに大きく左右された

用語解説 *
近代社会
主に18世紀産業革命以降の社会を指す．それ以前の社会を前近代社会と呼ぶ．

が，通貨の導入（貨幣経済の浸透）は商品の入手を予測・計算可能にした．また，いわゆる職人（大工，農家，医師等を含む）の仕事のコツは経験と勘に基づいていたが，数値化され，マニュアル化され，エビデンス化されることで，教育・学習可能となり，人材養成が計算可能になった．近代社会は，その他のさまざまな面でも全体的に予測可能性で覆われている．

このような社会では，非合理なものは地位が劣る・低いものととらえられがちだが，実は社会の根底は非合理なものに支えられている．例えば，約束を守ることは法律等に明記された合理的なルールだが，合理的なルールが通用するのは相手もルールを守るだろうというお互いの信用があるからである．しかし突き詰めれば，「約束をお互いが守ることの約束」（**契約の非契約的要素***）には根拠がなく，その意味で非合理的である．このような非合理的なものによって，日常生活のあらゆる合理性が支えられている．

また，もし部活動や職場のメンバーがチーム全体に必要な仕事をしたとき，取るに足らない小さなこと（整理整頓，ごみ拾い等）であっても，その行動に対して「ありがとう」と口に出して感謝をする人は，チーム（社会）の合理性（チームが問題なく動けることなど）が非合理性（意識されないレベルでのチームへの貢献意欲）に支えられることを直感しているといえる．

用語解説*
契約の非契約的要素

契約をしても，その契約をお互いが守るという，前提となる一つ手前の約束は契約できない．それを約束しようとしても，その約束をお互いが守る……と無限に続くからである．デュルケムは，お互いがその契約を守ることそれ自体は契約できないが，その非合理な信頼が（近代）社会を根底で成り立たせる要素だと喝破した．

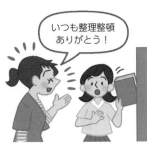

いつも整理整頓
ありがとう！

親切は非合理的だが，集団が円滑に
動くという合理的な目的を支えている

2 非合理にみえる行動を合理的なものとして理解する

社会の構造を理解することは，規則やルールを理解することと同じだと思うかもしれないが，それは半分にすぎない．なぜなら，人はしばしば**非合理的**な，予測も理解も説明もしづらい「謎」の行動をとることがあるからである．しかも周囲には非合理にみえても，本人（たち）にとっては「合理的な」，説明がつく理由があることが多いため，まずは本人からみた合理的な考え（本人の理屈）をたどろうとすることが大事である．

非合理的な行動がとられるのは焦りや余裕のなさからほかの選択肢がみえなかったり，周りの流れに乗じて軽はずみに行ったことだったり，自分が参照すべき集団の価値観が元になっているからかもしれない．特に，その行為が繰り返し行われるならば，行為を導くに至った道筋（合理性）があるはずである．周囲からは非合理にみえる行為ほど，本人さえ自覚していないが**大切にしたいこだわり**があったり，声に出して助けを求めづらい**事情**が隠れている可能性が高い．それゆえ，非合理的に見える行動ほど相手をより理解するチャンスになる．

3 準拠集団

人がものごとを評価したり行動したりするときの決め手となるのは，その人が「自分はあのグループの一員」と認識している，身近な集団の基準や価値観である．それらを参照し，それに沿った評価や行動を選択する．その選択基準を与える集団を**準拠集団**（reference group）という．所属集団である場合が多いが，かつて所属していた集団や将来所属したいと希望する集団が準拠集団

➡ 準拠集団については，
6章 p.115を参照．

になる場合もある.

　例えば『ハマータウンの野郎ども』[3]というエスノグラフィー*の名著では，労働者階級の子どもが学校で反抗的な態度を取り，社会的地位が低い肉体労働への就職をいやいやではなく，むしろ自ら進んで誇りをもって選択することが描かれている．そうした選択は，一見「非合理」だが，そうした選択をする理由は彼らの生き方の基準が（将来自分や周囲の仲間たちが就くであろう）「肉体労働者」という準拠集団の価値に合うからである．このように周囲からは非合理的にも見える選択も，当人からすれば，準拠集団に基づく理由のある（その基準からみれば「良い」）選択なため，その人の準拠集団を理解することは，当人の選択の**意味付け**をより理解することにつながるだろう．

> **用語解説 ***
> ### エスノグラフィー
> 民族誌と訳される．調査者が調査対象者たちの現場に入って，観察やインタビューなどの直接関わって得られたデータをまとめた調査報告書を指す．

医療・看護に関わる社会の変化②
「狂気」の意味の大変化
　フーコー（Foucault, M.）によると，「狂気」（madness[英], folie[仏]）は18世紀後半から19世紀初めになってから，精神医学的に取り扱われる対象となった．それ以前には，「狂気」は神の怒りと許しを同時に示す，多くの人にとって聖なる意味の象徴として受け止められていた．しかし，次第に社会や家族の掟を破る性病患者，浪費家，同性愛者，無宗教者等と並んで監禁されたことで，非神聖化され具体的な医療の対象（患者）として客体化されたといえる[4]．

　現代では，精神障害（者）をめぐり脱施設化の流れや地域生活へのシフトが進められているが，医療の「客体」としてとらえられたままでは達成が難しいだろう．

3　社会現象の機能を理解する

1　どのように「役に立っているか」

　次に**機能**（function）を取り上げる．社会をとらえることは，社会のさまざまな役割や社会現象の機能をとらえることである．機能をとらえることは，社会の秩序の安定化（予測可能）に役立っているかどうかという視点で，繰り返される行動パターンの意味をとらえることを指す．例えば，**警察**は，犯罪の抑止として機能し，社会の秩序の安定化に役立っている．また，**市場**（market）はさまざまな商品（モノやサービス等）の需要と供給がバランスよく行われ，モノやサービスが効率的に流通することに役立っている．そのほかに，学校は識字能力や科学的基礎知識，社会のルール等を身に付けた一人前に育て上げることに役立っている．

　機能的ということは社会の秩序の安定に役立つこと，社会の秩序にとって**プラスの働き**をしているという意味である．

2　機能の二つの軸

　ひとくちに機能といっても，二つの観点（2軸）が含まれている．機能をとらえる視点をもてば，マイナスの影響を及ぼす機能（○はかえって△に悪い

機 能
基本的に「機能」と書かれている場合は順機能のことを指す．わざわざ「順機能」と表記する際は，逆機能との対比を意図した場合が多い．

結果をもたらす）や，みえにくい隠れている機能（実は○は△にも役立っている）にも同時に目を向けることができる．

1 順機能と逆機能

　機能をとらえる2軸のうちの一つは，先ほど述べたように，それが社会の秩序にプラスに働いているか，またはマイナスに働いているかということである．前者を**順機能**（eufunction），後者を**逆機能**（dysfunction）と呼ぶ．

2 顕在的機能と潜在的機能

　もう一つの軸は，その機能が当事者にとって自覚または意図されているか否かということである．自覚・意図されている場合は**顕在的機能**（manifest function），自覚・意図されていない場合は**潜在的機能**（latent function）と呼ばれる．

　前者の軸は「順機能（プラスの結果）―逆機能（マイナスの結果）」，後者の軸は「顕在的機能（自覚または意図された結果）―潜在的機能（自覚または意図されない結果）」である．これをまとめると表1-5のようになる．機能を四つに分ける視点をもつと，さまざまな社会現象の意味を多角的にとらえることができる．

plus α
機能不全

Malfunction. 四つの機能とは別に順機能が不十分にしか働いていない，もしくはまったく働いていないことを機能不全という．いわば故障である．逆機能は，逆（マイナス）の方向に働きをしているが，機能不全はプラスにもマイナスにもほぼ0の働きを指す．

表1-5　**機能のマトリクス**

	順機能	逆機能
顕在的	顕在的順機能	顕在的逆機能
潜在的	潜在的順機能	潜在的逆機能

3 逆機能の例

　順機能の例は1項で述べたが，ここでは逆機能の例について述べる．

　行動経済学のニーズィとリストが，イスラエルの保育園で子どものお迎えに遅刻する親を減らすために実験を行った際，「もしお迎えに遅刻した場合は罰金を支払う」という条件を設定した結果，遅刻者がかえって増えてしまった．ルールに定められた時間通りのお迎えという秩序を安定させるために行った実験だったが，逆機能的に働き，かえって反対の結果が生じた例である．

1 医療の現場でみられる逆機能の例

　社会福祉や社会保障制度の目的は自立支援のはずが，かえって当事者を**依存**させ自立の意欲を削いでいるのではないかという問いは，逆機能についての問いかけである．また，いわゆるハンセン病*に典型的に表れるように，治療のために診断を受けたことがスティグマ*となり，結果的には患者の不当な隔離を正当化し，**差別**を生んでしまうことは少なくない．

4 潜在的機能の例

　一見すると非合理なもの（迷信など）が，実は社会の役に立っていることがある．反対に，合理的にみえる役割分担やルールが，実は新しい政策やルールの導入・浸透を妨げていることもある．顕在的（順）機能や顕在的逆機能はとらえやすいが，これから述べる潜在的（順・逆）機能は日常的な視点から距離をとろうとしなければわからないことが多い．

plus α
教育の現場でみられる逆機能

学生にボランティアの意義を体験してもらうために授業に組み込んだとする．一時的に参加する受講生が増えたが，それ以降は自発的に参加する者は増えず，むしろボランティアに「見返りがないと参加しても損」という否定的なイメージをもたれたならば，それは逆機能である．

用語解説 *
ハンセン病

らい菌の感染によって起こり，皮膚症状や麻痺などの神経症状が現れる感染症．治療法が確立する以前は，体の一部が変形する後遺症がみられることも多かった．らい菌自体は感染力・毒性ともに低い菌だが，罹患者の見た目の変化が顕著であることや隔離政策がとられたことなどで，日本国内の罹患者とその家族は激しい差別の対象となった．

1 デュルケムが見いだした潜在的機能

　潜在的機能について，デュルケム[5]は「犯罪」という誰にとっても「悪」にしか思えない社会現象がなぜなくならないかについて，次のように述べた．いわく，社会にとって犯罪というものは，不可避なものであると同時に必要なものである．続けて，犯罪は犯罪だから非難されるのではなく，非難されるから犯罪なのだとも述べた．つまり，なんらかの行為がそもそも犯罪としての性質をもっているととらえる「常識」は誤解であり，ある行為が社会の多くの人々の**共同意識**や**道徳意識**を傷付け（期待外れ），多くの人々がその行為を非難する（規範を維持する）から，その行為が「犯罪になる」．したがってデュルケムは，犯罪はむしろ社会の多くの人々の共同意識や道徳意識の再確認のために不可欠だととらえた．この論に立てば，犯罪は人々の共同意識や道徳意識を（再）強化する潜在的機能をもっているといえる．

　またデュルケムは，ある民族の雨乞いの儀式がもつ潜在的機能に着目した．雨乞いは一見して非合理的で迷信的なものだが，望んだ結果（雨）が起きても起きなくても，実は水不足という集団の危機に遠方からもいろいろなメンバーが集まって協働すること自体が，集団の**連帯性**や**統一性**の強化につながる潜在的機能をもっている．

2 現代社会でみられる潜在的機能

　現代の日本でも，**正月**や**お盆**に親戚が集まるのは，助け合える関係性の確認という潜在的機能を果たしている（**図1-2**）．一般的にいえば，「なくなってからその大切さに初めて気付くもの」はなくなる前にそれがなんらかの潜在的機能を果たしていたことを言い表している．

用語解説 *
スティグマ

差別や偏見を生む「名付け」や「カテゴリー化」を，ゴフマン（Goffman, E.）は「スティグマ」（stigma, 烙印）と呼んだ．歴史上，ある疾患の罹患者であることや，障害者，生活保護受給者であることなどもたびたびスティグマとなった．

plus α
日常的な視点

現象学という学問では，「自然的態度」と呼ばれる．「学問の敵は常識である」としばしばいわれるように，学問やそれに基づく実践にとっては，いかに「自然的態度」から距離をとって，訓練された五感に基づいた実践ができるかが問われる．

お盆・お正月の親戚の集まり
親戚で集まって話や食事をするだけで，特別な内容はない

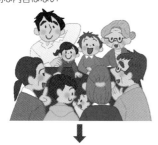

親戚としてのつながりの再確認になり，それぞれ有事の際に助け合える関係であることを確認できるという潜在的機能

終末期患者の喫煙習慣
喫煙は健康に害を与えるが，患者にとって，喫煙による心理的安定が治療のモチベーションかもしれない

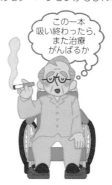

この一本吸い終わったら，また治療がんばるか

図1-2　現代の日本でみられる潜在的機能の例

5 潜在的逆機能の例

潜在的逆機能は，社会を理解する上で最も重要な点である．なぜなら，例えば法・制度や専門職の実践は，その観点からみて「最善の結果」を引き出すために計画・考案されるが，実際のさまざまな現場では，当初の意図や目的とは逆の結果が生じることが少なくない．それは社会現象の「**意図的行為の意図せざる結果**」といわれるものであり，潜在的逆機能を指している．

例えば，市場では，野菜や果物の取引の円滑化や公平性を保つために大きさや色や形等の規格が定められている（規格設定の顕在的順機能）．ただし，意図せざる結果として，大きすぎたり小さすぎたり，また歪な形の野菜は「規格外」として，市場には出回らず，廃棄されてしまう．食品としては何も問題がないにもかかわらず規格外という理由で廃棄されるのは，規格が定められたことによる潜在的逆機能である．また，**高度経済成長期***の大量生産・大量消費は日本全体の生活水準を強力に押し上げたが，意図せざる結果として，公害や環境汚染，大量のごみ処理問題を生み出した．

6 潜在的機能を顕在化させる（社会運動）

こうした機能の視点を現場でより良い実践に活かしていくには，潜在的機能を**顕在化**させたり，逆機能を**抑える**ことが重要である．

例えば，新幹線の開通は多くの利用者に多大な恩恵をもたらすが，沿線住民にとっては特に騒音や田畑の埋立等による身近な自然環境や交通環境の変化といった，マイナス面をもたらした．レジャー施設（スキー場，ゴルフ場等）の建設等も含めた高度経済成長期の大規模開発の潜在的逆機能として，利益を受ける人々の範囲（**受益圏***）と，苦痛を受ける人々の範囲（**受苦圏***）が重ならず，受苦圏と呼ばれる人々の存在や課題を，環境社会学の研究は明らかにした．

このように潜在していた機能を顕在化させる取り組みは，**社会運動**（social movement）としての側面をもち，特に被害を受けながらも世の中に気付かれずにいた人々の存在や課題を広く知れ渡らせることができる．そして，政治的な争点（イッシュー）やマスコミで取り上げられるようになれば，これまで見向きもされず黙して耐えていた人々の存在が明るみに出ることになる．

考えてみよう

①ある目的のために行ったことがかえって目的に反する結果を生む「逆機能」の身近な例を挙げよう．

②そして，できるだけ「逆機能」の結果が起きないように事前にどのような準備をすべきかを，先の「逆機能」の例等を用いて議論しよう．

用語解説*
高度経済成長期

1950年代半ばから1970年代前半までの経済成長が著しい時期を指す．

plus α
遠い水

特に炊事や洗濯等で用いる水源の管理が地域住民から行政に位置付けられ合理的な利用が図られた結果，衛生的になり流行病が抑制され，水汲み労働もなくなったなどのメリットもあったが，河川や湖が住民の日常生活から「遠い水」になってしまったため，河川が汚れても地域住民が気付きにくくなってしまったことは潜在的逆機能である[6]．

plus α
森は海の恋人

カキやホタテの養殖業を営む中で，豊かな海産物を育てるためには上流の森が豊かである必要に気付き，海から数十km離れた森の植樹活動を行っているNPO法人がある．潜在的機能だった海に対する森林の機能を顕在化させた運動といえる．

用語解説*
受益圏，受苦圏

受益圏は利益（メリット）を受ける人の範囲を示し，受苦圏は損害（デメリット）を受ける人の範囲を示す[7]．

潜在的機能に着目する重要性

　機能をとらえるとき，どの観点からみても一面しかみえていない点に注意したい．特に潜在的機能に着目するのが重要な理由は，「改善」のために行った変更によって，気付かないうちに潜在的順機能も一緒くたに捨てられないようにするためである．

　例えば，地域住民による防犯パトロール隊の活動日数を増加させたとしよう．それは多くの地域住民にとって安心安全をより高める順機能を果たす．しかし，もしパトロールの担い手が増えないまま行えば，

既存のパトロール隊員が疲弊してしまうことになる．負担増加を理由に辞める人が増えた場合は，パトロール活動日数の増加策は，パトロール隊員にとって逆機能であり，結果的に地域全体にとっても逆機能である．自分や近しい立場の人からみると「役に立っていること」もしくは「役に立っていない」ことでさえも，別の立場の人々からみれば何か機能を果たしていないかを点検することが重要である．

4 戦後の日本社会の諸特徴

　ここからは，社会全体の特徴について確認していく．それぞれの現場はこれから挙げる諸特徴の影響を多かれ少なかれ受けている．本節では戦後の日本社会の特徴を，5節では近代社会の特徴を確認する．

1 戦後から1990年代半ばごろ

　戦後復興を目指した日本社会の歩みは，農林漁業（第一次産業）から「重厚長大」型の工業（第二次産業）への就業構造の転換，つまり工業化（産業化）が端緒といえる．これにより，大都市部への人口流入（特に農家の次男・三男等）をまねき，各地で大規模団地（マンモス団地）が建設された．また，高度経済成長期を通じて家族は**核家族化**が進み，地域は**都市化**が進んだ．

　そして1970年代半ば以降，国際化の流れの中で，脱工業化，つまり第二次産業における「軽薄短小」型への変化に加えて，**知識・情報産業**や**サービス業**などの第三次産業従事者の増加し，就業構造が変化した．また，国民全体の生活水準の向上により，商品の性質・性能を重視した商品の選択よりも，他者との**差異化（個性化）**を表現するための商品選択へと消費の意味が変化した（消費社会の到来）．この時期の日本の特徴は国民間にあまり差がなかった点にある（「**一億総中流**」）．経済成長の陰で，「生産力」がない高齢者や障害者等の社会の周縁への隔離，また公害・環境問題や男女間の不公平・不平等などの「負の側面」は看過されてきたが，敗戦直後は「みんな」で貧しく，高度経済成長期は「みんな」で豊かになり，国民皆年金・皆保険が機能していた社会だといえる．

2 1990年代半ば以降

　前項では，国際的には冷戦*の時代だった．冷戦時代は，資本主義陣営の日本は「自由」を追求しつつも，社会保障制度や終身雇用制度などの社会主義陣営の「お家芸」たる「平等」路線も併用していた．しかし，1991年のソ連崩

➡ 核家族化については，8章p.138参照．

➡ 都市化（のプロセス）については，9章p.158参照．

➡ 国際化については，10章p.172参照．

用語解説 *

冷戦（cold war）

アメリカとソビエト連邦間での兵器を用いない争いのため「冷戦」という．兵器を用いる戦争（熱い戦争）ではなく，経済体制（資本主義 対 社会主義）や科学技術（宇宙開発競争等）面の競争だったが，象徴的には「自由」（資本主義，アメリカ陣営）と「平等」（社会主義，ソ連陣営）の戦いだった．

壊以後，ライバルがいなくなった資本主義諸国では「平等」路線が不要になり，**新自由主義**（➡ 7 章p.126参照）の潮流がグローバル化している．その結果，日本でも格差社会の様相が濃くなり，社会的排除（後述），無縁社会や孤立・孤独問題などの身近に助けを求められる人とのつながりがない人々が増えてきた．

このように戦後の日本は，人口構造，産業構造，家族・世帯構造そして社会保障などの制度の構造といった，社会全体の構造が大きく変動してきた．これまでの変化の流れを押さえておくことは，自分が変化の渦中にいるとき今後の予測を立てるヒントになり得るため，歴史を知ることは重要である．

➡ インターネットの一般利用については，11章 p.192参照.

➡ 無縁社会，孤立・孤独問題については，9 章 p.162参照.

5 現代社会はどのような社会か

現代社会の特徴を，前近代社会と比較しながらとらえていこう．

1 専門分化

現代社会の最も大きな特徴は，**専門分化**ないし**機能分化**である．

前近代社会では，例えば庶民の場合，教育も経済も主に家族や地域社会が担う，専門分化がほぼ進んでいない社会であった．多くの家業は農業であり，近隣農家と協働しながら家族を単位として農業を営み（経済），子どもは家庭や地域でいろいろなことを学び（教育），ルールや掟の運用（行政や法）は地域社会の中心人物らが担っていた．このように前近代では，**家族**や**地域社会**が，助け合い（社会福祉）の側面を含めてマルチな機能を担っていた．その一方で，国全体にわたる広い範囲においては王のような絶対的な権力者が，行政も立法も司法も一手に担っていた．

ところが，産業革命や身分制の瓦解等が進み近代社会に移行する中で専門分化が進んでいく．経済や政治や教育や法や医療・看護等のさまざまな営みが，それぞれの**専門組織**や**専門家**によって分担されていった．例えば，経済は企業が，政治は政府・自治体が，教育は学校が，法律は裁判所が，医療・看護は病院等，それぞれの主たる組織や専門家が担当するようになった（**図1-3**）．そして，現在でも専門分化の傾向はますます深まっている．

専門分化が進んできた理由の一つは，専門に特化することで，各専門分野が**より高い専門性を磨く**ことができ，複雑な課題への対応力が向上する点にあるだろう．例えば，企業はより効率的により良い商品を作ることができ，学校はより専門的な内容を教えることができ，医療機関は新たな治療法等を開発できる．専門分化には専門性を高められるという強み（メリット）がある．その一方で，例えば生活全般にわたって**専門家への依存**が生まれやすい点に注意が必要である．精神保健福祉の分野で注目される「当事者研究*」などは，専門家依存へのオルタナティブな取り組みと考えられるだろう．

用語解説*

当事者研究

北海道の社会福祉法人で始まった取り組みで，精神疾患患者が自らの課題を外在化し，先輩当事者たちとともに対処法や適切な暮らし方を考えていくものである．特徴的な取り組みには，実際の診断名でなく自分自身の苦労に基づく「自己病名」（例：統合失調症魔性の女タイプ，他人の評価依存型人間アレルギー症候群）などがある．

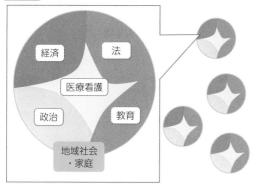

図1-3　前近代と比較した現代の専門分化

2　個人化

　専門分化と並ぶ特徴が，**個人化**（individualization）である．論者によっ
て意味はいくらか異なるものの，最大公約数的には，個人による選択が重視さ
れるようになり，個人は自らの責任でさまざまな選択を行い，その結果として
個人ごとに多様な**ライフコースを形成**することが期待されることを意味する．
前近代社会では，定位家族の身分や職業によって，通う学校，友人や結婚相手
となり得る交際範囲，住む場所や職業などの人生行路はほぼ決まっていた．ま
た，所属する集団の規範がものごとの判断基準となっており，その都度個人が
自分なりに選択することは期待されなかった．それに比べると現代は，選択で
きる機会も選択肢も増え，個性化（ライフコースの多様性）の可能性が広がる
反面で，頼りにすべき判断基準がわからない中で選択が迫られ，その選択によ
るマイナスの結果を**自己責任**で引き受けることを前もって考慮しながら，決断
せざるを得ないということでもある．

医療・看護に関わる社会の変化③

▶「愛」の意味の大変化

　ルーマン（Luhmann, N.）によると，17世紀後半
から18世紀にかけて「愛」（love）の意味もしくは愛
に関する文化が変化した．それ以前は，「愛」は上層
の社会の一部の人々においてのみみられる，理想的な
特性をもつ相手（女性）への（男性による）奉仕とし
て考えられていたが，次第に女性にも相手を選ぶ自由
（特に求愛を拒否する自由）が認められ，男女の対等
な関係へ変化するとともに，社会のあらゆる人々が結
び得るものへと変化した．また，そうした変化の以前
は，「愛」は主に婚姻外の関係（いわゆる「不倫」）を
指していたのに対して，現代では愛は結婚や性行為と

結び付いている[8]．

▶結婚の変化

　上述のような「愛」の意味の変化は結婚観にも影響
を与えている．以前の結婚は親の紹介による「家」同
士の結婚（子が産まれないと問題になるが，夫婦の間
に愛がなくても支障がない政略結婚）から，愛する男
女の双方の選択の結果である自由恋愛による結婚へと
変わった．

　その後の延長線上である現在では，さらに結婚観が
変わり，家族に関するさまざまなことがら（介護やお
墓や相続等）も，「家」を軸に考えるのではなく，**個々
人の選択**が軸になっていることを考慮に入れる必要性
が高まっている．

3 社会的排除

専門分化と個人化の流れの中で生じる負の側面の一つに，**社会的排除**（social exclusion）がある．専門分化は**細分化**であり，各分野の専門化が深まるほど，社会全体の問題を見渡すことが難しくなり，社会全体のかじ取り役を誰も（政府でさえ）担うことはできなくなっている．それに伴って，専門分化は社会的排除の傾向をはらむ．専門分化が進むと，より専門分野に適合する人を求めるようになる一方で，適合しづらい人はそこに関わることができなくなる．

さらに，ある専門分野に関わることができなければ，その他の専門分野に関わる機会も損なわれやすいことが特筆される．例えば，十分な教育を受けられなければ，より良い就職が難しくなり，保険料を納められなければ医療を受けられなかったり，将来の年金受給額が減ったりする．また，友人や親族とも疎遠になりがちで，親密な相手との持続的な関係（家族）をつくることも難しくなる．専門分化はこのような複数の専門分野にまたがる「**負の連鎖**」を引き起こすことがルーマン（Luhmann, N.）等によって指摘されている[9]．

また，こうした連鎖が**世代間の再生産**としても現れる点をブルデュー（Bourdieu, P.）等が指摘している．子は生まれた親元の経済的・文化的階層の影響を多分に受け，裕福な家庭の子が大人になると恵まれた地位に至るのに対して，貧困家庭の子は大人になったときに貧困に至りやすい（**図1-4**）．

社会的排除は各専門分野が「縦割り」のまま取り組んでも解決できない．したがって，複合的な課題に横糸を通すべく，保健医療福祉の連携や他職種協同，地域における多様な支援の担い手のネットワーク化が目指されている．

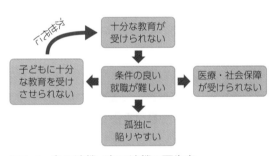

図1-4 負の連鎖／負の連鎖の再生産

4 リスクの増大

専門分化と個人化がもたらす負の側面としてもう一つ，**リスク社会**（risk society）がある．ベック（Beck, U.）は産業社会の発展の帰結として生じた原発事故や環境破壊は，国境を越えた広範囲に及び，放射能汚染や温室効果ガス等の視・嗅覚で知覚できないものとなり，補償しようがないほどの天文学的な被害を生み，こうしたリスクの分配が国際的に不平等に扱われる点等を指摘した．そして現代は，こうしたリスクを生む原因が現代社会自身であることを知っており，自ら生むリスクの対応に自ら取り組まねばならない社会を，ベックはリスク社会と呼んだ[10]．

さらにルーマンは，本人の選択によらないものと見なされる損害を**危険**（danger）と呼び，本人の選択によるものと見なされる損害である**リスク**

plus α
リスクと危険

大規模事故や災害等が起きたとき，施設管理側が「想定外だった」と述べ，マスコミ等は「想定内だったはずだ」と対立する場合，前者は「危険」（管理側の選択のせいではない）と主張し，後者は「リスク」（管理側の選択の結果）だと認めさせようとする．リスクか危険かが争われている場面である．

（risk）から区別した．つまり，ある同じ出来事が，それを決定した人にとってはリスクだが，その決定プロセスには関われず結果の影響を甘受するだけの人々にとっては危険となる．現代では，こうした立場の違いに敏感になり，有事の際にはコンフリクト（諍い・衝突）が生じやすくなっている．

5 再帰性

　以上のように，近代社会は自らが取り組まねばならない課題（環境破壊等のリスクや社会的排除等）を生み出す原因が近代社会自身であると自己批判的にとらえるようになり，これをギデンズ（Giddens, A. ）やベックらは**再帰性**（reflexivity）と呼んだ．再帰的になると，将来損害をもたらしうる問題候補リストを事前にできるだけ網羅し，対策や将来計画策定を練る圧力が高まり，損害が生じた「未来」の視点からみた「現在」は「準備不足だった」ととがめられうる不安が払拭できないため，「to doリスト」は増え，より多忙になる．

　各専門分野において**自己点検**や**第三者評価**が行われるようになっていることも，再帰性という社会全体の流れの一つと考えられる．専門分化の弊害への対応として，各専門分野の内部については外部（素人）からは見えにくく理解しづらいため，専門組織自らによる自己点検や，第三者機関（同じ分野の専門家が必ず含まれる）によるチェックが行われるようになっている．

6 連携・ネットワーク化

　専門分化が進む一方で，昨今の医療や福祉に関わるさまざまな課題は，単独の専門職だけでは対処しにくくなっている．それゆえ近年では，多職種，多機関・部署がそれぞれの専門性を持ち寄る**連携・ネットワーク化**が進んでいる．さらに「縦割り」の弊害を減らすために多職種が配置される「○○センター」（**地域包括支援センター**，**子育て世代包括支援センター**など）の新たな組織化もみられる．

　医療や福祉以外の分野でも，例えば身近な町内の課題については地域の諸団体が連携する住民自治組織が作られ，また行政のみでは解決が困難な地域課題に対しては地元の自治体・企業・大学等による**プラットフォーム***ないし**コンソーシアム***が形成されている．民間企業で進む「○○ホールディングス」（持株会社）化も，内部での連携を図る試みといえるだろう．

　いずれにしても，従来の「縦割り」の体制では対応できない問題が増え，また未来の不確実性（見通しのつかなさ）が増す中で，課題解決力を上げるための方法として連携・ネットワーク化が進むのも現代社会の特徴の一つといえる．

🗨️ **考えてみよう**

・「決定」をする人は例えばどのような職業や立場の人で，反対にその結果の影響を受ける側になる人はどのような職業や立場の人が考えられるかを議論する．

---

plus α

専門家の決定

専門分化が進む現代では，専門職者は「決定する側」に位置することが多い．看護師は，組織の方針を前提としながら，専門職として患者を中心とする関係者の納得できる決定を一貫してできるかが問われる．

再帰性

さらに別の課題も想定してCとDを考えて準備しておかないと

・A する
・B する
・C＋D

10年後も見通すとBも追加すべきだ

Aする計画を立てよう

用語解説*
プラットフォーム

プラットフォームにはさまざまな意味があるが，ここではサービスの提供者・利用者を含んだ人々の交流の場を指す．

用語解説*
コンソーシアム

協会，組合，共同事業体などの意味をもつ．ここでは，一つの目的のために複数人・複数集団が一体となってできた団体を指す．

6 現代社会の課題に看護はどう対応するか

　現代社会が抱える，以上のような特徴や課題は，患者が抱える生活課題や看護の現場が抱える矛盾の遠因だといえる．「社会を学べば患者のことがわかる」とはいえないが，病気や看護を学ぶだけで患者のことがわからないことも確かである．また，これらの特徴や課題には，いくつか対処のヒントとなるような独創的な取り組みや思想もみられる．

　患者は周囲の諸期待の網の目の中を生きる社会的存在という側面も理解する必要がある．看護師もまた医療チームの一員としてだけでなく，職場の外では生活者として複合的な諸期待の網の目を生きている．そういう患者と看護師が出会い，相互に役割期待を向け合う場が臨床の現場である．

■ 引用・参考文献

1) 森岡清美ほか編. 新社会学辞典. 有斐閣, 1993.
2) フィリップ・アリエス. <子供>の誕生：アンシャン・レジーム期の子供と家族生活. みすず書房, 1980.
3) ポール・ウィリス. ハマータウンの野郎ども：学校への反抗・労働への順応. ちくま学芸文庫, 1996.
4) ミシェル・フーコー. 狂気の歴史：古典主義時代における. 田村俶訳. 新装版, 新潮社, 2020.
5) デュルケム. 社会学的方法の規準. 宮島喬訳. 講談社, 1978.
6) 嘉田由紀子. 環境社会学. 岩波書店, 2002.
7) 飯島伸子ほか編. 講座 環境社会学１：環境社会学の視点. 有斐閣, 2001.
8) ニクラス・ルーマン. 情熱としての愛：親密さのコード化. 佐藤勉ほか訳. 木鐸社, 2005.
9) 小松丈晃. リスク論のルーマン. 勁草書房, 2003.
10) ウルリッヒ・ベックほか. 再帰的近代化：近現代における政治, 伝統, 美的原理. 松尾精文訳. 而立書房, 1997.
11) 橋爪大三郎ほか. 社会学講義. ちくま新書, 2016.
12) ロバート・K・マートン. 社会理論と機能分析. 森東吾ほか訳. 青木書店, 2005.

🖇 重要用語

規範	役割	準拠集団	リスク社会
信念	構造	社会運動	再帰性
価値観	機能	専門分化	連携・ネットワーク化
期待	合理性	社会的排除	

◆ 学習参考文献

❶ 出口剛司. 大学４年間の社会学が10時間でざっと学べる. 角川文庫, 2019.
　社会学の幅広い多様なトピックを，見開きページでふんだんにイラストを用いてわかりやすくまとめている．本章では扱いきれていない社会学の課題やおもしろさを学べる.

❷ 作田啓一ほか編. 命題コレクション社会学. ちくま学芸文庫, 2011.
　初版は1986年ながらなお読み継がれる名著．常識をどこかで転倒させる，非自明性（当たり前でないこと）や意外性という点から社会学の「面白さ」を描いている.

2 生活と生活者

学習目標

- 個人の生活を理解する.
- 「日常生活」や「日常性」を考える.
- 日常生活の構成を考える.
- 生活をとらえるさまざまな切り口を理解する.
- 援助者として対象者がとらえている「日常生活」を理解する.
- 日常生活をとらえ直すプロセスで，能動性や主体的な取り組みが生まれることを理解する.
- 人間の個々の営みと不可分な生活習慣の様相を理解する.
- クオリティ・オブ・ライフ（QOL）の理念を理解する.
- 健康的ライフスタイルの重視の背景と，その健康観や健康政策における意義をとらえる.

1 日常生活と日常性

1 個人の生活

■1 個人の生活を理解する

看護は個人に向き合い，理解することから始まる．

人はからだ（身体）をもち，からだに住まっている．看護は「からだ」の成り立ち，しくみ，からだに起こる病気を理解することから始まる．しかし，看護を提供するとき，からだのことだけがわかってもできることは限られる．

大けがをして意識がなく運ばれた患者には，どこの誰だかわからなくても，まず命を守るための医療的処置を行う．しかし，一段落すると，この患者はどこで暮らしている人なのか，誰に連絡したらよいのか，日々何をして暮らしていた人なのかなどを知る必要がある．つまり「どのように暮らし，どのような生活をしていた人なのか」である．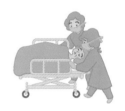

フィジカルアセスメントを行い身体状況は把握できても，それだけでは看護は始まらない．看護を提供するためには，対象者である個人が誰であり，その人に合ったアプローチをするには，その人の人となりを知ろうとする．そこでまずは，プロフィールとして氏名・性別・年齢（生年月日）・住所地・職業・家族・連絡先などを知るであろう．そして，これまでどのように暮らしてきたのか，どうすればこれまでの暮らし方に近づけることができるのか，どうしてほしいのか，どうしたいと思うのかなどの情報を得ていく．これらの情報から，その人の生きていく力を知り，慣れ親しんできている**日常性**に近い暮らしができるようなケアを提供するための方法を模索することになる．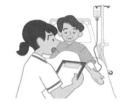

看護の対象は，ときに命を守るための治療や支援・保護することが必要な相手であるが，命は守られ自分で生活し健康を維持しようとする状況にあれば，本人がどのように過ごすかを決められるなど，**自分の健康を築く主体**である．少なくとも回復期や地域で生活する対象を支える看護としては，対象者のこれまでの**日常生活**を知り，対象者の**意向を尊重**して支援することが最も基盤的なことであり，その上で対象者の生活する力や生活環境を含め，生活全体をアセスメントする．

では，看護がとらえようとする「人の生活，暮らし」とは何なのだろう．何をとらえて，生活・暮らしぶりが理解できたとしているのだろうか．ここで，改めて人の「日常」「生活」「暮らし」とは何であるのか，考えてみよう．

■2 日常生活とは

人は生活すること，日常をどう感じ，どう思い，どうとらえているだろうか．インターネットで「日常生活」を検索すると，「日常生活とは，日々の生活の中で繰り返される出来事や習慣的動作，そこで用いられる物の考え方や知識（常識），接する物品（その一部は日用品と呼ばれる）などから構成される」[1]

などの表現がみられる.

また，一人で暮らす人もいるが，無人島にいるのでなければ，人は何らかの形で他人との接点・つながりをもって生きている.

3 日常性のとらえ方

では私たちは，「日常」という言葉を，どのようなイメージで用いているだろうか．「日常性に埋没し」とか「日常に流され」など，見通しもなく目先のことにかまける消極的なニュアンスで使っていることが多いのではないだろうか．「変わり映えのない繰り返し」「何事もなく安泰に過ごす日々」というイメージもしかりである．「犬が人を咬んだ」といったことは話題にはならないが，「人が犬を咬んだ」というニュースは，とたんに人々の注意を集めることになる．ニュースバリューからすると，日常的なことは見過ごされがちである．また，日常生活を維持する**家事**は，たとえ生きることに欠かせない労働であっても，収入にならない**シャドウワーク***とみなされることが多い．日常生活に関わる労働にそれ相応の評価がなされないのも，日常性に価値を置かない傾向にある今日の社会通念の反映であろう.

用語解説 *

シャドウワーク

賃金などの対価が支払われない，見えない労働．社会理論家のイリイチ (Illich, I.) が著書『シャドウ・ワーク』の中で提唱した概念.

2 日常生活を構成するもの

では，生活はどのようなもので構成されているのだろう．一日の過ごし方，日常に着目してみていこう．「日常の生活とは何か」について書かれたものは少ないが，日々の生活について著した書物にリンドバーグ夫人（アン・モロー・リンドバーグ．Lindbergh, A.M.）による『海からの贈物』[2] がある．彼女は「日常の生活はさまざまな事柄で構成され，いろいろ面倒なことで満たされている」と言っている.

それを参考にして生活を構成する事柄を整理してみよう.

1 生活を成り立たせるもの：場所・時間

一つには，生活が成り立つための「住まい」である．それを「場所：空間」としよう．家屋という物的な寝起きする場（家）であるが，そこを拠点として出かける場所ができ，生活に広がりができる.

また，そこには日常的に接する人，具体的には家族や隣人がいる．そして1日24時間が誰にでも流れる「時間」がある．では，生活の中ですることを拾い出してみよう.

a 住居など

家を確保し，夏には網戸を入れ，雨漏りが起きるとその修理を行う．家という器だけでは暮らすことは難しく，生活するために必要な家具や寝具，衣類を備える．また家は，そこに暮らした人々の思い出がつまったものにもなる.

b 家具など

冷暖房機器，冷蔵庫，掃除機等の家電製品とそのメンテナンス，電気，ガス，水道などのライフラインの維持・管理が必要である．また，部屋や浴室，

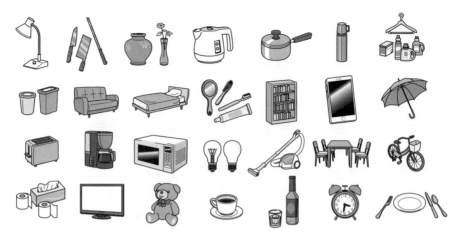

図2-1　日常生活に必要な生活用品の例

トイレの掃除，ゴミ出し等の整頓もある．さらにラジオ・テレビ，電話，パソコンやインターネット環境など情報を手に入れる機器もそろえる必要があるだろう．移動のために，自転車や自動車を購入し維持することもある（図2-1）．

c 買い物・調理などの家事

生活する上で，日々必要とする食料品，日用品，衣類などを購入する．そして，購入した食品を調理し，なくなって困るものは切らさないように管理する．調理の他にも掃除，衣類・寝具の洗濯，衣服などの繕（つくろ）いも必要となるだろう．

d 身体の清潔

体を清潔に保つためには，入浴やシャワーも不可欠である．

e 育児・介護・看護

育児・介護が日々必要となる家族もあるだろうし，家族が体調を崩すと看護が必要になる．皆が健やかであるには，家族との団らんの時間も大切となる．

f 整理／整頓・庭木の剪定・草刈り・防犯など

決まったところに物を置き，どこに何があるかを家族の誰もが理解し，使い勝手をよくすることも重要である．庭のある住宅では，庭木の剪定（せんてい），草刈りも日常的な管理となる．このほか，火元の管理，防犯のための配慮も必要となる．さらに健康管理，家庭での教育（家のしきたりやルールを守る，家事の分担），交際・近所付き合い（町内会への加入，回覧板を回すなど）もあり，そのほかいろいろな書き出し切れないことがある．

g 生活を維持するための所得・収入

日常生活を維持するためには，収入・所得あるいは資産などが必要になる．これらは生活を成り立たせ維持するための「生活行動」である．

h 他者との関わり

さらにリンドバーグ夫人は，日常生活が維持され，一日がつつがなく過ぎるためには，生活を車の車輪にたとえ，誰かが「車の輻（や）のように中心にあって，四方八方に気を配り，しなければ生活が成り立たないことをして，調和させて

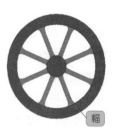

輻

いる」[3] と言っている.

さらに，生活の過ごし方に影響を及ぼすものとして，子どものときに育った環境，受けた教育，考え方，良心の動きを挙げ，家族との生活では「家族は他の家族に何かを与えるが，家族から与えられ，友人や社会とものを分け合ったり，市民として負っている義務を果たす」[4] と，生活する場の内外で展開される人とのつながりにも触れ，それらのすべてが調和した状態にあるのが，日常的な生活であると述べている.

これらは成し遂げて当然であり，さほど褒められることもなく，まして報酬が支払われるものでもない．また，家事についても労働とみなされながら，その対価として何かが支払われることはないものでもある，と述べている.

一口に日常生活と言っても，書き出してみるとこのようなたくさんの事柄から構成されていることに気付く．日常生活とはこれらが同時に統合され，まとまった全体を成すものである．また，自分自身もそこに融合されて生活を成り立たせる当人になっているために，日常生活をとらえづらいともいえる．その複雑で統合された生活を繰り返していると，「日常生活とは」といったことを意識することなく，いわば当たり前に流れていくものになっていく.

2 日常生活・日常性の意義

概して平常時の日常生活は，意識されない生活の基盤となり，人々に安定と安心・慣れた心地よさ，安全さを与えるものとなる．人はこの生活の基盤があることで，より生産的な活動，あるいは創造的な活動ができる.

日々の暮らしの中では，この日常生活・日常性の意味になかなか気付くことはないが，いったんこれが壊されると，安泰だった日常生活の存在やその意義がみえてくるのである（図2-2）.

大災害やテロ，戦争といった特異な状況をもち出すまでもなく，生活を切り盛りする中心にいた人が突然の病気やけがで入院したり，体調を崩して仕事や学校へ行けなくなったりするなど，それまでの通常の生活を揺るがす非日常的な出来事が起こると，それまで日常性が担っていたことに気付くのである．このことは，今回新型コロナウイルス感染症の拡大により，自粛生活を余儀なくされることで体験したことと思う.

このような日常性・日常生活を「すること（doing）」と対比して考えると，日常生活は「日々あること（being）」であり，存在そのものを維持する基盤となるものである．人間は「すること（doing）」や「出来事（happening）」は認識しやすいが，その認識を支える「日々あること（being）」や日常生活は認識しづらい．しかし，人々の生活の基盤を成すものであり，限りなく尊

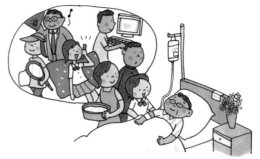

安泰な日々のあいだは気付かないが，有事にこれまでの日常生活や日常性に気付くようになる.

図2-2　日常性の気付き

重されるべきものである．特に人々の生活の支援に関わる看護職にとって，日常生活の中での気がかりさや不自由さ，どうにかしたいと思っていることを理解することは，対象者との**信頼関係**を築く看護活動の基盤の根拠となろう．

3 日常生活と健康問題

しかし皮肉なことに，私たちの健康を揺るがす昨今の健康問題は，この日常生活の過ごし方に起因する生活習慣病になってきている．また，今回の新型コロナウイルス感染症の拡大防止のためにも日常生活の過ごし方が重要であることが認識された．これらの疾患をコントロールするには，普段暮らしているときには認識しづらい日常生活に着目することを余儀なくされる．健康問題が実は日常に潜み，日常生活に目を向けることが求められ，日常性や日常生活が見直され，注目される時代になったともいえる．

2 多面的な日常生活のとらえ方

これまで述べてきたように，日常生活とは「生きていることそのもの」で，そこにはその人の生き方，考え方，価値観，習慣，さらには夢や希望までもが集約されている．それを自分でとらえるには，生活と自分と一体のものであるがゆえに対象化することが難しい．

日常生活をどのようにとらえるかについては，これまで社会学や看護・福祉の領域で進められてきている．生活を形づくる構造としてとらえる**生活構造論**や，生活を生活機能でとらえる**生活機能論**がある．また，自らが体験している生活（世界）を理解する現象学的方法も示されている．ここでは，日常生活の構造的なとらえ方と，生活する力でとらえる方法を紹介しよう．

1 生活構造のとらえ方

生活を構造化してとらえる場合，その切り口を時間として「生活時間」でとらえる方法がある．どのようなことにどのくらいの時間を配分しているかで把握する方法である．また，所得や収入などの経済的な水準を切り口とすると「生活水準」になる．さらに関わる人々を切り口とした「生活関係」でとらえる方法もある．他に「生活空間・生活環境」でとらえる方法，「生活習慣・風習」でとらえる方法がある．

1 生活時間

生活について時間軸を切り口として，1日24時間をどのようなことに割り当てて過ごしているのか．食事・清潔・睡眠などの基本的な生活維持のために費やされる時間，学習・労働・生産のために費やされる時間，余暇として過ごす時間などに区分し，時間の長さでとらえる（表2-1）．**生活時間**の長さを1日単位だけでなく，1週間単位，1カ月単位など，目的に応じた時間の広が

りでみて，生活のしかたをとらえるとよい．

2 生活水準

生活水準は，一般に労働により得た収入（勤労所得）や，地代や証券の利潤など（資産所得）の経済力，また職業・地位・学歴の高さでとらえる．最低の生活水準を満たしているのか，あるいは年収によって中流，上流などという言葉で表現される．生活水準は所得や資産の額など，数量でとらえることができる．

3 生活関係

生活関係は，さまざまな人と関係をもって過ごすことに着目した生活のとらえ方である．家族，友人，同級生，職場の同僚，近隣の人々との関係が挙げられる．また，ペットとの関係でとらえることもある．最近ではインターネット（SNSなど）の普及によって，一度も顔を合わせていない人との関係が増えていることも見逃せない．

4 生活空間・生活環境

生活空間・生活環境は，空間軸を切り口として生活をとらえる方法である．環境という言葉は，人的な環境を指すこともあるが，ここでは物理的環境として用いる．家や部屋の様子，例えば狭さ・広さ，片付いているか乱雑な状態か，さらに地理的な位置，日当たりや騒音の状況なども含まれる．

5 生活習慣・風習

生活習慣・風習は，日々の生活の過ごし方として，パターン化され習慣化された行動様式や生活様式を質的にとらえる方法である．衣・食・住のどれ一つをとっても，各家庭や個人によってさまざまである．また，正月，盆など年中行事の過ごし方，伝統的な風習をどのように日常生活に取り込んでいるかなども含まれる．

一日の生活を過ごし方を記載する「私の日常生活の過ごし方」と「私の一日の過ごし方：平日と休日」を添付した（表2-2，表2-3）．これらを用いて日常の自分の生活行動や平日と休日の一日の過ごし方を振り返ってほしい．

2 生活する力・機能でのとらえ方

1 日常生活機能評価

これは生活するために必要な機能がどれだけあるかを測って点数化し，自立した生活ができる程度で生活力をとらえる方法で，**日常生活機能評価表**[5]（➡表2-4 p.45）により，できない程度を把握しようとするものである．主にからだの機能であるが，他者への意思の伝達，診療・療養上の指示の理解力の項目もある．

2 国際生活機能分類：ICF

生活機能のマイナス面とプラス面をとらえ，さらに環境からの影響も加味し

表2-1　ある学生の1日の生活

日常生活を意識して振り返ってみよう．1日の生活の中で，健康と結び付いている項目と，不健康と結び付いている生活習慣を挙げてみよう．

6：00	起床，朝の軽い運動30分
7：00	コーヒー1杯，通学（電車：1時間）
8：30	登校
8：45	缶コーヒー1本
9：00	授業開始
12：00	昼食（とんかつ定食，コーヒー1杯）
13：00	授業開始
16：00	部活
17：00	間食（サンドイッチ，紅茶1杯）
19：00	部活終了
23：00	帰宅
24：00	就寝

表2-2　私の日常生活の過ごし方（ワークシート）

自分が日々の日常生活でしていること：以下の事項について，書き出してみよう

事　項		金額，時間，頻度など
生　計	生活費・学費：仕送り・アルバイト	
生活の管理	食料・日用品の購入・保管	
	ライフライン：電気・水・ガス等	
	インターネット環境	
	家計	
	生活時間，健康管理	
	家財道具，防犯，火災予防等	
食生活	食材の購入，調理，後片付け	
衣類・寝具	購入，洗濯，繕い，布団干し	
住　居	掃除，ごみ出し	
清潔保持	入浴	
家族，ペット	世話	
近所等の付き合い		
その他		

私が日々の生活で大事にしていること

表2-3　私の一日の過ごし方：平日と休日（ワークシート）

起床から就寝までの平日と休日の一日の過ごし方を書き出してみよう

時刻	平日の様子	休日の様子
7：00		
8：00		
9：00		
10：00		
11：00		
12：00		
13：00		
14：00		
15：00		
16：00		
17：00		
18：00		
19：00		
20：00		
21：00		
22：00		
23：00		
0：00		

て生活の全体をアセスメントしようとするものとして，2001年にWHO総会で採択した**国際生活機能分類**（International Classification of Functioning, Disability and Health：**ICF**）がある．

　これは人間の生活機能と障害に関する状況を記述することを目的とした分類法で，前身の国際障害分類（ICIDH）が障害のマイナス面を分類する考え方中心のものであったのに対して，ICFは生活機能をプラス面からみる視点を基軸とし，さらに環境因子等を加え[6]，次のような「**ICFの生活機能モデル**」を

表2-4 日常生活機能評価

患者の状況	得 点			患者の状況	得 点		
	0点	1点	2点		0点	1点	2点
床上安静の指示	なし	あり		口腔清潔	できる	できない	
どちらかの手を胸元まで持ち上げられる	できる	できない		食事摂取	介助なし	一部介助	全介助
				衣服の着脱	介助なし	一部介助	全介助
寝返り	できる	何かにつかまればできる	できない	他者への意思の伝達	できる	できる時とできない時がある	できない
起き上がり	できる	できない		診療・療養上の指示が通じる	通じる	通じない	
座位保持	できる	支えがあればできる	できない	危険行動	なし	あり	
移 乗	できる	見守り・一部介助が必要	できない				
移動方法	介助を要しない移動	介助を要する移動（搬送を含む）					

※得点：0〜19点
※得点が低いほど，生活自立度が高い．

合計得点	点

提示している（**図2-3**）．

このモデルの目的は生きることの全体像を示し，さまざまな分野の人々と共通して用いることを目指したものである．生活機能を「心身機能・構造」と「活動」，「参加」の三つで構成し，これらに影響する者として「環境因子」と「個人因子」で構成し，これにさらに「健康状態」を加えたモデルである．そしてこれらの構成要素はそれぞれに影響し合うものとし，双方向の矢印でつながりを示している．

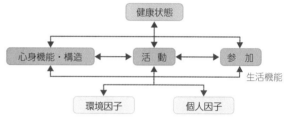

大川弥生. ICF（国際生活機能分類）：「生きること全体像」について. https//www.go.jp/stf/shingi/2r9852000002ksqi-att/2rP85000002kswh.pdf.（参照2023-06-13）.

図2-3 ICFの生活機能モデル

対象者が生活をどうとらえているのか，どのような生活を望んでいることなどの理解と共に，どのような機能・力をもつかをアセスメントするツールとして活用されるものである．

3 生活の諸相と生活の理論

1 生活の諸相とその理論化の試み

ここまで，読者にも身近な視点で「生活」を解説してきたが，ここで一度社会学の視点でも生活をとらえていく．

生活という概念は，日本の日常用語としては，「暮らし」や「生計」といった意味で用いられることが多い．この〈生活〉に対応する英語の"life"には，このような意味のほかに，「生命」や「生存」，さらには「人生」といった意味も含まれている．

1 生活と三つの水準

これらを踏まえて青井和夫は，〈生活〉という言葉には，「**動物的な生存，歴史的な生計の水準，よりよい人生を実現しようとする目的をもつもの**」[7] という三つの意味があることを指摘している．これはそれぞれ，身体的・生存的水準，社会的・経済的水準，文化的・精神的水準，という三つの水準を示しているものとも考えられる．国の制度である生活保護の水準が現実的にはどのレベルで考えられているのか，あるいは考えたらよいのか，日本国憲法が保障する**健康で文化的な最低限度の生活***とはどのレベルを指しているのか，についても，この三つの水準に関して考えることができよう．

例えば高齢者の生活問題を考えてみよう．確かに日本における長寿の現状は，世界1，2を争う高水準であり，生命や生存の維持存続という身体的・生理的レベルでは著しいものがある．しかし，生計や暮らしという社会的・経済的レベルでは，高齢者の多くは極めて不安定である．さらに，残された人生をより良く生きるという文化的・精神的レベルにおいては，生きがいや心のよりどころを失って，これらの目標からほど遠い高齢者たちも少なくないことが指摘されている．

2 幸福な生活

国民は，経済的に豊かな日本社会で，平均すれば世界一長い人生を送っているにもかかわらず，必ずしも幸福度は高くない．**World Happiness Report*** 2022[8] の2019〜2021年の幸福度ランキングによると，調査された146カ国のうち**54位**であった．しかも，2008〜2012年と比較して，この10年間で幸福度はほとんど高まっていない．ちなみに，北欧や先進欧米諸国が上位を占める中，アジアでは台湾（26位），シンガポール（27位）が上位に入っている．

さらに，日本の領域別の指標の順位を細かくみると，「ソーシャルサポート」48位，「健康寿命」1位，「人生の選択をする自由」74位，「寛容さ」127位，「ポジティブな感情」67位であった．健康面で恵まれているにもかかわらず，個人生活や社会生活において，それに見合った**選択の自由**や**寛容さ**，ポジティブな感情を体験しているとはいえず，豊かな支援的な関係性のある社会で生活が営まれているようにはみえない．

日本は寿命の延伸には成功したが，国際調査からみると，個人生活も社会生活もwell-beingに関しては課題を抱えている．

2 生活を考えるさまざまな理論

人間の生活を維持し，人間の行動を突き動かす要因にはさまざまな側面がある．それらが絡まり合い，影響し合って現実の生活が展開されている．中でも，今日の資本主義社会において人々の生活を支え，基盤をなす第一の条件は，所得や資産で示される経済的要因であろう．例えば，今日の社会で暮らし

用語解説*

健康で文化的な最低限度の生活

日本国憲法の第25条は，国民の生存権と国の社会保障の責務を記している．
①すべて国民は，健康で文化的な最低限度の生活を営む権利を有する．
②国は，すべての生活部面について，社会福祉，社会保障及び公衆衛生の向上及び増進に努めなければならない．

用語解説*

World Happiness Report

世界幸福度調査報告は，国際連合の持続可能な開発ソリューション・ネットワークが発表する報告書である．各国の人々の主観的幸福感を0から10の段階で評価し，ランキングしている．さらに，何が人々の幸福の要因かを探るために，その幸福度と，一人当たりの国内総生産，社会的支援，健康寿命，選択の自由度（社会の自由度），寛容さ（向社会的行動），腐敗の認識との関連などを調べている．日本人の幸福度は，健康寿命の影響が非常に大きく，寛容さの影響は小さい[6]．

plus α

アジア人の価値観

最新の幸福度調査では，西欧的な価値の幸福に加えて，アジア人にとって重要な生活の価値観と考えられる「バランス」「調和」を加えて生活状態を評価している．しかし，必ずしも日本の結果は芳しくない．「生活のバランス（Balance in Life）」は73位，「平和な暮らし（Peace with Life）」は88位と低い順位である[8]．

を立てている個々人や個々の世帯の水準・内容・様式などは，衣食住に限っても さまざまである．さらには，どのような保育や幼児教育，学校教育や保健医療，介護サービスなどを受けられるかということを考えてみても，大きな格差があり，**所得水準**によって規定されている．

また，前節でも述べられている通り，「生活」を理論的・体系的・分析的に把握しようとする試みとして，**生活構造論**という考えが提唱されている．

次節では，このほかに生活の目標や価値，あるいは生きがいや満足度などとも関わる生命，生活・人生の質（QOL）と，生活習慣や生活様式（ライフスタイル），ライフステージ，ライフコースという生活の行動のとらえ方を取り上げて，保健や医療，看護との関わりを中心に検討していく．

4 QOL

1 Life：生命・生活・人生

Quality of Life（QOL）という用語は，コンセンサスが得られた理論的な定義はまだないとされているが，広く用語が用いられている点で浸透しているといえる．例えば，2000（平成12）年に始まった健康日本21運動の「第二基本的な方向」においても，「21世紀の我が国を，すべての国民が健やかで心豊かに生活できる活力ある社会とするため，壮年期死亡の減少，健康寿命*の延伸及び生活の質の向上を実現することを目的とする」とあり，三つの目標の一つとして「生活の質」すなわちQOLが登場する[9]．

このようにQOLのLifeを生活と理解して使用することが多いが，英語のlifeは生命，生活，人生・生きがいの三重の意味をもっており，病気に関する用語の，**疾患***（disease），**病気***（sick），**病い***（illness）と対応する．「生命の質」の意味で使うと，末期患者の延命治療の中止の是非，重篤な障害をもって生まれた新生児のNICUでの治療継続の是非など，生命倫理の課題と深く関わってくる．

ここでは，良い生活（good life）の意味でのQOLを中心に概説する．

2 QOLは主観的でより良く生きるためのアート

『健康という幻想』の著書で知られる微生物学者デュボス（Dubos, R.）は，「医師は，病気の治療を通してのみでなく，健康的な環境を創造することで，人々のQOLの向上に貢献できる．しかし，QOLを高めることは，生きるためのアートであり，勝れて主観的で文化的な価値に根ざしたものであり，医療の枠を越えている」と指摘している．QOLの定義の困難さとは，さまざまな健康水準において本人が望む良い生活とは何かを見極める難しさなのであり，医療者が介入する範囲を超えることかもしれない．さらに「もしそれが可

用語解説 *
健康寿命

心身の健康問題によって日常生活が阻害されず，健康に過ごせた年数．平均寿命から，障害があった年数を差し引いて計算されるが，算定方法にはいくつか種類がある．

用語解説 *
疾患・病気・病い

疾患は通常，生物医学的な異常を指し，病気は正常な社会的役割を果たせない健康状態を指している．さらに，病いは通常でない健康の状態を個人がどう体験しているか，どのような意味付けをしているか，に焦点を当てた用語である．

能だとすれば，医師の科学的知識によるのではなく，人間性によるのである．医師ができることは，環境条件が長い目で見ると人々の健康に影響を及ぼし，QOLにも影響することを警告し，人々が生きるためのアートを洗練するのを手伝うことである」と，医療者の人間性と人々の傍らでサポートする役割の重要性を主張している[10]．

3 現代医療の文脈におけるQOL概念の出現の意義

現代医療あるいは現代社会が直面している課題に即して，QOL概念の出現の一般的な背景と意義を整理してみると，表2-5の4点の社会背景が挙げられよう[11]．そのキーワードは，高齢化，医療技術の高度化，医療資源の適正配分，患者の自己決定と参加である．

また，QOL概念が保健・医療・看護にもち込まれた社会的な意義については，単に疾患の治療効果などの有力な評価法としてのみでなく，大きく3点が指摘される（表2-6）[12]．そのキーワードは，患者中心，病気や障害との共存，社会環境・医療環境の方向転換であろう．

1 QOLを評価する五つのアプローチ

QOLの評価において，何を，どのように評価し，何のために使うのか，解決しにくい課題がある．それに答えるべくいくつかのアプローチが固有の理論に基づいて展開されてきた．特徴的な五つを表2-7に示す[13]．

表2-5　QOL概念が登場した一般的な背景

① 人口の高齢化が進み，慢性疾患や障害を抱えながら生きる人の増加やその期間が延びたこと
② 臓器移植など新しい医療技術を人に適応することの社会的意義，生活への影響の大きさが問われるようになったこと
③ 限られた医療資源の適正な配分をめぐる問題が生じていること
④ 治療の意思決定に患者が参加するなど，より人間的なヘルスケアが求められるようになったこと

表2-6　QOL概念が保健・医療・看護の領域にもたらす社会的意義

① これまでの医療環境を，より患者中心に転換させる効果
② 人々の健康観や疾病観を転換し，疾病や障害と共存する生き方を促す効果
③ 病気や障害と共によりよく生きる生き方や，健康促進を支援する社会環境や健康政策を形成する方向に進む効果

表2-7　QOL評価の五つのアプローチ

① 心理学的アプローチ
QOLを，患者が病いやそれに伴う症状や困難をどのように認知しているかを反映したものと考え，症状や病気に対する心理的な反応や主観的な評価を重視する．
② 時間の取引と有用性のアプローチ
「もしこの機能を残せるのであれば，寿命の半分と交換してもかまわない」といったような，時間との取引（time trade-off）の長さで機能の有用性（utility）が表せるという考えかた．
③ Community-centeredアプローチ
病気は個人の身体機能に影響し，心理的ストレスとなり，社会的な役割や生活活動にまで影響を及ぼすと考えられることから，個人の病気を家族生活やコミュニティ生活にまで広げて評価する．
④ 普通の生活への再統合アプローチ
慢性疾患の患者の生活を，どれだけ普通の生活（normal living）に戻せたかで評価する．
⑤ ギャップアプローチ
患者の期待と達成のギャップ，または患者が達成したことと潜在的に達成可能なこととのギャップを評価する考え方．ギャップが少ないほどQOLは良好である．

plus α
NBM
ナラティブ・ベイスド・メディスン．科学的な説明を唯一の真実とは見なさず，患者の語る病いの体験を尊重してそのまま受け止め，治療の方法などを考えていく医療の在り方．心理学的アプローチの進展と考えられる．

plus α
QALY
質調整生存年．単なる生存年でなく，生きている間のQQL（質）がどうであったかを掛け合わせたもの．QOLと時間との取引が可能なことを前提とした，QOLの指標の一つである．

plus α
生活領域
普通の生活の領域には，移動，セルフケア，日常生活機能，余暇活動，社会生活，家庭内役割，対人関係，自己認識や対処行動がある．

2 生活で一番大切なものとしてのQOL

QOLの調査について，生活の中で何が最も大切かを明らかにしたボーリング（Bowling, A.）の研究を紹介する．彼女は，QOLは定義が明らかでないため，自由回答形式の質問で単純に「良いことも悪いことも含めて，何があなたの生活の中で最も大切ですか」と尋ねた．ついで，慢性的な疾病や障害をもっていた場合は，最も大きな影響が及んだ生活領域も挙げてもらった[14]．

挙げられたようなものが，どれほど充実しているか，あるいは障害されていないかを，QOLと見なすこともできる．

4 QOLの定義と領域

QOLの概念についての理論的な意味付けはまだ十分にはできていないが，測定評価のための尺度開発は精緻化が進んでいる．患者が主観的に感じる健康や機能に関する状態は，必ずしも直接測定はできない，複数の異なる**構成概念** * にわたって測定されたものであり，少なくとも主な領域は，身体的機能，職業的な機能（あるいは社会経済機能），心理状態（知的機能を含む），社会生活・人間関係，心身の症状，主観的健康などを含んだものになるだろうと考えられる．それぞれの領域の評価は，客観的な状態と主観的な受け止めの両面から行われるべきであろう．当然ながら，疾病の特性や発症後にたどると予想される病いと人生の軌跡によっても，重要な領域は異なってくるに違いない．

5 医学的臨床評価からQOL，HRQOLへ

QOLは本来，人々のものの見方であり，健康状態やそれ以外の，必ずしも医療とは関係しない生活に対する反応である．保健医療や看護の専門職の主な関心が，健康問題や治療がいかに人の生活や生き方に影響を与えているかを知り，その影響をできるだけ減少させることにあるとすれば，QOLは広すぎる概念かもしれない．そのため，しだいに保健医療や看護の領域では，Health-related quality of life（HRQOL）という用語が使用されるようになった[13]．例えば，HRQOLの評価尺度としてしばしば使われるSF-36® Health Survey * がカバーしている領域は，身体機能，精神健康，社会生活機能，役割機能，健康に対する認知，痛み，障害（disability）の7領域である．

ここで医学的臨床評価から症状評価，HRQOLおよびQOLまでの関係を整理すると，おおよそ図2-4のように考えられる．このように，保健医療や看護の専門家が患者を評価する視点あるいは評価の幅が変わってきたのである．

6 QOLと専門家の倫理的な責任

最後に，倫理的な責任について触れておく．QOLが「生命の質」と解釈されたときに生じる生命・医療倫理的な問題ではない．しかし，社会に開かれた保健医療や看護において行われるさまざまな介入が，QOLの向上をゴールと

した評価を行おうとするのであれば，QOLを改善し，患者が利益を得るための方策が整備されるべきである．デュボス（Dubos, R.）が指摘したように，QOLは医療の範囲を越えて広く，しかも生きるアートである[10]．それを支援するには，QOL向上のためのさまざまなサポートが有機的に連携できるように社会資源を整備する責任がある．保健・医療・看護に携わる専門家には，この倫理的な責任を自覚し，QOLあるいはHRQOL向上のための社会資源の連携の担い手となることが期待されている．

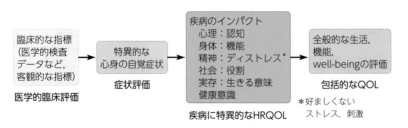

図2-4　医学的臨床指標からHRQOL，QOLへ

用語解説＊

SF-36® Health Survey

HRQOLを測定するために開発された，36項目から成る多面的な評価尺度である．身体的健康と精神的健康から構成されており，前者には身体的機能，日常的役割機能（身体），身体の痛み，全体的健康の下位領域があり，後者には精神的活力，社会的機能，日常的役割機能（情緒），精神的健康の領域がある．一般的な集団と特異的な集団の両方に適用可能で，疾病による影響や治療がもたらす効果を比較することができる．SF-12，SF-8の短縮版もある．

コラム　アメリカ社会におけるQOL概念の変遷とその時代背景

そもそもQOLという概念は西洋文化圏の概念であり，とりわけ戦後アメリカの社会情勢と価値観から出てきた言葉である．同じ文化圏でありながらイギリス，ドイツの研究者は，「QOLあるいは健康関連QOL（Health-related QOL）という概念はアメリカの社会科学者により構築された文化的枠組みであり，他の文化でも普遍的に適用できるとは限らない」と指摘している[14]．

コラム　ウェルビーイング（well-being）の時代

1946年の国際健康会議で採択されたWHO憲章の健康の定義（➡5章 p.90参照）において，well-beingは**身体的，精神的，社会的に良好な状態**と健康を表現する際に使用されている．しかし今日，well-beingはより広義，より多義的に解釈され，**あらゆる社会が実現すべき最上位の目標**として取り上げられるようになった．それは，GDPのような経済活動の成果が人々のより良い暮らしとイコールでないように，高学力が必ずしも子どもたちの将来の幸福や，より良い暮らしを築くための力ではないとの認識が根底にあるからである．

例えば，**OECD**は経済活動を越えて多様な人々の多様な生活状態に目を向けて，「より良い暮らし」を測定するために，well-beingとその進展を測定しようとしている．そのwell-beingは11の領域で構成されており，健康はその一つにすぎない．すなわち，住宅，所得と富，雇用と仕事の質，コミュニティ（社会とのつながり），教育（知識と技能），環境の質，市民参画，健康，主観的幸福，安全，ワーク・ライフ・バランスである．

また，**PISA**（Programme for International Student Assessment）と呼ばれる国際的な学習到達度調査において，OECDは認知的学力のみでなく，非認知的能力やwell-beingを測定しようとしている．ちなみに，PISA2015年調査国際報告書によると，生徒のwell-beingを「生徒が幸福で充実した人生を送るために必要な，心理的，認知的，社会的，身体的な働き（functioning）と潜在能力（capabilities）」と定義している．すなわち，大人になったときに「より良い暮らし」を実現するwell-beingのための学力を測定しようとしている．

いずれの場合も，well-beingは，人々の生活，社会と環境の全体が調和して良好な状態にあることを重視している．

5 ライフスタイル・ライフコース・ライフステージ

1 ライフスタイル

1 ライフスタイルとは

　人々はどのブランドの衣服を選び，どのような外見にするのか．どのような様式の家に住み自動車に乗り，どのような働き方で，どのような食事をし，何を趣味やレジャーとして楽しむのか．どこで，どのようなパートナーと暮らすのか，子どもをもつのかもたないのか．こうした人々の**ライフスタイル**を，イギリスの社会学者ギデンズは，共通の社会意識をもつ個人や集団にみられる生活のパターン（生活様式）であるとし，ドイツの社会学者ウェーバーは，個人ではなく特定の社会的地位にある人々の集団的な行動特性だと考えた[16]．

2 ライフステージとライフコース

　ライフステージやライフコースは，誕生から成長発達，成熟，そして老化，死という人生の変化の中で生活をとらえようとしているのが特徴である（図2-5）．

1 ライフステージの区分

　健康日本21（総論）におけるライフステージの分け方は，死因構造をもとに「0～4歳」「5～24歳」「25～44歳」「45～64歳」「65歳以上」と大くくりになっている．より発達課題に即して分けると，生まれてから死ぬまでの生涯を，「幼年期（育つ）」「少年期（学ぶ）」「青年期（巣立つ）」「壮年期（働く）」

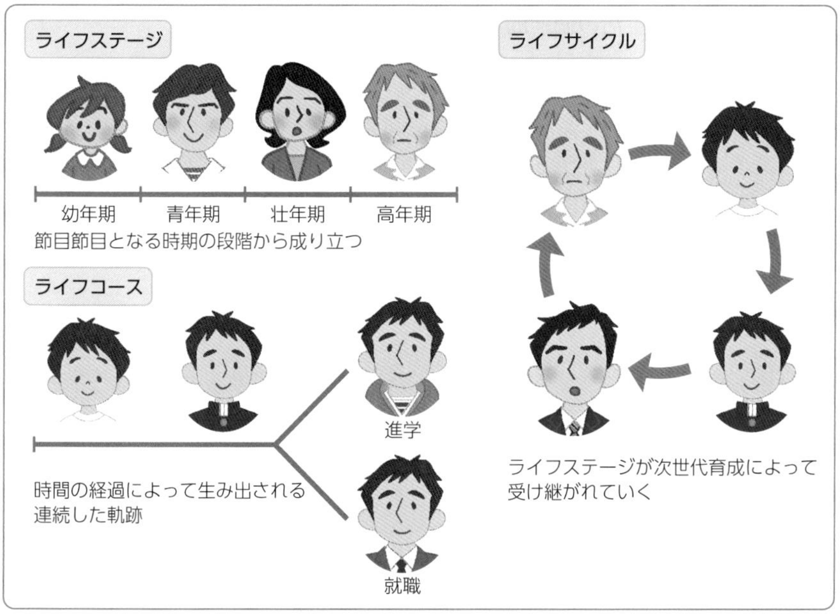

plus α

個人心理学とライフスタイル

精神分析学者のアドラー（Adler, A.）は，人間を能動的に日々の生活課題に対処しながら，将来の目標に向かって努力する首尾一貫した存在であると考えた．そして意識と行動が統合された生活のしかたをライフスタイルとし，個人の行動を理解する鍵になると考えた．

図2-5　ライフステージ，ライフサイクル，ライフコース

「中年期（熟す）」「高年期（稔る）」の6段階に大別している．

a ライフサイクル

ライフサイクルという概念は，これらのステージが一定の規則性と普遍性をもって進行し，次世代育成によって受け継がれて円環を描くイメージである．

2 ライフステージ・ライフコースの違い

ライフステージとライフコースの違いは，ライフステージは人生における誕生から成長発達，成熟，老化に至るまで，生物学的な要因と社会的な要因によって規定された，明確に区別できる一定の期間をもった段階があるというとらえ方である．すなわち，人の一生は，それぞれ節目節目となる時期の段階から成り立っているのである．

一方，ライフコースは，誕生から死に至るまで，時間の流れに沿って，それぞれの人に個性的な連続性をもった軌跡をたどっていくというとらえ方であり，明確な段階は想定していない．すなわち，人の一生は，時間の経過によって生み出される連続した軌跡である．

またライフステージやライフサイクルは，生物学や心理学で発展した概念であり，人々の人生に共通する特徴に着目しており，**標準化**や**普遍性**に価値を置く学問・科学領域になじむ生活概念である．

一方，ライフコースという概念は，人間を社会的歴史的な存在ととらえ，特定の時代と社会に生きる個人により，多様な生き方あるいは人生体験をしており，その**過程**がたどる軌跡を描くというイメージである．

またライフコースは，個人を取り巻く社会的歴史的文脈を重視し，その中で生きる人の多様な生活や人生に着目しており，現象の個性記述的なとらえ方に価値を置く学問・科学領域になじむ生活概念である．それぞれは，生活の客観的な科学認識を追求するための概念と，生活の個別的な経験と意味を追求するための概念と言い換えることができる．

plus α

エリクソンによる区分

ライフサイクルについて，エリクソンは八つの発達段階に区分した．①乳幼児期，②幼児期初期，③幼児期後期，④学童期，⑤青年期，⑥成人期，⑦壮年期，⑧老年期である．各期の発達課題については5章p.93を参照．

3 ライフスタイルが重視されてきた背景

ライフスタイルあるいは生活様式のうち，保健・医療・看護の領域で直接的な関心があるのは健康的なライフスタイルあるいは**健康習慣**であろう．それが重視されてきた背景には，**表2-8**の三つがある．

1 疾病構造の変化

第一に，疾病構造の変化である．一般的に，感染症の時代から，がんや脳血管疾患，心臓病など慢性疾患と包括される疾病群が大きな割合を占める時代になったことである．さらに慢性疾患患者の増加は，日本の人口の超高齢化が生み出したものであるが，医療費増大の要因ともなっている．厚生労働省の調査によると2020（令和2）年の**国民医療費**は42兆9,665億円で，前年度に比べ3.9％，8年ぶりの減少となった．国内総生産（GDP）に対する医療費の比率

表2-8 ライフスタイル，健康習慣が重視されてきた主な背景

①疾病構造の変化と人口の高齢化
②ライフスタイルの疫学研究の進展
③マスメディアがライフスタイルに潜む健康リスクを積極的に取り上げるようになった

は8.02％であり，年々増加している．このような国民医療費の増加を抑えるには，予防とヘルスプロモーションに力を入れざるを得ない．

２ 疫学研究の進展

そこで第二の背景として，ライフスタイルの**疫学研究**の進展が挙げられる．それらの慢性疾患の発症に食事，運動，喫煙，飲酒，生活ストレスなど日常生活の過ごし方や健康行動が大きく関与していることを明らかにしたのである．日本人のライフスタイルが欧米化したという指摘も危機意識を煽ったといえよう．そこで日本では政策的にこれらの疾患を**生活習慣病**と総称し，健康習慣をいっそう大きくクローズアップさせた．

plus α

疫 学

特定の人口集団を対象に，健康事象の分布やそれに影響を与えるさまざまな要因を明らかにし，それを健康問題の解決に役立てるための科学．

生活習慣に着目した疾病概念

「成人病の発症には生活習慣が深く関与していることが明らかになっており，これを改善することにより疾病の発症・進行が予防できるという認識を国民に醸成し，行動に結び付けていくためには，新たに，生活習慣に着目した疾病概念を導入し，特に一次予防対策を強力に推進していくことが肝要である．

また，生活習慣は，小児期にその基本が身に付けられるといわれており，このような疾病概念の導入により，家庭教育や学校保健教育などを通じて，小児期からの生涯を通じた健康教育が推進されることが期待できる．

さらに，疾病の罹患によるQOLの低下が予防されるとともに，ひいては，年々増大する国民医療費の効果的な使用にも資するものと考えられる．」[17]

この動きを強力に後押ししたのが，カリフォルニア大学バークレー校のパブリックヘルス大学院のブレスロー（Breslow, L.）教授らが七つの健康習慣（表2-9）の実行度によって将来の死亡確率が異なることを報告した先駆的な研究であろう[18]．ちなみに，これらの七つの健康習慣のうち，喫煙，飲酒，Body Mass Index（BMI），睡眠時間，運動の五つだけに注目した研究も行われている．

健康的なライフスタイルの概念は，時代や社会の特性により検討され，再構成される必要があり，日本人に適した健康的ライフスタイルの探求が必要である．

plus α

イギリスの健康習慣

イギリスでは，喫煙，食事，運動，飲酒，性行動，交通安全行動の六つのライフスタイルの領域を重視する報告もある．

｜１｜ライフコース疫学

ライフコース疫学とは，クーらの定義によると，「妊娠期，小児期，若年期，成人期，成人期以降の身体的・社会的曝露が，その後の健康や疾病リスクに及ぼす長期的影響を研究する学問」[19]である．とりわけ，ライフコース疫学は，**妊娠期や小児期，若年期**といった初期のライフステージで保有する**リスク因子**が，それ以降の長い時間を経過した人生のある段階で病気を引き起こす可能性に注目している．より初期のライフステージで外部からの曝露あるいは内在的に保有していたリスク因子が，その後のライフステージのリスク因子に連鎖して成人期以

表2-9　七つの健康習慣

①喫煙しない
②飲酒の頻度や量が少ない
③激しい運動を定期的に行う
④標準体重を保つ
⑤間食をしない
⑥朝食を食べる
⑦７〜８時間の睡眠

降の病気の発症を引き起こす可能性が想定される.

あるいは,より初期のライフステージにおいて,長期間を経過して病気の原因となっていくような生物学的,心理学的,社会経済的なリスク因子に曝露することで,成人期以降に病気が発症する可能性も考えられる.日々連続する生活の軌跡の中で,初期のある特性が,時間経過とともに病気を起こしていく性質を次第に顕在化させていったり,成長発達する中で,次々と病気のリスク因子が連鎖して最終的に病気になったりする可能性を探求しているのである.

従来のライフスタイルの疫学で明らかにされてきた,成人期の生活習慣病のリスク因子である**喫煙習慣**や**飲酒行動**などを否定するものではなく,小児期や胎児期に起源があり,成人期以降の病気の要因となるものを明らかにしようとしている.単に病気の発症に関する研究だけではなく,胎児期の要因が幼児期や児童期の成長や発達に影響を及ぼすのか,といったこともライフコース疫学によって探求することが可能となる.

3 マスメディアの影響

第三に,慢性疾患やAIDSなどの予防においては,国民個々人の意識の高まりや責任の自覚が重要であり,テレビや新聞などマスメディアがさまざまなライフスタイルに潜む健康リスクを取り上げるようになったことも一因であろう.このような健康行動や健康関連のライフスタイルへの関心は,地球規模での**リスク社会***を生きるために必要な条件であり,これまでのどの時代よりも未来志向性の強い現代人に適合した特徴であると考えられる.

以上のような社会背景の中で,「キュアからケアへ」と言われ始めるように,医療の生物医学モデルの限界が見え始め,健康や疾病に対する医療者の見方は**生物・心理・社会モデル**(bio-psycho-social model)へと移ってきた[20].保健・医療・看護は疾病中心の治療的アプローチから,それらによる介入(予防・治療・ケア)が健康はもとより,患者や家族の心理面,社会生活に及ぼす影響,逆に人々の心理社会的要因が健康状態や保健・医療・看護の効果に及ぼす影響を重視するアプローチへと変化してきたのである.

とりわけ,時代は「疾病の治療」から「疾病の予防」へと進展し,さらに健康の増進(**ヘルスプロモーション**)の時代となりつつある[22].

　生活の理解には，ライフスタイルの疫学研究で示したように，生活を実証可能な要素（多くは行動レベル，認知レベル）に還元し，科学者が科学的方法を用いて科学的に事象を認識する方法がある．

　それに対し，普通の人が常識的知識を用いて直に経験している日常生活世界を理解し，行為者の視点から描き出そうとする方法がある．

　科学性を重んじる専門領域では，前者は客観的で優れた知識であるとみなされ，後者は主観的で前者より劣った知識であり，バイアスを矯正される必要があるとみなされている．

　しかし，前者の知識では，日常生活世界を生きている人間が経験する生活や社会が見失われている．アルフレッド・シュッツは，行為者が常識的概念を用いて一次的に経験している社会を，行為者の視点から記述しようとした．社会学の主題として日常生活世界を発見したのである．対人支援の領域では，普遍的な科学的知識のみでなく，生活や生きることの固有の意味を当事者の視点から理解し，描き出すことに関心がもたれるようになっている[21]．

6　対象者の生活の理解と把握

　ここまで日常生活を理解するために必要な，生活構造や機能のとらえ方を身近な視点・社会学の観点から紹介した．しかし，この方法では，本人が自分の生活に関して思っていること，望んでいることなどの価値観や意味づけは理解できない．本人自身がとらえている生活像，生活世界を理解することもあわせて行うことで，はじめて生活の全体像を知ることとなる．

　これらを看護でとらえるには，きめ細かな観察とともに，対象者と**対話**を重ねることが重要である．どのように生きていこうとしているのかなど本人の意志や希望を聴くことは，対象者との信頼関係を築き，対象者が語ることに共感しながら想像力をもって理解することにつながる．

　では次に，この理解のしかたについて説明しよう．

1　対話での理解

　看護ではまず，理解しようとする対象者に関心をもち，敬意をもって接することが第一である．そして信頼関係を築いた上で，現在の生活，日常の自分の関心事などを語ってもらう．こうした対話の過程で，対象者も自分の生活を改めて振り返り，本人にも自分の描いていた生活像がみえてくる．

2　文脈のある事柄としての理解と把握

　次に，これまでどのように生活してきたのか，今はどのように暮らしているのか，さらにこれからどうありたいかなどを問いかける．対象者に自らのライフストーリー*を語ってもらう．

　ここで注意したいのは，こうした対話は聴く側，聴かれる側の関係性によって成り立つということである．誰に対しても全く同じことが語られるとは限らない．また，同じ人に語る場合でも，状況によって微妙にニュアンスが変わる

用語解説 *
ライフストーリー

個人が自分の人生や生活，生命，これからの生き方について語るストーリーのこと．口述による物語であり，人生物語，生活物語と訳されることもある．

こともある.

　では具体例でみていこう．次の事例は，認知症症状が現れてきている独り暮らしの高齢者が語った生活の一部である．

事例

高齢者の生活世界の語り

　「どこも具合の悪いところなんてないよ．朝5時には目が覚めるんだ．便所へ立つときは膝が痛むけど，その後はどうってことはない．困ることっていえば，何も悪いことをしていないのに，なぜか食べ物やお茶が盗まれてしまうんだよ．この間なんか繕（つくろ）い物をしようと思ったら，糸やハサミも見つからないんだ．だから留守にすることはできない」

　「一人暮らしでも，寂しくなんかないよ．ときどき近所の人が顔を出してくれて，余った野菜なんかを持ってきてくれるから．そのとき，ちょっとばかり話す程度だけどね．あまり長居されると，うんざりしてくるんだ．人とべったり過ごすのは苦手なのかもしれないね」

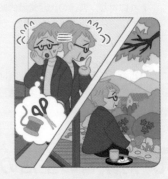

　「やはりここがいいね，古くたって私の家だから．ずっとここで暮らしてきたんだから，最後までいたいよ．ここからきれいな庭や遠くの山を眺めていられるのがいちばん．自然を見ていると心がなごむんだ．この景色が見られなくなるなんて考えられないよ」

---

3 生活からうかがえる健康観や将来への期待

　事例のような短い対話の中から，この高齢者は早朝にトイレへ行くことに不自由さを感じているが，健康には問題がないと思っていることがわかる．庭や遠い山の景色が自分の一部で，この景色を見ることが生きていることの実感につながり，健やかさを確かめられている．近所の人との付き合いもあるが，さほど濃密なものではなく，この程度の関わり方が心地良いと思っている．施設での生活は望まないし，家を離れて遠くに出かけるような暮らしも望んでいないことがうかがえる．

　対象者の日常生活を理解することは対象者自身の体験を知ることでもある．その体験は本人にも意識されていないこともある．対象者にとっての日常性は，問いかけられることによって，はじめて本人もそれに向き合うことになる．つまりは，対話によって，対象者の中にあった日常が言葉となり，他者に伝わるものとなる．

4 家庭や学び舎，働く場での生活の理解と把握

　前述の事例は独り暮らしの高齢者であったが，多くの人々には家族との暮らし，学校などの学ぶ場や働く場での生活があり，これらについても語られることを理解しとらえることが重要である．

　語られることから，その人が家族とどのようなつながりをもち，本人にとっ

ての家族の意味を知ることができる．また，家族以外の人との接点の場である学校や働く場での人々とのつながりや役割の担い方，本人にとってのそれぞれ場のもつ意味や価値は理解することができる．

5 生活を振り返ることで生まれるパワー

近年，生活習慣を原因とする健康問題を抱える人々が増えてきている．当人は，バランスのとれた食事をすることや，適度な運動が良いとわかっていながら，なかなかそれを実行に移せないものである．また，感染症拡大を防ぐため，3密（密閉・密集・密接）を意識して避けなければならない．

こうした日々の生活の見直しは，家族や仲間と振り返ることでとらえられる．自分の日常生活をよく知っている人と互いの生活を語り合い，どのように思っていたかを認識し，今後どのように過ごしたいのか，今からでもできることは何なのかに気付き，また仲間となら一緒にできそうなことなどがみえてくる．

こうした「ならなければならない自分」や「なりなさいと他人から言われる自分」の姿ではなく，自分がなりたい姿を内発的に思い描くことができる．また，このプロセスは本人のパワーを高めることにつながる．

7 保健医療専門職の生活をとらえる姿勢

以上のように，個々の人々の生活をとらえる視点としては，生活構造のいくつかの切り口で総合的にとらえることと，対象者の目線で生活を理解することが大切である．

その前提として，対象者と接する自分自身（保健医療の専門職）にも，「自分は看護職という職業を目指し，そしてまた，一人の日常生活を過ごす生活者なのだ」という認識をもつことが重要である．看護に関わる者であっても，いったん自分の家庭に戻れば，人としての暮らしがあり，また家族との暮らしがある一人の生活者である．こういった自分も生活者であるという認識が必要である．

自分自身の生活体験を手がかりとしながら，ただし，先入観をもって決めつけるのではなく，対象者のもつ生活世界に近づき，理解する態度が大切である．

■ 引用・参考文献

1) 日常生活，https://ja.wikipedia.org/wiki/日常生活，（参照2023-06-12）．
2) アン・モロウ・リンドバーグ．海からの贈物．改版．吉田健一訳．新潮社，1967，（新潮文庫）．
3) 前掲書2），p.25．
4) 前掲書2），p.20．
5) 厚生労働省．日常生活機能評価表，https://www.mhlw.go.jp/topics/2008/03/dl/tp0305-1i_0012.pdf，（参照2023-06-12）．
6) 厚生労働省．国際生活機能分類：国際障害分類改訂版（日本語版）．https://www.mhlw.go.jp/houdou/2002/08/h0805-1.html，（参照2023-06-12）．
7) 青井和夫ほか．都民の生活構造と生活意識．生活構造研究会，1970．
8) World Happiness Report．World Happiness Report 2022．https://worldhappiness.report/ed/2022/，（参照2023-05-23）．
9) 厚生労働省．健康日本21保健医療局長通知．2000．https://www.mhlw.go.jp/www1/topics/kenko21_11/t2.html，（参照2023-08-30）．

10) Dubos, R. The State of Health and the Quality of Life. West J Med. 1976, 125, p.8-9.

11) Croog, S. et al. "Quality of Life and Health Care Interventions". In Handbook of Medical Sociology. 4th ed. Freeman, E. et al. Prentice Hall, 1989, p.508-528.

12) 朝倉隆司. "行動・生活・人間関係の健康影響". 健康と医療の社会学. 山崎喜比古編. 東京大学出版会, 2001, p.75-95.

13) Schipper, H. et al. "Quality of Life Studies：Definitions and Conceptual Issues". In Quality of Life and Pharmacoeconomics in Clinical Trials. 2nd ed. Spilker, B. Lippincott-Raven Publishers, 1996, p.11-23.

14) Bowling, A. What Things are Important in People's Lives?：A Survey of The Public's Judgments to Inform Scales of Health Related Quality of Life. Soc Sci Med. 1995, 41, p.1447-1463.

15) McHorney, C.A. "Concepts and Measurement of Health Status and Health-Related Quality of Life". In Handbook of Social Studies of Health and Medicine. ed. Albrecht, GL. et al. Sage, 1999, p.339-358.

16) Cockerham, W.C. "Lifestyles, Social Class, Demographic Characteristics, and Health Behavior". In Handbook of Health Behavior Research I：Personal and Social Determinants. Gochman, DS. ed. Plenum Press, 1997, p.253-265.

17) 厚生労働省. 生活習慣に着目した疾病対策の基本的方向性について（意見具申）. 1996. https://www.mhlw.go.jp/www1/shingi/1217-1.html, （参照2023-08-30）.

18) L. バークマンほか. 生活習慣と健康：ライフスタイルの科学. 森本兼曩監訳. HBJ出版局, 1989.

19) Kuh, Y. et al. life course epidemiology. journal of Epidemiology & Community Health. 2003, 57(10), p.778-783.

20) Engel, G.L. The need for a new medical model：A challenge for bio-medicine. Science. 1977, 196, p.129-136.

21) 浜日出夫. "日常生活世界". 社会学の力：最重要概念・命題集. 友枝敏雄ほか編. 有斐閣. 2017, p.40-43.

22) 朝倉隆司. ヘルスプロモーション, 保健行動, 健康リスクをめぐる医療社会学的論点. 栄養学雑誌. 2001, 59（6）, p.263-269.

23) 岸良範ほか. ケアへの出発：援助のなかで自分が見える. 医学書院, 1994.

 重要用語

日常性	生活機能（論）	ライフコース
家事，シャドウワーク	生活をとらえる姿勢	QOL
日常生活のとらえ方	ライフスタイル	生物・心理・社会モデル
生活構造（論）	ライフステージ	

◆ 学習参考文献

❶ A. L. ストラウスほか. 慢性疾患を生きる：ケアとクオリティ・ライフの接点. 南裕子監訳. 医学書院, 1987.

慢性疾患をもちながら生きるということはどういうことなのか. 暮らし方，課題やコーピングなどを，観察を通して理論化しつつ，姿を具体的に浮かび上がらせている.

❷ 山崎喜比古編. 健康と医療の社会学. 東京大学出版会, 2001.

ライフスタイルや健康行働と健康，医療との関係，病いの語りをはじめ，保健医療看護の領域におけるテーマを医療社会学の視点で解説している.

❸ 園田恭一ほか編. 健康観の転換：新しい健康理論の展開. 東京大学出版会, 1995.

従来の医療モデルやWHOの健康観を越えるべく，QOLをはじめとした新たに出現した健康に関する考え方や理論を取り上げて概説している.

3 集団・組織

　本章の1～3節では，集団と組織の基本特性と現代における役割を解説する．扱うのは協働体系としての組織（organization），その内部あるいは周辺につくられるさまざまな集団（グループ：group），集団と組織の構成員としての個人である．集団と組織はどちらも個人が集まることでつくられる．

　しかし，人が集まれば集団にはなるが，組織になるとは限らない．これは，組織と集団が多くの共通点をもちながらも，**本質的に異なる**ことを意味する．

1 構成員としての個人

　集団あるいは組織の**構成員**としての個人は，「合理性」と「情緒」の二つの側面をもち，集団や組織の性質や活動にさまざまな影響を与える．

　合理性とは，人間のもつ論理的で道理にかなった性質を表す．私たちは合理性を備えることで，ものごとを冷静かつ客観的にとらえ，何をすべきか，どのような解決策があるかを判断し，考えられる選択肢の中でもっとも良いと思われるものを選び，実行することができる．ただし，どんな人でも全知全能の神のような完全な合理性は有していない．非常に優秀な人が考え抜いて出した決定であっても，「どこを探してもこれ以外に優れた答えはない」という意味での一番良い解答（最適解）ではなく，考えられる限りにおいて満足できる解答（**満足解**）でしかないのである．

　情緒とは，喜怒哀楽に代表される感情やその背景にあるこころの動きである．情緒は私たちに対して，特定の個人やその言動に共感や愛着（または忌避感や不快感）を生じさせ，その相手と一緒にいたい（いたくない），その人のために何かをしたい（またはしたくない）という気持ちにさせる．それが私たちに合理性では説明できないさまざまな行動を起こさせる．

　合理性と情緒は対立しながらも，相互補完的に私たちの行動を適切に統制している（**図3-1**）．合理性は限られた時間や予算の中で高い成果を出すのに役立つが，過度な合理主義は判断や行動を冷徹で融通のきかないものにする．情緒は他者への思いやりや配慮を生む反面，行き過ぎれば特定の人を優遇したり，思い込みや恣意的な判断によって組織や集団を迷走させることもある．集団や組織は営利・非営利を含めてさまざまな活動を行うが，どのような活動でも，その構成員の決定や行動が合理性と情緒によってバランス良く制御されているときに，良い成果を生み出す．

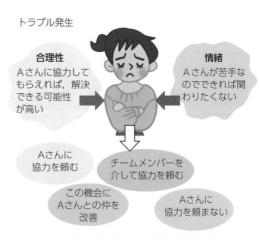

図3-1　**合理性と情緒による行動統制の例**

2 集　団

1 集団の定義

　集団は社会生活を通じて構築する他者との多様なつながり，すなわち「関係」を通じて構築されるもので，「相互作用，相互依存する人々の集まり」と定義される．集団の人数については諸説あるが，一般的には**2名以上**と考えられている．後述するワークチームの場合，有効に機能する人数は5～20人程度といわれる．集団の核となる関係は多様で，**地縁，友人関係，学校教育，仕事**上の関係などがある．どのような関係性に基づいているかによって，集団は心理的集団とタスク集団に大別される．

1 心理的集団

　心理的集団（psychological group）は，**情緒的なつながり**に基づいてつくられる．一例として，仲良し集団がある．仲良し集団を支えているのは，「仲間と一緒にいたい」「仲間でいることが楽しい」といった気持ちと，そのような感情に基づいて培われる相互依存関係，協力関係，信頼関係である．

2 タスク集団

　タスク集団（task group）は，**業務遂行**を目的とする人々の集まりを指す．タスク集団には，さらに次のように分類される．

|1| 公式的なタスク集団

　タスク集団のうち，組織の目標やミッションの達成の一部を担う目的でつくられ，その存在や役割が組織の公式的業務の枠組みに紐づけられている集団は**公式的なタスク集団**と呼ばれる．

　公式的なタスク集団には，比較的長期にわたって同じメンバーで活動し続ける**恒久的なタスク集団**と，特定のミッションを遂行するために適宜メンバーが集められ，ミッションが終了したら解散する**一時的なタスク集団**がある．

❶**恒久的なタスク集団の例**　組織の経営陣，病院などで経理や事務作業を行うスタッフ集団，患者のサポートや医療活動を行う看護師チームがある．

❷**一時的なタスク集団の例**　組織内の特定の課題の解決のために既存の組織の枠組みとは別につくられるタスクフォース*，手術案件ごとに麻酔科医や外科医などの複数の専門医や看護師が集められ，協力しながら患者救済のために最善を尽くす手術チームなどがある．

　専門性の高い業務を行うタスク集団には，組織外部の専門家がメンバーとして参加することもある．

|2| 非公式的なタスク集団

　組織の目標やミッションの達成の一部を担っているが，その存在や役割が組織の構造や業務の枠組に紐づけられていない集団は**非公式的なタスク集団**と呼ばれる．具体的には，タスク集団の構成員が，与えられた業務を遂行する上

用語解説*
タスクフォース

緊急性の高い特定の業務の遂行のために編成される臨時のチーム．業務が完了したら速やかに解散する．具体例はp.68を参照．

で障害となる組織や業務の壁を越えるために，あるいは，与えられた業務をより機動的に，より効果的に遂行するために活用する，自分自身やメンバーがもつ**個人的ネットワーク**がある．

　心理的集団と同様に，タスク集団も構成員が互いに相手を意識し，心理的につながっているが，集団化する根拠はあくまでもタスク遂行である．そのため，心理的集団は一緒にいたいという気持ちが薄れたら崩壊する恐れがあるが，タスク集団はそのような気持ちが薄れたとしても，遂行するタスクがあれば集団であり続ける．

|3| ワークグループとワークチーム

　厳密にいうと，タスク集団には「ワークグループ」と「ワークチーム」が含まれる．組織研究者のロビンスとジャッジ（Robbins&Judge）は両者の違いを，①集団を形成する目的，②メンバーが生み出す相乗効果（**シナジー**），③責任の所在，④スキルから説明している（**図3-2**）[1]．

a ワークグループ

　ワークグループとは，メンバーがオフィスや職場などで一緒に活動する人々の集まりを指す．その目的は，メンバーそれぞれが，自分の責任領域である業務遂行に必要な情報を，他のメンバーと交換することである．グループメンバーは基本的に**独立**している．業務遂行に必要なスキルは各自がもち，業務責任も個人単位で負う．業務遂行過程で行う連携や協力は限定的で，メンバーが共通の何かを成し遂げることは前提としていない．そのため，シナジーはほとんど生まれない．

b ワークチーム

　ワークチームは，構成員が積極的に**相互作用**し，相手や自分の仕事，その進捗を互いに調整することで高いシナジーを生み出す．チームの業務とそれに対する成果への責任は，個人（個人責任）とチーム（連帯責任）の両方で負う．各メンバーがもつ業務スキルは相互補完的である．ワークチームは，特定の問題解決のために，あるいは，メンバーが自身の業務やその遂行をより効率的，効果的に行うために編成，管理する．チームの形も多様で，一人のリーダーが他のメンバーを統制する**階層構造型**，既存の組織構造を横断する形で編成される**クロスファンクショナル型**，固定的なリーダーをもたず，メンバー同士が臨機応変に関係性を変えながらタスクを遂行する**ネットワーク型**，地理的に離れた場所にいるメンバーがインターネットなどを通して非対面で協働する**バーチャル型**などがある．

➡ ワークチームの具体例については，p.68参照．

	ワークグループ	ワークチーム
集団の目的	情報共有	共通目的達成
シナジー	なし	あり（主に正の効果）
責任の所在	個人責任	個人責任と連帯責任
各自がもつスキル	個別的・相互独立的	相互補完的

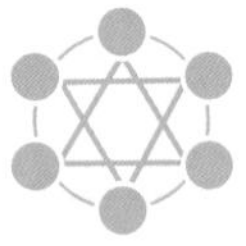

Robbins&Timothy, 2013, p.309, Exibit10-1を著者翻訳・編集

図3-2　ワークグループとワークチーム

3 組　織

組織の種類を**表3-1**に示す．

表3-1　組織の種類

種　類	定　義
営利組織	営利を目的として事業を営む組織のこと．私企業（出資者が民間の企業），公企業（出資者が公的機関の企業），公私合同企業（出資者が公的機関と民間の企業）がある．公私合同企業は第三セクターとも呼ばれる．営利組織では，事業活動により得られた利益を，社員や株主など組織の構成員に分配する．
非営利組織	公益追求を目的とする組織のこと．営利組織と同様に有償の事業を行い，利益を出してもよい．ただし，得た利益は公益実現ために使うことが義務付けられている．非営利組織の中で「特定非営利活動促進法」に基づき法人格を取得した団体を，NPO法人という．
ボランティア組織	他者や社会のために，金銭的利益を第一に求めず，自発的に行う活動のこと．そのような活動を行う個人をボランティア，そのような個人の集まりをボランティア団体とよぶ．ボランティア団体には自治会や市民団体なども含まれる．
自助団体（セルフヘルプグループ）	交通事故，薬物依存，犯罪被害者など，同じ問題を抱える人たちが集まり，仲間と体験を共有したり，分かち合ったりするなど，相互理解や支援をし合うグループ．NPO法人格をもつものもある．

コンテンツが視聴できます（p.2参照）

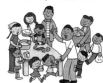

● 「自助の精神」セルフヘルプグループ～全国心臓病の子どもを守る会～〈動画〉

> **コラム**　**法人・法人格と種類**
>
> 　法人とは，法律によって権利・義務の主体とされているものを指す．法人格は権利を遂行する能力のことで，法律に従って一定の手続きを経た営利・非営利を含む各種組織，団体，グループに認められる．
>
> 　法人には**公法人**と**私法人**があり，私法人はさらに**営利法人**と**非営利法人**に分けられる．公法人は行政に関わる特定の公的事業を目的とする法人であり，国や地方公共団体などを指す．営利法人は営利を追求することを目的とした法人であり，株式会社を含む4種類が存在する．非営利法人はさまざまな種類があり，**表3-1**に示したNPO法人のほかに，下記のような種類が存在する．
>
> ●**一般社団法人／一般財団法人**
>
> 　ある特定の目的のための人の集まりを**社団**，財産の集まりを**財団**という．社団・財団で，「一般社団法人及び一般財団法人に関する法律」に基づいて法人格を取得したものを一般社団法人，一般財団法人という．事業の公益性は問われない．
>
> ●**公益社団法人／公益財団法人**
>
> 　「公益社団法人及び公益財団法人の認定等に関する法律」に基づき，行政庁から認定を得た，公益目的事業を行う一般社団法人・一般財団法人．
>
> 　そのほか，医療法人，学校法人，宗教法人，労働組合などが非営利法人に含まれる．

---

1 公式組織の定義

　集団と組織の本質的な違いと現代の多様な組織の特徴や役割を的確に表したのが，バーナード（Barnard, C.I.）[2]が1938年刊行の自著の中で示した**公式**

組織（formal organization）の定義とその考え方である．それ以前の組織研究では，組織を基本的には人の集まりととらえるか，複数の機能が編成された安定した構造ととらえ，その中で行われる活動は基本的には予測可能で，**PDCAサイクル***に従って管理統制されると考えられてきた．

　しかし，実際の組織の活動過程では多くの不確実で予測困難な事態が生じる．それらに対処するためには，各メンバーが事前に立てた計画に従い，決められた活動の枠組みの中でルールに従うだけでは不十分で，自分と他者の役割を認識し，互いに協力し合う必要がある．バーナードがとらえようとした組織は**協働体系**，すなわち，その主要構成要素である構成員，タスク，機能，ルール，制度などが，組織をとりまく諸要素の変化に臨機応変に適応することで，組織とその活動をうまく機能させている一つのシステムである．この考えに基づき，バーナードは公式組織を「二人以上の人間の意識的に調整された諸活動，諸力の体系」と定義した．協働を支える核となるのが，①**貢献意欲**，②**共通目的**，③**コミュニケーション**である．これらは，そのうちどれが欠けても組織にならないことから，**組織の3要素**と呼ばれる．

用語解説 *
PDCAサイクル

仏の経営者のファヨールが20世紀初頭に発表した管理過程論に基づく組織管理の方法で，計画（Plan）実行（Do）評価・調整（Check）対策・改善（Action）で構成される．現在でも多くの組織で継続的な業務改善方法として広く利用されている．

1 集団が組織になるとき

　バーナードの組織の定義と組織の3要素の優れた点は，集団と組織は状況に応じて**どちらにもなり得る**ことを示したことである．仲良し集団は，普段は一緒におしゃべりなどをして楽しんでいるだけだが，例えば街中で困った人を見つけた場合，集団のメンバーは困っている人を助けるという共通目的をもち，その解決のためにそれぞれが貢献意欲を発揮し，互いに意思疎通しながら解決にあたる．このときの仲良し集団はただの集団ではなく組織である．ワークチームは本来であれば組織のはずだが，メンバーがただ一緒に働いているだけで，互いに協力したり，チームのために貢献しようとしなければ，ただのワークグループにすぎない．組織が組織であるためには，構成員にどのようにして3要素をもたせ，どのような方法でそれを維持するかが課題となる．

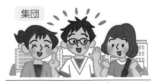
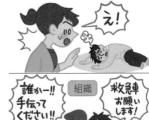
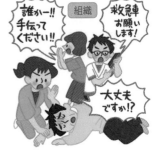

2 組織の参加者

　メンバーがいれば継続できる集団と異なり，組織はその活動を直接的・間接的に支えるさまざまな人々がおり，その人たちから必要な資源や支援を獲得し続けられなければ継続できない．組織活動に直接影響を与える人々を**利害関係者**，利害関係者が組織に提供するさまざまな資源を**貢献**，それを得るために組織が利害関係者に提供するお返しを**誘因**と呼ぶ．

❶**利害関係者**　組織活動に直接，間接に参加し，貢献することから「組織参加者」とも呼ばれる．

❷**貢献**　組織経営に必要不可欠な資源という意味で「経営資源*」と呼ばれる．

用語解説 *
経営資源

経営資源はヒト，モノ，カネ，情報の4種類に大別される．情報以外は共有ができない．経営資源の多くは有限であるため，価値ある資源をどのように手に入れるか，それをどのようにして有効活用するかが組織経営の鍵となる．

❸**誘因**　貢献を得るための手段であり，実際に支払われるときには具体的な「報酬」となる．

　誰が利害関係者（組織参加者）であるかは組織によって異なる．企業（株式会社）の場合，出資者（株主），会社の活動に従事する人（従業員），会社が生み出す製品やサービスの買い手（顧客），原材料を提供する他の会社・個人事業主（供給業者）が利害関係者である．病院，官公庁などの公的サービス機関やボランティア活動[*]などを行う**非営利組織**の場合は，活動に従事するメンバー（従業員，スタッフ，ボランティア），資金提供者（会員，寄付者，国・自治体など），サービスの受け手（会員，住民，患者など），各種供給業者が利害関係者となる．営利組織は利害関係者への報酬支払いを主に利益から捻出する．非営利組織の場合，利害関係者への報酬支払いは，集めた資金の一部の提供（例：従業員への賃金支払い），貢献度の高さを客観的に証明するものの提供（例：表彰），活動に参加することで得られる満足や充実感など多様な形でなされる．

3　組織のかたち

　組織の基本は**分業**と**協働**である．分業とは仕事を複数のメンバーで分けて行うこと，協働とはメンバーが協力して一緒に働くことである．組織のかたちは分業と協働の仕組みをどのように設計するかによって規定される（**図3-3**）．ワークチームのような小規模組織は，通常安定した構造をもたない．その理由は，組織全体で遂行する業務の総量が少なく，メンバーも互いに相手のことを熟知しているため，個人間分業と個人間調整だけで組織とその活動を適切に管理し，しかるべき成果を上げられるからである．しかし，組織が大規模化すると個人間分業と個人間調整だけでは機能しなくなる．その理由は，一つひとつの業務が多くの経営資源を動員する大規模で複雑なものになるために，一つの業務であっても複数のメンバーで遂行しなければ，能力的にも時間的にも処理できなくなるからである．これに伴い，業務の遂行も調整もなんらかの共通のルールや仕組みを通じて行わなければ，公正さ，公平さを保てなくなる．

■1　組織の構造

　組織構造（organization structure）は，個人がもつさまざまな限界を克服し，効率的，効果的に組織的分業と協働を行うための仕組みである．

　図3-4は，主な組織の構造を集団との共通点と相違点を踏まえて示したものである．組織の基本は**階層構造**である．構造のコアとなるのが「部（または部門）」，すなわち，人事や経理などの組織の機能，または内科や小児科な

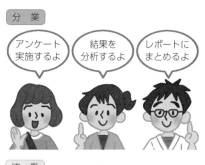

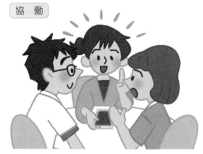

図3-3　分業と協働のイメージ

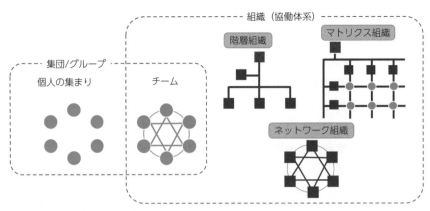

図3-4　個人・集団・組織

どの業務エリア別に専門特化した小規模組織である．階層構造は，組織全体業務を部単位に編成し，それらをさらに上位の組織（トップマネジメント層）が公式的な権限*の行使を通じて一元的に統制する形である．大規模組織の場合，部門の中に部門内の業務の一部を担当するさらに小規模の組織（課，係など）がつくられ，部門の権限で統制される．

　階層構造は，上意下達の命令系統による機動的な組織運営の実現と，機能や業務の専門特化を通じた組織全体のパフォーマンス向上にはプラスだが，部門をまたぐ連携や協働を難しくするデメリットがある．それを補うかたちとして，縦方向と横方向の情報のルートをもつように内部組織を碁盤の目のように配置する**マトリクス組織**や，網の目のように内部組織をつなげる**ネットワーク組織**がある．

4 組織と内部集団の関係

　大規模化した組織では，通常業務をより機動的・効率的に行うために，あるいは，組織の通常業務の枠組みでは対応が難しい業務に対処するために，内部にさまざまな小規模組織や小規模集団がつくられる．これらの集団はそれぞれ「**場***」と呼ばれるメンバーが共通に認識する協働空間をもち，それを通して業務を遂行する．組織と集団はそれぞれの長所を活かし，互いの弱点を補完し合うときに，優れた成果を生み出す．しかし，現実には組織と集団そして集団同士はしばしば**対立**する．

1 対立

　対立の原因となるのが，達成すべき目的，とるべき手段，守るべきルールなどに関する当事者の認識のずれである．タスク集団は組織の全体業務の一部を担当し，それを「場」を通じて遂行する．

a 担当業務について

　担当業務の達成は集団にとってはゴールだが，組織にとってはゴール達成までの途中のプロセスにすぎない．そのことが，組織と集団の間にゴールに対す

> **用語解説***
> ### 権限（Authority）
> 職位に付帯する公式的影響力で，職階の上位者から下位者に命令を出す権利を指す．権限行使の範囲は業務に関わることに限定される．それを超えた影響力の行使は私的な影響力である権力（パワー）の行使とみなされ，処罰の対象になることもある．

> **用語解説***
> ### 場
> 場とは「人々が参加し，意識・無意識のうちに相互に観察をし，コミュニケーションを行い，相互に理解し，相互に働きかけあい，共通の体験をするその『状況の枠組み』[3]」である．場の概念は組織図には表れない実践上の組織のかたちを説明している．

る認識の不一致を引き起こす．集団同士の間でも同様に，それぞれの活動空間と目指すゴールは異なるため，認識の不一致が起こりやすい．

b ルールについて

ルールについても同様である．集団はメンバー個人を単位とするどちらかといえば属人的なルールで自らを統制するが，組織は属人的要素をできるだけ排除した公式的なルールと制度で組織全体を統制する．そのため，ある集団にとっては，個人の事情に配慮したやり方でも，組織や他の集団からはルールを無視したやり方にみえる．

c 利害関係者について

重視する**利害関係者**も異なる．集団は自分たちの業務に関わる人々を重視するが，組織は組織全体の業務に影響を与える利害関係者を重視する．

このようなずれが積み重なると，ある集団が熱心に活動し，自分たちが考える優れた成果を出そうとすればするほど，組織や他の集団から支援も評価もされないという事態が起こる．このとき，集団のメンバーは「みんなが自分たちの活動を邪魔している」「自分たちの努力や成果を不当に認めない」と不満をもちがちだが，組織や他の集団も同様に，「全体の目的を見失って勝手なことをしている」あるいは「自分たちを邪魔している」と感じている．

2 対立への対処

以上のような内部対立は，組織が分業と協働を基盤とする協働体系である以上，どのような組織にも必ず起こる．過去の研究では，対立は当事者に問題の再認識を促したり，それまでの当たり前を見直し，より注意深く行動させることで，集団や組織のパフォーマンスに**良い影響**を与えることが指摘されている．したがって，対立が起きた場合には，対立そのものをなくそうとするよりも，対立がもたらす負の影響をできるだけ少なくするように，関係する当事者が話し合いなどで対処するのが現実的である．

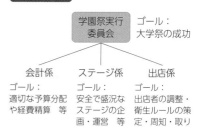

担当業務の例

学園祭実行委員会　ゴール：大学祭の成功

会計係　ゴール：適切な予算分配や経費精算　等

ステージ係　ゴール：安全で盛況なステージの企画・運営　等

出店係　ゴール：出店者の調整・衛生ルールの策定・周知・取り締まり　等

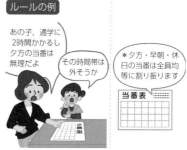

ルールの例

あの子，通学に2時間かかるし夕方の当番は無理だよ

その時間帯は外そうか

＊夕方・早朝・休日の当番は全員均等に割り振ります

当番表

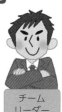

利害関係者の例

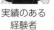

実績のある経験者

チームリーダー

➡ 対立については，4章も参照．

4 これからの集団と組織

1 コンプライアンス

現代の組織や社会で活動する各種団体やグループは，活動に必要な資源を獲得するだけでなく，**コンプライアンス**を通じて社会からの幅広い支援を得られなければ存続できない．コンプライアンスとは，法令を遵守し，組織および社会のルールや規範，道徳や公序良俗を含む社会的倫理に従って，適切かつ健全

に業務を遂行することである．その概念は図3-5のように示される．コンプライアンスを守ることで，組織は自らの存在と活動が社会的に意義のあるものだと示すことができる．

コンプライアンスの範囲や内容はその時代の社会的要求に応じて変化する．現代では，**情報漏えい**，**データ改ざん**，偽装，不正の防止のほか，**ハラスメント**などの不適切な労働環境の改善も含まれるようになっている．コンプライアンスは**社会的公器***としての組織と集団が負うべき義務である．したがって，それらの構成員である個人もコンプライアンスを意識して行動することが求められる．

図3-5に示される円の図：社会的規範・倫理／組織内ルール・規範／法令遵守

図3-5 コンプライアンスの概念図

用語解説*
社会的公器

公器とは，「おおやけのもの」という意味である．元々は公共の機関や施設を指すが，たとえ民間企業であったとしても，組織には公共に資するものとしての責任があるという考えがある．

2 専門職による協働

現代のように技術や知識が高度に発達した社会では，一つの組織だけで社会的ニーズを満たす活動を行うのが難しくなり，**複数の専門組織による協働**も珍しくなくなりつつある．

一例としてドクターヘリを使った救急医療システムがあげられる．認定NPO法人救急ヘリ病院ネットワーク（HEM-Net）[4]の解説によると，ドクターヘリとは「医師をいち早く救急現場に連れていくヘリコプター」を指す．ドクターヘリは消防本部指令室からの要請に従って出動する．ヘリにはフライトドクター，フライトナース，パイロット，整備士が搭乗する．地上ではCS（communication specialist）と呼ばれる管制官役のメンバーが，消防本部指令室とやりとりを行ってヘリコプターの着陸場所を調整するほか，搭乗員に必要な情報を伝達する．機内で医療行為を行うのはドクターとナースである．搭乗員たちは，CS，救急車，搬送元および搬送先病院と連携をとりながら，受け入れ先病院に搬送する間，患者に適切な初期医療を行う．ドクターヘリの搭乗員，CS，彼らと連携する外部組織のメンバーは，患者を搬送するまでの間だけ活動する一時的なワークチームである．しかし，それぞれが専門知識や専門技能を活用し，高い水準の分業と協働を行うことで，優れた成果を生み出すことができる．

3 仮想空間上での協働

1 テレワーク

かつて考えられていた「場」は，職場やオフィスなどの物理的な場所と同義であり，そこでメンバーが一緒に活動することが協働の前提だった．しかし近年はインターネットツールの発達によってその前提が徐々に崩れつつある．大きな変化の一つが**テレワーク**の導入である．これは，組織と個人の時間や資源の有効活用につながることもあり，営利・非営利多くの組織で導入，実施されている．

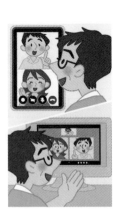

② メタバース・分身ロボット

一部の先端的な組織は，**アバター**や**分身ロボット**を使った協働を実施している．アバターとはコンピューターグラフィックスを用いて作成した自分の分身となるキャラクターである．メンバーはこれをコンピューターやタブレット端末などで操りながら，仲間と仮想空間上で協働する．分身ロボットは，さまざまな理由で外出困難な従業員がロボットを自宅から遠隔操作することで，職場にいる他の従業員との協働を可能にする．

これらの新しいタイプの協働は，従来の組織では難しかった障害者の就労や組織参加を促す方法として注目されている．

5 病院組織

医療機関は，改革の遅れが指摘されがちな組織であるが，近年においては企業や行政組織と同様に組織改革がなされ，リスクマネジメントなどにも取り組んでいるところが多い．他方で，独自な集団価値を有しており，専門職の集団であるという，企業組織などとは異なった側面があることを理解する必要がある．ここでは，組織としての病院に焦点を当て，さらに掘り下げて解説していく．その上で，ここで紹介する課題は，診療所，訪問看護ステーションなどでも同様に起こっていると理解してもらいたい．

1 法的な位置付け

① 医療法

医療提供体制の基本となるのが**医療法**であり，従来は「規制」という意味合いが強かったが，第五次改正（平成19年）においては「患者の視点に立った，患者のための医療提供体制の改革」が行われた．そのため，目的において医療を受ける者の利益の保護が明確に示され，続いて「良質かつ適切な医療を効率的に提供する体制の確保を図る」こととされている．また，病院や診療所などが同法において定義されている．当然のことであるが，組織としての病院を検討していくとき，こうした法的な位置付けを理解しておくことが必要である．

医療法の目的を具現化するため，病院は組織として保健医療サービスを提供することが求められている．また，サービスの提供においては，提供する側の論理だけでなく，受ける側を尊重して提供できているかが問われている．組織のための発想ではなく，サービスの質の向上を行い，社会に貢献することが使命となるのである．したがって，医療は社会と切り離されたものとしてあるのではなく，社会とともに歩む「社会医療」として常に組織化される必要がある．

② 診療報酬

医療法の示す医療提供の理念は，健康保険法に基づく**診療報酬制度***に大きな影響をもたらす．組織としての取り組みをみていくと，診療報酬制度として

plus α

医療法の目的

第一条　この法律は，医療を受ける者による医療に関する適切な選択を支援するために必要な事項，医療の安全を確保するために必要な事項，病院，診療所及び助産所の開設及び管理に関し必要な事項並びにこれらの施設の整備並びに医療提供施設相互間の機能の分担及び業務の連携を推進するために必要な事項を定めること等により，医療を受ける者の利益の保護及び良質かつ適切な医療を効率的に提供する体制の確保を図り，もつて国民の健康の保持に寄与することを目的とする．

用語解説 *

診療報酬制度

診療行為の対価として医療機関が受け取る報酬のこと．1点10円で換算される．診療報酬は公定価格であるため，厚生労働省による医療政策の影響を大きく受ける．

認められたから行おうとする病院と，それ以前も必要だから行ってきた病院とでは大きな差がある．例えば，「7対1の看護」「回復期リハビリテーション病棟」などへの取り組みである．経営のために行っているのか，それとも地域貢献として必要だから行っているのかの違いである．こうした制度へのスタンスを見ると，個々の病院の機能の違い，地域性もあるだろうが，組織としてどこを見て，何を大切にしているかがわかる．

2 組織としての目的と病院組織

1 規範的組織としての病院

　「適切な保健医療サービスを提供して社会に貢献する」という病院組織の目的を，今日では，個々の病院がその組織の現状に応じて明確にしている．しかし，そうした病院の姿勢とは，以前からあったものではなく，この20～30年ぐらいの間で示されてきたものである．その背景には，「病院経営冬の時代」と呼ばれることに代表されるような経営の問題があり，さらにそれを成り立たせるサービスの提供と管理の問題がある．

　ではなぜ以前は，一部の病院を除いて，明確な目的を掲げずに運営できたのだろうか．その一つの理由として，社会学者エチオーニ（Etzioni, A.）[5]が指摘するような規範的組織*という性格が組織に影響を及ぼしている．エチオーニは，組織が行使する権力によって組織を分類し，一般病院を典型的な規範的組織と呼んでいる．規範的組織においては，組織や職場集団の有している価値の枠組みが職員に内面化されており，それに基づいて行動している．組織のルールもそうした考えから作られ，運用されてきた．つまり，目的を示し，あえて確認をしなくても，病院に勤務する人ならば当然理解しているはずだという考えで，済まされていた面があった．また，皆が規範に同調することだけを前提とした協働が考えられていた．

　ところが，それだけでは組織として十分な対応ができないことが，先に示した経営の問題からも明らかになったため，個々の病院はそれぞれの医療サービス提供の理念を示し，また目的・目標を掲げて取り組むことで，存在価値を示そうとしているのである．

2 組織にとっての利益

|1| 病院組織の存在価値

　ここで改めて確認してみたい．なぜ，病院は組織として存続する必要があるのか．多くの病院経営者や職員はそのような問いを発することはしないだろう．なぜなら病院が存続することを当然のことと考えているからである．しかし，すでに確認してきたように，それは，自分たちのためにではなく，社会や地域に保健医療サービスを提供することで貢献し，役立つためである．したがって，役に立たない組織は不必要になる．このことは民間病院だけの課題ではなく，公的病院においても同じである．

　病院が必要なものであり続けるには自分たちの目線から地域を見るのではなく，地域のパーツとしてどんな役割を果たせるのか，果たしているのかを，常に確認することである．政策としても，医療法において**社会医療法人**が制度化され，これまで公的病院が担ってきた公益性の高い医療などを担当できる，新たな医療法人が作られている．

📝 **コラム**　　**社会医療法人**

　社会医療法人の創設の背景としては，これまで公的病院が，救急医療，僻地医療，災害医療などの不採算医療を担ってきた結果，地方自治体が**慢性的な赤字**を抱えるようになったという面がある．また，必要な地域医療が提供できるかという課題があった．

　これらの事態を打開するために，民間病院の法的な位置付けを明確にし，公益性の高い医療にも対応できるようにした．医療法第42条の2の規定により，都道府県知事の認定を受けることで，法で定められた収益事業を行い，病院などの本来事業へ充てることができる．これにより，医療の非営利性を保ったまま，経営の透明化と効率化，また地域医療の安定化を目指す．

┃2┃ 利益は進歩や前進の結果

　上記の目的を実現しようとすると，利潤追求が組織の目的ではないが，より良いサービスを患者や地域に提供するためには利益を上げる必要があることがわかる．ただし，利益ということを考えたとき，注意しなければならないのは「組織にとって利益とは何か」というテーマである．単純に経営的に黒字になればいいと考え，少ない職員でサービスを提供することを続けているとどうなるだろうか．そうした実態が続けばいくら利益が上がったとしても，最終的に職員は疲弊して辞めていく．確認しておかねばならないのは，「利益とは組織や職員の進歩や前進の結果であり，指標であるのではなくて，反対に進歩や前進が利益追求の指標であり，手段である」[6]という理解である．当然のことだが，サービスの向上によって患者に満足をもたらし，病院の組織，また働く専門職としての社会的責任を果たすことになる．この点は，お金や機械よりも人手に多く依存する**労働集約型産業**である医療機関にとっては重要なことである．そのため少数精鋭主義ではなく，職員が多ければ多いほどよいし，もちろん優秀な職員が必要であり，育てていかねばならない．そのことに対するトップの姿勢が問われることになる．

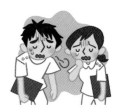

3　組織の目的と専門職の志向性

❶ 専門性・個別性と組織としての目的・目標

　すべての職員が組織の目的を正しく理解し，共通の理解がなされているのが理想だろうが，現実にはそんな病院はない．したがって，この問題はどの病院にも共通する課題であり，継続的に取り組んでいく必要がある．

|1| 専門職としての個々の目標

　病院組織は資格をもった専門職の集団という性格があるので，より難しい側面がある．専門職の共通した課題として専門性を生かして仕事をしたい，高めていきたいという志向がある．例えば，看護師の養成教育課程においても学生は専門的な知識や技術を学び，資格試験に合格し，就職後は学んだ専門性を生かし，さらにより高度な専門性の獲得を目指して研鑽しようとしている．医師をはじめとした多くの専門職が同様の考えをもっているだろう．これらのことは，すべてサービス提供者側の志向していることである．

|2| 組織としての目的・目標

　他方で，サービスを受ける患者や家族の方に注目してみよう．彼らが求めているのは，早期の病気の発見と適切な治療と回復である．そのために個の専門職によるケアだけでなく，病院が組織としてどのようにサービスを提供してくれるかに関心をもち，評価をする．もちろん，専門職の方も同職種だけでなく，チーム医療と呼ばれる中で他職種ともチームとしてサービスを提供することを行っている．そうした中で，専門職にとっては，個々の専門性を高めるということと，組織の目的や目標を達成することは両立できるだろうかという課題が出てくる．

|3| 個人の目標と組織の目的・目標の両立

　組織の目的は，実際には病院の年間の目標として，看護部の目標として，さらに個々のメンバーの目標として示される．その内容には，専門職として成長していくことと組織の一員として求められることの両面がある．

　もし，ある看護師が管理者になれば，彼女はこの両面の葛藤に向き合うことになるだろう．しかし，それは同時に組織への関わりを通して専門職として成長するチャンスでもある．具体的に課題を示してみると，管理の仕事をすることで患者への直接的なケアをすることが少なくなることがわかる．そのことに抵抗を感じる人は多いだろう．他方で，管理の仕事をすることは，一看護師として働くことでは経験しないこと，例えば集団の意思決定を行う．この決定は，病院や看護部の考える方向性を視野に入れながら，自分の担当部署のチームとして行う看護が，患者を中心に据えメンバーが主体的に取り組みたいものになるかが問われ，それに応えることで行うことができる．このように，管理者になることで新たな責任が生まれるのだが，それに応えることで病院の目標と看護の専門性を両立させることができるし，また両立することで，より良いサービスが提供できることになる．

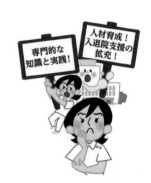

2 チームでの取り組みと患者への関わり

　全人的な医療，患者の個別性を尊重したケアを入院から退院後まで実践していくには，ある職種や一人の専門家だけではできないという共通理解は得られている．チームで取り組むことによって，「援助やサービスが抜け落ちない」

「患者の全体を見ることができる」「治療だけでなく，生活や生きることへの視点」などのサービスの質を高めることができる．こうしたチーム医療のメリットを多くの人たちが理解はしているのだが，臨床現場においては簡単に実現できない現実がある．

この難しい課題にチャレンジするにはどうしたらいいのだろうか．チームで取り組むためには，まず現状の正しい，共通の理解から始めることである．例えば，病棟のある看護師がチームの現状の課題に気付いているのだが，他のメンバーは理解していないし，しようともしない現実があったとする．彼女の理解が正しくても，それが共通のものになっていかない限り，チームで取り組むことはできない．要は相手の話を聴くことができ，**対話的な関係**になっているかが問われているのだが，それは看護師が日常的に行っている患者との関わりが問われていることにもなる．

看護職にとって専門的なケアを行っていく対象は患者である．それに対してチーム医療においては，一緒に仕事を行うのは職員である．ある看護師が患者の話を聴くことができていれば，相手が職員であっても同様な対応が可能なはずである．なぜなら呼び名は異なっても，人への関わりということでは共通しているからである．反対に患者だったらできるが，職員では難しいという反応は，本当に患者と対話的関係ができているのかという疑問を抱かせることになる．このように検討してみると，良き援助者には，良きリーダーや管理者になれる可能性があることがわかろう．

コラム　傾聴と対話的関係

傾聴について，対人援助職には，共通して相手の話を積極的に聴く，受け止める力が基本になると，一般的に理解されている．実践において相手が話しにくいこと，自分のできないことを話せるようになるには，援助の手法としての傾聴にとどまらず，さらに対話的な関係を生み出すことが必要となる．

対話的関係において，互いが自分を表すことができると，素通りにしてきたことが確認できたり，わかろうともしなかったことがわかるようになる．昨今，対面的なコミュニケーションが少なくなったことが，たびたび指摘されるが，単に量の問題を解決するだけではなく，対話的関係を生み出すことが，現代社会を生きる私たちの課題である[7]．

4　問題発見・問題形成能力の開発

サービスを利用する人から見れば，専門家とは専門とする分野の問題について適切な答えやアドバイスができる人というイメージが強い．そのため，看護師のほうも**問題を解決**すること，そのための方法に関心が向くことが多い．しかし，解決するためには問いが適切であること，つまり**問題を発見する**力が問われていることがわかる．したがって，メンバーの問題に気付く感性が必要に

なるのだが，そのためには自己の形成が基礎力となる．ところが，問題解決は先に示したように専門性，科学的思考と結び付けられて取り上げられるのだが，感性とは個々の主観に関わるために正面から取り上げられることが少ない．実際には多くの看護者が実践で悩んで自分を鍛えているはずなのだが，そのことが実践に活かされていないのだと言えよう．

例えば，質問されたことへの答えを探すのではなく，まず相手の話していることを聴く，受け止めることをしてみる．「相手の話していることがわからない」「私とはまったく異なる考えだ」と感じたら，その相手との違いを受け止め，相手との違いを表して伝えることを行ってみる．こうした対応をするとスムーズに人間関係が進まずに，緊張した関係となる．沈黙が生まれたりして不安になるのだが，スムーズに流れない時間を他者と共有することが，〈今〉を共に生きることであり，他者と自分を大切にすることになる．自己形成は簡単なことではないが，チャレンジすれば必ず得るものがある．この人に関わる力とは，対人援助を実践するための基礎力であるのだが，基礎であるがゆえに応用できる可能性がある．

看護の仕事の面白さと特徴は，「問題を発見し形成すること，さらに解決すること」[8] をチームで行っていくことにある．特に，ある個人の発見を仲間と共有し，さらに個別の問題にとどめず，視点をチームで共有することで，広がりのある問題へと形成できることである．それを可能とするのが，先に自己形成で示した，人に関わる力をチームのメンバーとの違いを尊重しながら行っていくことである．**問題形成**をチームとして行っていくことで，解決をチームとして行う道も見えてくることになる（図3-6）．

次に目標の達成のために必要とされる**協働**をテーマとして検討するが，チームでの問題形成は協働することで可能となる．したがって，問題形成をチームとして取り組んでいる職場は，すでに協働に取り組むことができていることになる．

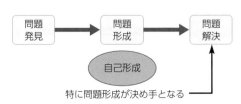

特に問題形成が決め手となる

土方文一郎．能力主義と動態組織．産業能率短期大学出版部，1968．を参考に作成．

図3-6　管理者に求められる問題に取り組む力

5　組織の人間化

1　協働するための課題

個々の病院がその目的を実現するために，具体的には年度ごとの目標を立て，また各部署や個々のメンバーの目標を達成することが求められている．多くの病院，看護部でPDCAサイクルの中で取り組んでいることであろう．他方で，この取り組みに研修の場面で看護管理者が悩んでいる声を聞くことが多い．その最大の理由は，これまで示してきた，チームとしてどのように行うかという点にかかっている．ここでは，チームで協働するということと目標の達成の関係について検討していく．

多くの病院では，チームとして目標を立て，それを皆で協力して達成しようと行動している．そのためには職員の協力関係をつくること，協働することに関心が高まっている．ところが，先にも指摘したように管理者からは，協働の取り組みへの難しさを聞く．看護師たちは目標を達成するためにチームをまとめ，方向づけるためにリーダーシップを発揮することが期待されているのだが，それがまた重圧になっている．

協働を改めて問いかけていくと，組織と人間に関わる基本的な問題が見えてくる．その一つが，すでにある組織・チームにおいて，効果的にメンバーを動かすためにはどうすればよいのかという発想である．確かに病院という組織，病棟でのチームは，組織図として，また形としてある．ただし問題は，そこで働く人たちが，「私たちという関係」になっているかどうかである．チームに目を向けると，仕事をしやすくするために，個人よりも職場や場の和が重視されるのが一般的である．そうした行動を皆がすることで，〈私たち〉があるものと錯覚する．しかしそこでは，個人は組織のための存在にしか過ぎず，交換可能なものとなっている．反対に，個々人が大切にされ，一人ひとりがその人らしく生きることができてはじめて〈私たち〉と呼べるのだが，そのためには「私たちになる」という発想が必要である[9]．

2 私たちに〈なる〉・組織の人間化

実際には私たちに〈なる〉ことは難しい．メンバーを大切にしようと思えば，わかっているはずのことをあえて問いかけることが必要になる．面倒な作業をすることになるのだが，頭で理解しているかではなく，実際にできているかで実践力が問われることになる．例えば，経験の浅い看護師と管理者では，明らかに〈私たち〉と考える範囲が異なる．そうしたことを確認しなければ〈私たち〉にはなれない．そのため〈私たち〉になってしまうというゴールはなく，永遠に〈私たち〉になるという歩みを続けるのである．この歩みが協働の基盤であり，また具体的な課題に取り組むとき協働そのものになる．したがって，〈私たち〉になることで人間の協働化を行っていけば，目標の達成のための協働化はその上に乗せることで実現できる（図3-7）．ところが，ほとんどの場合に順序が逆になっており，実現が難しくなっているのである．

あわせて，会議の中で目的に沿って意見を言うだけではなく，必要に応じて相手の言動に対して自分の感じていることを表すことができるとよい．それは自分を見せることであり，自分を表すことである．そのとき，互いに目的を忘れて話し合っているのだが，対話できる関係になっている．フロム（Fromm, E.）は「自分の内から外へ出て行くことです．自分を見せることです．急にささえを失ったときの用心と考えている松葉杖を離すことです．つまり，単独で自分自身，あるいは相手と相対することです」[10]と教えてくれている．そのとき，私たちは思っていないこ

plus α

私たちに〈なる〉ための問いかけ

たとえば，3年目の看護師に対して「3年の経験を積んだのだから，プリセプターとして後輩教育できるのは当然だ」と考えるのではなく，「プリセプターとしての役割を理解しているか」などの問いかけをしてみることである．

管理者として目を向け難しいと感じる．

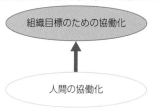

基本となる対話によって可能となる．

図3-7 組織目標の実現

とを発言できたり，発見できたりする．その結果，目的を達成することが可能にもなる．対話で起こることは予期できない偶然のことだが，今・ここでを大切にするという関係においては必然でもある．対話のできる関係によって**組織を人間化する**ことは今日の課題である．

■ 引用・参考文献

1) Stephen P. Robbins. Organizational behavior. 15th edition, Pearson Education, 2013.
2) C.I. バーナード．新訳経営者の役割．山本安次郎ほか訳．ダイヤモンド社，1968.
3) 伊丹敬之．場の論理とマネジメント．東洋経済新報社，2005.
4) 認定NPO法人救急ヘリ病院ネットワークHEM-Netホームページ．https://hemnet.jp/，（参照2023-06-05）.
5) A. エチオーニ．組織の社会学的分析．綿貫譲治訳．培風館，1966.
6) 早坂泰次郎．経営と人間問題．日本マネジメントスクール．
7) 佐藤俊一．ケアを生み出す力．川島書店，2011.
8) 土方文一郎．能力主義と動態組織．産業能率大学短期大学出版部，1968.
9) 佐藤俊一．対人援助グループからの発見：「与える」から「受けとめる」力の援助へ．中央法規，2001.
10) E. フロム．人生と愛．佐野哲郎，佐野五郎訳．紀伊國屋書店，1986.
11) ジェームズ・G・マーチほか．オーガニゼーションズ：現代組織論の原典．高橋伸夫訳．ダイヤモンド社，2014.
12) E.H. シェイン．組織心理学．松井賚夫訳．岩波書店，1981.

重要用語

構成員	ワークグループ	組織構造	対話的関係
合理性	ワークチーム	コンプライアンス	問題発見
情緒	シナジー	テレワーク	問題形成
心理的集団	セルフヘルプグループ	規範的組織	問題解決
タスク集団	組織の3要素	労働集約型産業	組織の人間化

◆ 学習参考文献

❶ 安藤史江ほか．ベーシックプラス経営組織．中央経済社，2019.

❷ 岡田玲一郎．近未来の医業経営：消える病院，残る病院．厚生科学研究所，2002.

❸ 佐藤俊一．対人援助グループからの発見：「与える」から「受けとめる」力の援助へ．中央法規，2001.

❹ 福原義春．福原義春の講演：変化の時代と人間の力．慶應義塾大学出版会，2001.

❺ M. ブーバー．対話的原理Ⅰ．田口義弘訳．みすず書房，1967.

4 個人および集団における対立と協働

学習目標

◆ 個人および集団における，さまざまなレベルの対立と協働について理解できる.
◆ 対立の種類と要素について理解できる.
◆ 建設的な対立・葛藤解決の方法を理解できる.
◆ 対立・葛藤解決の対話の方法を理解できる.
◆ 保健・医療・福祉の現場での対立を解決するヒントを考えられる.

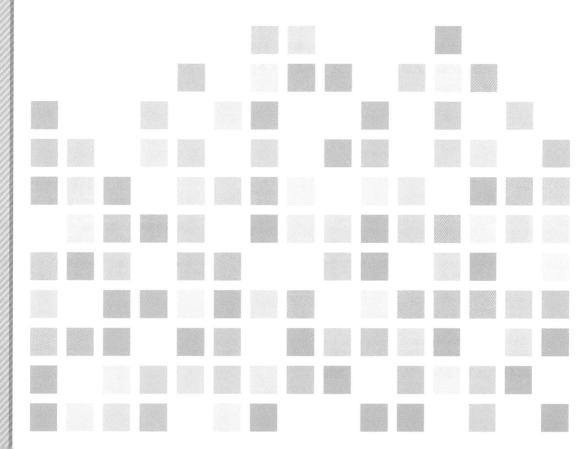

　私たちの中で，**対立**や**葛藤**を生まれてから一度も体験したことがない，という人はいるだろうか．対立や葛藤は，その渦中ではエネルギーを消耗する嫌なものであるが，同時に人間の社会生活において避けては通れないものである．見方を変えれば，対立や葛藤には，そこに関わる人々の大切なことや熱い思いが反映されているともいうことができる．

　病気も早期発見と適切な治療が遅れれば，健康に深刻な影響を及ぼすのと同じように，対立や葛藤は，早期に適切に扱われなければ，**暴力**や犯罪，戦争につながって致命的な結果となることもある．しかし，対立や葛藤は，早期に建設的に解決できれば，人の人生や人間関係，あるいは組織や社会のあり方をより良くしてくれるヒントがたくさん詰まったものなのである．

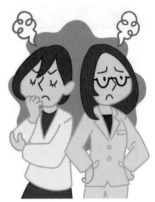

　本章では，対立や葛藤が起こるメカニズムを理解し，それを建設的に解決し，より良い生き方や関係性，組織や社会のあり方などにつなげていくための方法を学ぶ．

1 さまざまなレベルでの対立・葛藤・紛争：コンフリクト

　私たちの身の回りには，さまざまな種類の，さまざまなレベルでの対立や葛藤がある[1]．私たち一人ひとりの心の中に，人知れず葛藤を抱えることがあるし，友人や家族や学校などでの人間関係における対立や葛藤もある．また，職場での部署同士あるいは職種同士といった集団・組織間の対立や，ご近所さんなど地域社会でのもめ事が起こることもある．国や民族レベルでの対立となれば，内戦や戦争といった事態につながることもある（**図4-1**）[1,2]．このよう

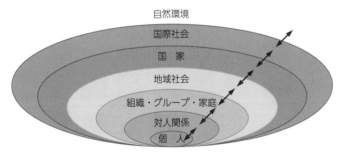

さまざまな対立・葛藤・紛争

レベル別：国家間，集団・組織間，個人間，自分の心の中の葛藤など．
種類や場面別：家庭問題，ビジネス，労使関係，医療，環境問題，教育など．
★これらはすべて連続した中にある．
★これらに共通する構造と違い，あるいは関連性を見いだし，その解決方法を考える．

◀──▶ 各レベルでのコンフリクト（対立・葛藤・紛争）とそれによるストレス・暴力は，互いに影響しあい，連鎖する．
（愛・ケア・エンパワメントも連鎖する）

石原明子．"紛争変容・平和構築学の理論的枠組み：日本における紛争解決の実践家育成のために"．現代社会と紛争解決学：学際的理論と応用．安川文朗ほか編．ナカニシヤ出版，2014，p.11.

図4-1　さまざまなレベルでの対立・葛藤

に，さまざまなレベルでの対立や葛藤や**紛争**といったものを総称して，**コンフリクト**と呼ぶ．

> 💭 **考えてみよう**

- 私たちの身の回りには，具体的にどのような対立・葛藤・紛争（コンフリクト）があるか，話し合ってみよう．
- 医療現場にはどのような対立・葛藤・紛争があると思うか，話し合ってみよう．

2 なぜ対立や葛藤（コンフリクト）は起きるのか

　皆さんの身の回りにある，対立や葛藤や紛争などの事例を思い浮かべてみよう．なぜ，対立や葛藤は起き，深刻化するのだろうか．すべての対立や葛藤に共通し，また，建設的な解決を行っていくために注目すべき点は，対立や葛藤は，そのことがその当事者にとって大切なことであるから起こる，ということである．もしそのことが，当事者にとってどうでもいいことであれば，人々は対立も葛藤もしないはずである．ほかに，対立や葛藤や紛争の発生やその深刻化には，次のようなさまざまな要素が関係する．

1 利害の対立

　対立や葛藤には，**利害の対立**という側面がある．二者以上が，互いに相いれない目標をもっていると見なしながら，相互作用を行っている状態といえる[3]．
　例えば，利用可能な病室が一つ空いたときに二つの科が同時に利用したい場合や，二人の人が同時に同じ日に休みをとりたい場合がこれにあたる．限られた資源をめぐって，相いれない目標をもつ者同士が対立するのである．

2 負の感情による対立

　相いれない目標をもって，利害が対立していたとしても，もし互いの関係性がよくて，信頼し合っていれば，互いに話し合って解決したり譲り合ったりすることができるかもしれない．しかし，関係性が悪く，互いに負（マイナス）の感情をもっている場合には，話し合いも難しく，あるいは，意地でも相手には譲らないという気持ちになることもある．対立や葛藤関係にあると，相手に対して負の感情を抱きがちになり，その結果，相手を否定したり傷つけたりする行動を互いがとることで，感情的な対立が激化し，解決が余計に難しくなる負の連鎖に入ることも少なくない．

plus α

暴力とトラウマとコンフリクトの連鎖

対立や葛藤状態は深刻化すると，他者への暴力につながることも多い．暴力を受けた者は，心身にストレスや，ひどい場合にはトラウマ（心的外傷）を受ける．このストレスやトラウマのエネルギーは，それを受けた者の中で出口を探し，自分よりも弱い他者への暴力や，自身への暴力（暴飲暴食，危険行動，自傷など）として現れ，再び違う他者を傷つけ連鎖していく．しかし同時に，その解決に不可欠な愛やケアも連鎖していくのが，人間の不思議であり希望である．

3 認知や価値観の違いによる対立

1章でも紹介したように「色眼鏡でものを見る」という言葉がある．この言葉自体は，偏見といったマイナスのイメージで使われる言葉であるが，実は現代の哲学や心理学の知見によれば，私たちの認知は，必ず何らかの**認知枠組み**（色眼鏡）を用いてでなければ不可能であるということがわかっている．すなわち，私たちはすべて，いつも色眼鏡をかけているのである．

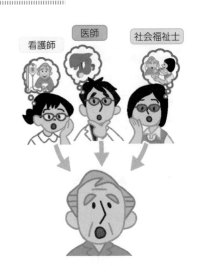

例えば，看護教育において，私たちは，看護的な視点から患者をみるように訓練を受けていく．医学生は医学的な視点から，また，福祉系学生は福祉的・生活的観点から患者をみる訓練を受ける．すると，一人の患者の同じ行動を見ても，そこから看護師と医師と社会福祉士とでは異なった内容を読み解き，異なった提案をするかもしれない．また，家族の中でも，それぞれの**価値観**が異なって，今後の治療や介護の方針で対立することもある．

4 加害・被害関係

前述した心の傷つきや感情のもつれとも近いが，片方のしたことが，もう一方に損害を与えてしまったり，あるいは，そのことで傷つきが生じた場合には，当然葛藤や対立的な思いが生まれる．

医療過誤が明確にあった場合はまさにこの事例であるが，複雑なのは，実際には過誤といえる状態がなく，医療行為の結果，急に状態が悪くなった場合でも，患者や家族からすると被害を受けたような感情を抱きやすいことである．

5 力の差による抑圧や構造的暴力

最も複雑で，かつよくあるのが，権限の差があるような関係性において起こる，立場の高い者から低い者への抑圧や，結果的な不利益の強制の問題である．

例えば，職場の上司と部下，教授と学生，医師と患者など，力の差がある場合には，より低い立場の者は基本的には従わざるを得ない．その場合，低い立場の者は，理不尽な要求があってもまずは従わざるを得ないし，さらには，従うのが当たり前だと思っているので理不尽だということにすら気付かず，無意識にストレスをためることもある．さらに複雑なのは，立場の高い者は悪意がなく，善意で立場の低い者に何かを強制していることもある．

また，誰も特定の悪者はいないのに，組織や社会の構造自体に問題があり，立場の低い者に負担や不利益がたまってしまう場合もある（**構造的暴力***）．このような場合には，立場の低い個人に葛藤が蓄積し，あるいは，突然の反逆として現れることもある．

plus α

心理的防衛機制

葛藤や対立を複雑にする心理的メカニズムの一つとして，抑圧，否認，合理化といったさまざまな心理的防衛機制を学ぶことは重要である．

用語解説*

構造的暴力

貧困や抑圧，差別，飢餓など，社会システムの中で構造化されている不平等により社会的不正義が繰り返し生み出されている状況のこと．暴力の行為者が特定されにくいという特徴から間接的暴力と表現されることもある．

plus α

ディスラプティブ行動

相手に脅威を与えるような行動（怒鳴る，物を投げる，無視するなど）を指す．関係破壊的行動ともいう．医療現場では，このような行動が当然のものとして受け入れられてきた傾向があるが，このような行動が医療安全を含む医療の質に影響を与えるため，近年では管理すべきだという動きが出てきている．

　暴力は，私たちの身近にも存在することがある．虐待やドメスティックバイオレンス（DV）[5]は，日常の生活の中で起こる暴力の一つの形態である．児童虐待，高齢者虐待，配偶者虐待，障がい者虐待などは，子どもや高齢者など，本来ケアされるべき存在に対して，ケアするべき者が暴力をふるう行為である．

　その暴力は，殴る，蹴るといった身体的暴力だけではなく，言葉による心理的暴力，性的暴力など多様な形をとり得る．ほかに，本来ケアすべき行為を怠ることによって，相手に被害を及ぼす行為をネグレクトと呼ぶが，これも暴力・虐待の一形態と認識される．DVは，配偶者間や恋人など，親密な間柄で起こる暴力を指す．望まない性行為の強要も，DVの一つの形態である．

　また近年では，**モンスターペイシェント**（モンスター患者・患者家族），**モンスターペアレンツ**（モンスター親）といった言葉[6]が話題を集めた．これらは，医療機関や学校に対して，自己中心的で理不尽な要求を押し付け，時に暴力や暴言をも吐くような患者や家族，あるいは生徒の親を指して呼ぶようになった言葉であり，消費者意識の拡大によって出てきたともいわれる．

　しかし同時に，紛争や対立関係に入ると，私たちは負の感情に支配されて相手の本当の思いを理解することが困難になりがちなため，実際のところ，不安から助けを求めている患者や家族や親に対して，医療機関や学校が一方的に「モンスター」というレッテルを貼ってしまっている可能性があることにも，常に注意を向ける必要がある．

考えてみよう

- 1節で話し合った身の回りの対立・葛藤・紛争の例は，2節のどの要素で起こっているか，具体的に話し合ってみよう．

3 対立から協働へ：建設的な対立・葛藤解決の方法

　対立や葛藤には，当事者の大切な思いが詰まっている，ということを述べた．対立・葛藤・紛争解決では，その大切な思いやエネルギーを，相手や自分を破壊する方向ではなくて，事態をより良くしていくために力を合わせる方向で用いていくことを目指す．

　また前節で，人間の認知というものは，必ず認知枠組みによって規定されていて完全ではありえないと述べた．ということは，異なった認知枠組みをもった人同士の視点を合わせてこそ，多様で包括的な真実に近づくことができるのである．対立・葛藤・紛争解決では，このように異なった多様な視点を，事態に対する認識をより豊かにするものとして歓迎する態度をとる．これは，多職種によるチーム医療の精神にもつながるものである．

　このような理念を実現する場合の対立・葛藤・紛争解決の方法にはさまざまあるが，ここでは，その中でも，有益と思われる四つの方法や考え方を紹介する．

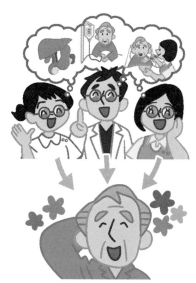

1 対立の裏にある当事者のニーズを聞こう

　対立や葛藤の中では，当事者同士はどうしても，対立する主張点や結論の勝ち負けにばかり目を向けがちであるが，そのときに一歩引いて，「どうしてそれが必要なのですか？」「どうしてそう思うのですか？」と聞いてみることは極めて有効である．例えば，それが必要な理由がわかれば，その根本的に必要なもの（ニーズ）を満たすための別の選択肢を思いつくかもしれない[10]．

　また，相手の主張の裏にあるその人の視点や価値観が見え，あなたのものの見方や考え方をより豊かなものにしてくれるかもしれない．主張する点の白黒よりも，その人の主張の裏にあるより深いニーズ自体を満たしていくように視点を変える方法である．

plus α
Win-Win解決

双方の利害関心を満たす解決策のこと．対立・葛藤・紛争解決の分野で，最初の実践的な方法としてハーバード大学の研究者らによって1970年代に提案され，一世を風靡した方法．ハーバード流交渉術[11]とも呼ばれる．

2 敵は自らの望みを映す鏡かもしれない

　対立・葛藤・紛争の手法には，「敵は先生だ」という考え方がある（プロセス指向葛藤解決[12]*など）．誰かに怒りを感じたり，その人の行動がどうしても好きになれない場合，実はその人は，あなた自身の心の深いところにあるまだ満たされていない希望を教えてくれている可能性がある，という考え方である．

　例えば，職場でいつも残業してがんばっている人が，定時で帰って自分の都合で休みをとる同僚に対して怒りを感じることがある．この考え方によれば，定時に帰ったり休みを十分にとる同僚が頭にくるということは，それは，あなた自身が休みをとることが必要なほど疲れているということを教えてくれている，あるいは，プライベート重視の新しい生き方もよいかもしれないということを教えてくれている可能性がある，と考えるのである．その可能性に一理あると思えば，自分の生き方や行動を変えてみてもよいし，あるいは，同僚に「定時に帰るなんて何を考えているのだろう」と決めつけるのではなく，「私もたまには定時で帰りたいのだけれど，残業を代わってくれないかな」と言ったほうが，より摩擦の少ない建設的なコミュニケーションになる．

用語解説 *
プロセス指向葛藤解決・プロセス指向心理学

ユング派の心理学者であるアーノルド・ミンデルによって創出された対立・葛藤・紛争から変容するための手法．もともとは個人への心理療法として用いられていたが，今は葛藤を抱える組織やグループの葛藤変容，組織・グループ変革などで成果を上げ，注目されている．

3 起こった悲劇と痛みの裏にある願いに耳を傾ける

　関係性の中や組織の中で悲劇が起こった場合には，その関係者は，そのことから目を背けたくなったり，あるいは，悪者探しをしようとしたりする．これは，人間が受け入れがたい出来事に出合ったときに起こる通常の心理反応である．しかし，このメカニズムを意識しないと，互いに目を背けて疎遠になったり，悪者探しで互いに傷つけ合ったりする（図4-2 ➡）．

　例えば，一生懸命にやった医療行為の結果が予期せずに悪かった場合などである．このようなときには，患者や家族はもちろんのこと，関わった医療者も意識するしないにかかわらず，心に傷を抱えるものである．修復的正義・修復的実践[13]*の考え方では，傷つきを経験したその人こそが，二度とそのような

用語解説 *
修復的正義・修復的実践

誰かの行為で傷つきや損害が生じたときに，傷ついた人（主に被害者）のニーズに焦点を当て，傷つきから回復できるように，関わった人が皆で協働して取り組んでいき，そのことによって損害と損なわれた関係性の修復を目指していく考え方のこと．

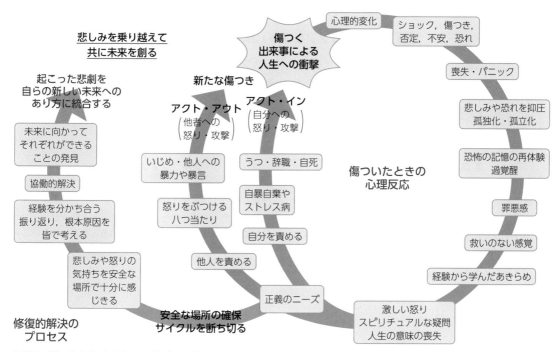

C. Yoder. The Little Book of Trauma Healing：WhenViolence Strikes and Community Security Is Threatened, Good Books, 2005より改変.
石原明子ほか．"震災対応と復興にかかる紛争解決学からの提言".　将来世代学の構想．九州大学出版会．2012．p.180.

図4-2　傷ついたときの心理反応と修復的解決プロセス

悲しみが起こらないような未来に向けてのリーダーになり得ると考える.

　このような場合には，互いに責めるのでなく，悲しみを抱えたすべての人が，誰一人否定されない安全な環境で自らの悲しみや痛みに向き合える場をつくり，その痛みや悲しみが二度と起こらないためにどうしたらよいかという点に焦点を当てて話をしていくことが有効である．そのようなプロセス（図4-2➡）を経たときに，患者や家族，あるいは医療者は，二度と悲しみが起こらないための未来の医療に向けての最高のチームメートになり得るのである.

4 対立や葛藤からの学びを生かす組織的な取り組み

　対立や葛藤の解決では，直接の当事者だけではなく，組織として対応することが重要なポイントとなる．例えば，医療過誤や前述のケースなどにおいて，心からの話し合いをするには，それをサポートする**組織文化***が大切である.

　医療過誤等において患者や家族が求めることは，真実究明と告知，心からの謝罪，再発防止[14]であることが知られている．当事者である医療者が真実を語ったり謝罪をしたいと考えていても，組織にそれをサポートする体制がなければ，個人が実際に行動を起こすのは難しい．また，当事者同士で心からの話し合いをすることができ，「二度と同じような悲しみが起こらないように」という願いを共有できたとしても，個人の努力でできることは限られており，起こってしまったことに対する原因解明と，組織的な改善がみられなければ，再

4

個人および集団における対立と協働

用語解説 *
組織文化

その組織で共有されている価値体系，行動原理，思考様式などを指す．明文化されず暗黙にその組織に存在するものも含む．

発の可能性も否めない．医療の質を向上し，それを現実とするためには，組織として起こった問題から学ぶこと，そしてそれを未来に生かす取り組みの実践が大切となる．

考えてみよう

• 2節で話し合った身の回りの対立・葛藤・紛争の例を解決する方法として，3節の考え方の中でヒントになりそうなものがあっただろうか．あれば，どの考え方で，どのように応用できそうか，話し合ってみよう．

4 さまざまな対話の方法

対立や葛藤の解決のためのコミュニケーションでは，対立する相手を否定したり怒りを向けたりすることに終始するのではなく，異なった意見をもつ人々が，安心して意見を交換できる対話の場が必要である．対立や葛藤していることについて，安心・安全に意見を交換するための多様な対話方法が開発されてきた．ここでは，二つの方法を紹介する（図4-3）．

1 サークルプロセス（円座対話法）

サークルプロセス[16]（円座対話法）とは，関係者が円になって座り，順番に話をしていく方法である．「トーキングピース（トーキングスティック）」と呼ばれる手に持てるものを一つ用意して，そのトーキングピースを円の中で順番に隣の人に手渡していき，それを持っている人だけが話をすることができるというルールで対話をしていく．こうすることによって，すべての人に「話をす

plus α

「サークル」とは

「サークル」とは，英語で「輪」や「環（円）」を示す言葉で，サークルプロセスでは，対立する関係者が円になって座ることで，すべての人の存在が平等でつながり合う存在だと感じながら対話することができる．

対話参加者 ● 司会者（ファシリテーター）

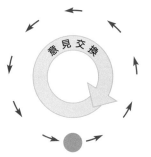

→（矢印）の順番にトーキングピースを渡し，発言していく．
対話司会者は，一周ごとに，発言してもらいたい「質問」を発する．対話司会者も自分の意見を語っても構わない．

話し合いの問いを発する

1．サークルプロセス（円座対話法）

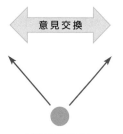

司会者が，対話の司会進行をして，対話の流れをコントロールしていく．
司会者は，自分の意見は述べず，参加者が安心して意見を交換できる場づくりに努める．

対話の司会進行

2．メディエーション（ファシリテーター付き対話）

図4-3　二つの対話の方法

る機会」と「相手の話を聞く機会」が平等に回り，対立する意見の中でも，安全にすべての人の意見を聞き，考えていくことができる．

　話し合うべき課題（問い）を事前にいくつか用意しておく．司会者役の人も円に座り，最初に話し合いたい質問を投げ掛けた後で，隣の人にトーキングピースを渡す．渡された人は自分の考えを話し，さらに隣の人にトーキングピースを渡していく．一つの質問で二周三周しても構わないし，一周ごとに質問を変えても構わない．

2 メディエーション（ファシリテーター付き対話）

　メディエーション[17] とは，対立や葛藤を抱える当事者に対して，第三者が対話の司会者として入り，安全な話し合いを進行していく方法である．司会者は，対立する当事者の意見に耳を傾け（傾聴），その発言の裏にある気持ちやニーズをくみ取り，発言された内容について「○○というお気持ちだったのですね」という形で要約したり繰り返したりしながら対話を進める．両者が平等に話す機会をもてるように，話す順番などにも配慮する．

　司会者は，**メディエーター（ファシリテーター）** と呼ばれる．その役割は，司会者自身の意見を表明したり，対立への解決案を提案したりすることではない．対立の当事者たちが，安全に安心して自らの気持ちを交換して，自分たちで建設的な結論に至っていけるように司会進行することが役割である．対立の中で傷ついている両方の当事者に対して，ケアの精神をもつことが大切である．

💭 **考えてみよう**

• サークルプロセスとメディエーションを実際に試してみよう．話し合いの題材は深刻な対立・葛藤・紛争の事例である必要はなく，意見が分かれそうなテーマを例にして，試してみよう．

5 保健・医療・福祉の現場におけるコンフリクト

保健・医療・福祉の現場で仕事をしていく上でも，看護師になる私たちも，さまざまなコンフリクトを経験する可能性がある．典型的な例について，以下「解決のヒント」を手がかりに，どのような態度でその対立や葛藤に向き合うとよいか考えてみよう．

1 職場でのコンフリクト

患者の治療やケアの方針をめぐる考え方の違いによるあつれき，雇用条件をめぐる医療機関経営者とスタッフの労使間紛争，病棟内での上司と部下の葛藤，チーム内での人間関係の葛藤，病棟や部署間での対立などが起きることがある．

:• 解決のヒント　職場のチームとしては，異なった視点があることは，患者のケアをより多面的包括的にする宝かもしれないと考えよう．労使関係や上司・部下関係など，上下関係がある場合には，立場の上にいる者が下の者の意見に耳を傾けることが大切である．

2 医療事故などをめぐる「患者や家族」と「医療者・病院」のコンフリクト

医療事故が起きたとき，あるいは医療事故が起きたわけではないが医療行為で予期せぬ悪い結果が患者に起こった場合には，医療者や医療機関と，患者や家族の間で問題になる場合も少なくない．患者や家族からの苦情や疑問という形で現れることもあれば，訴訟に至ることもある．

:• 解決のヒント　深い悲しみが怒りを引き起こしているかもしれないこと，また，患者や家族が望むのは，真実を知ることであり，また医療者自身の正直で人間的な気持ちであることを理解しておきたい[18,19]．

3 地域医療での専門職種間の意見の相違によるコンフリクト

在宅医療などで，さまざまな職種やさまざまな機関の人間が一人の患者に関わるときに，治療やケアの方針をめぐって，ケアチームの中で対立が起こることもある．例えば，医療職と福祉職の視点の違いなどは，しばしば指摘される点である．

:• 解決のヒント　チームとして異なった視点があることは，患者のケアをより多面的包括的にする大切な宝であると考えよう．

4 患者の家族成員間のコンフリクト

病いを抱えた患者や家族に寄り添うときに，患者自身や患者の家族が抱えた

plus α

東日本大震災と対立・葛藤・分断

東日本大震災では，津波や原発災害によって多くの人が命や住んでいた場所を奪われただけでなく，震災後に家族やコミュニティの中で，立場や考え方の違いによる対立や葛藤，分断ともいえる状況が起きた[20,21]．補償に関する線引き問題や，放射能のリスク認知や対処行動に関する考え方の違いなどが背景としてあり，震災からの復興政策にも影響している．公衆衛生にかかる問題が，人々の葛藤や対立に深く関わる事例である．

問題に，医療者が遭遇し，あるいは巻き込まれることもある．病いやけがのとき，特に終末期は，患者や家族が人生で抱えてきた問題やひずみに一度に向き合う必要が出てくるときでもあり，その人の人生や家族の葛藤があらわになることも多い．

∴ 解決のヒント　終末期や，病いといった人生や家族にとっての危機のときには，その患者や家族の人生で蓄積されてきたひずみや問題が一気に噴出することが多い．しかし，同時にそれは，その問題に患者や家族が向き合い解決するためのよいチャンスであると考えて，寄り添い話し合おう．危機や葛藤は，より良い変容のための最高の機会であると考えよう．

5 社会保障制度設計における世代間コンフリクト

医療保険や介護保険といった社会保障制度は，病気やけがをしたり老いたときに，安心して医療を受け生活をするための大切な制度である．この制度設計をめぐっては，現在の社会保障制度では，より若い世代が払う保険料や税金が，上の世代の社会保障費用として用いられることになるため，上の世代の保険費用が若い世代の生活を圧迫することも起こり得る．このように，現行の社会保障制度は世代間で異なった利害関係があるので，世代間での対立関係をはらむことになる．

∴ 解決のヒント　政策における対立・葛藤を建設的に解決していくための学問分野として，合意形成論（コンセンサス・ビルディング）がある．互いのニーズを聞き合い，フェアな社会づくりのための方法を皆で考える手法である．

4

個人および集団における対立と協働

plus α

COVID-19をめぐる差別や葛藤

新型コロナウイルスをめぐっても人間関係葛藤や差別が生まれた．感染者の家に落書きがされたり，医療者の子どもが保育園で隔離されたり，登園を自粛するよう要請されたりすることもあり，「医療者への差別か」と社会的話題となった．しかし，これを単に「差別はいけない」とするだけでは不十分で，起こる背景を客観的に考えることが大切である．背景には感染への不安，感染者や感染者を出した組織を責める「自己責任論」の文化，保育園に対する感染予防支援の欠如などもあった．感染症予防には人権の制限がついて回る．ただ感染をゼロにすることを目指すのではなく，人権の視点に配慮した政策や対応が必要である．

💭 **考えてみよう**

- 実際に医療現場で働いている，あるいは働いた経験のある身近な人に，保健・医療・福祉の現場で体験した具体的なコンフリクトの事例や，話し合いや解決がうまくいった事例を尋ねてみて，その結果を持ち寄って話し合ってみよう．

■ 引用・参考文献

1) 石原明子．"紛争変容・平和構築学の理論的枠組み：日本における紛争解決の実践家育成のために"．現代社会と紛争解決学：学際的理論と応用．安川文朗ほか編．ナカニシヤ出版，2014，p.11．
2) Lederach, J.P. Building Peace：Sustainable Reconciliation in Divided Societis. United States Institute of Peace. 1997, p.56.
3) Ramsbotham, O. et al. Contemporary Conflict Resolution 3rd ed. Polity, 2011, p.9.
4) C. Yoder. The Little Book of Trauma Healing：When Violence Strikes and Community Security Is Threatened, Good Book, 2005.
5) 庄司祥子ほか編．福祉社会事典．弘文堂，1999．（虐待，ドメスティック・バイオレンスの項目を参照）
6) デジタル大辞泉．小学館，2015．（モンスターペイシェント，モンスターペアレントの項目を参照）
7) J. ガルトゥング．構造的暴力と平和．高柳先男ほか訳．中央大学出版会，1991．
8) Rosenstein, A. The Joint Commission Disruptive Behavior Standard：Intent and Impact. Journal of the ASPR. 2009, 16（3）．
9) 島村美香．日本での関係破壊的言動の実態と患者の安全に対しての影響に関する研究．熊本大学大学院社会文化科学研究科修士論文，2014．
10) 鈴木有香．交渉とミディエーション：協調的問題解決のためのコミュニケーション．八代京子監修．三修社，2004．
11) R. フィッシャーほか．ハーバード流交渉術：イエスを言わせる方法．金山宣夫ほか訳．三笠書房，1989．

12) A. ミンデル. 紛争の心理学：融合の炎のワーク. 永沢哲監修, 青木聡訳. 講談社, 2001.

13) H. ゼア. 責任と癒し：修復的正義の実践ガイド. 森田ゆり訳. 築地書館, 2008.

14) 加藤良夫ほか. 医療事故から学ぶ：事故調査の意義と実践. 中央法規, 2005, p.10.

15) 前掲書1), p.7-8.

16) Pranis, K. The Little Book of Circle Processes：A New/Old Approach to Peacemaking, Good Books, 2005.

17) レビン小林久子. 調停への誘い：紛争管理と現代調停のためのトレーニング書. 日本加除出版, 2004.

18) 石原明子. 信頼関係が崩れそうなとき：医療の結果が悪かったときのコミュニケーション－信頼を壊さないために. 医療安全. 7（1）, 2010, p.31-35.

19) 石原明子. 信頼関係が崩れたとき：医療者や医療機関はどうするのか－メディエーション・関係修復作業. 医療安全. 7（1）, 2010, p.41-45.

20) 石原明子ほか. "震災対応と復興にかかる紛争解決学からの提言". 将来世代学の構築. 九州大学出版会, 2012.

21) Ishihara, A. et al. Peace building through Restorative Dialogue and Consensus Building after the TEPCO Fukushima 1st Nuclear Reactor Disaster. Eubios Journal of Asian International Bioethics. 2012, 22（3）, p.111-117.

重要用語

対立	利害の対立	サークルプロセス
葛藤	認知枠組み	メディエーション
紛争	構造的暴力	メディエーター
コンフリクト	組織文化	ファシリテーター

◆ 学習参考文献

❶ 安川文朗ほか編. 現代社会と紛争解決学. ナカニシヤ出版, 2014.

日本における紛争解決学研究者による論集. 巻末文献紹介が充実.

❷ ハワード. ゼア. 責任と癒し：修復的正義の実践ガイド. 森田ゆり訳. 築地書館, 2008.

誰かが誰かを傷つけてしまったり, 損害を与えてしまったりしたときに, どのように責任をもち, 損害と関係性の修復や回復をしていくことができるかについての考え方を示す, 修復的正義の入門書.

❸ ジョン. P. レデラック. 敵対から共生へ：平和づくりの実践ガイド. 水野節子ほか訳. ヨベル, 2010.

紛争や対立こそが, より良い未来や平和への機会であると考えるコンフリクト・トランスフォーメーション（紛争変容）の創始者による入門書.

❹ 和田仁孝ほか. 医療メディエーション：コンフリクト・マネジメントへのナラティヴ・アプローチ. シーニュ, 2011.

医療現場における医療者・医療機関と, 患者・家族のコンフリクトを解決するための手法に関する実践的な書.

❺ 鈴木有香. コンフリクト・マネジメント入門：人と協調し創造的に解決する交渉術. 自由国民社, 2008.

紛争の解決のためには, 互いのニーズに焦点を当てるべきといった紛争解決の基本がわかりやすく書かれている.

❻ 梅崎薫. 修復的対話トーキングサークル実施マニュアル. 南光智子ほか編. はる書房, 2019.

サークルプロセス対話に関するわかりやすい入門書. 基本的なやり方をイメージし, それぞれの現場に応用していくとよい.

5 社会的な健康

学習目標

◉ WHOの健康の定義を理解できる.

◉ 社会的な健康を裏付ける研究を理解できる.

◉ 社会的な健康と国連が提示した持続可能な開発目標との関連性を考えられる.

◉ 健康を規定する社会的要因,特に社会の安全やジェンダーに影響される社会的な健康への影響について考えられる.

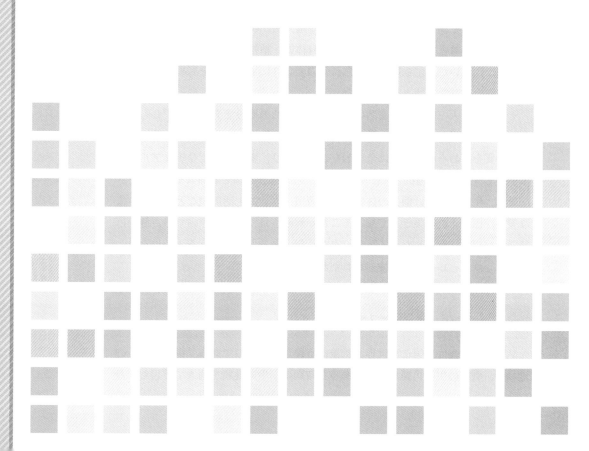

1 健康とは：WHOの健康の定義

健康とは，どのような状態を指すのだろうか．

国際連合の一機関である**世界保健機関***（World Health Organization：WHO）は1946年に健康とは，「身体的，精神的，社会的に完全に良好な状態であって，単に病気や病弱でない，ということではない」と定義している．

WHOの健康の定義（1946年発効）

Health is a state of complete physical, mental and social well-being and not merely the absence of disease or infirmity.

それ以降，この定義が多くの人々に用いられている．1998年にこの定義の「身体的，精神的，社会的」に，さらに「霊的（スピリチュアル）に」を加え，単なる状態ではなく，「ダイナミックな状態」に改正することが論議された．しかし，各国の合意を得るに至らず，今なお上記の定義が用いられている．

この論議がなされるようになった背景には，人々の生活水準が向上し，生活の質が求められるようになったことがある．第二次世界大戦後の主な疾患は感染症であった．健康であるということは感染症に罹らないか，罹っても回復し病気でないことであるとされた．また，健康であることが目的であった．しかし，昨今の主な疾患は感染症から高血圧や糖尿病などの生活習慣病に変わり，病気や障害をもって地域で生活する人々が増えた．また，加齢に伴い生活がしづらくなる高齢者も増えた．このように身体的・精神（知）的には完全に良好な状態ではないが，生き甲斐をもち，その人なりに生活の質を高め暮らせることが重要な意味をもつようになった．

それぞれの人の健康は，生活の質を高めるための手段であり，必ずしも目的ではないと認識されるようになってきた．病気があっても生き生きと暮らし，生活の質を高められることは全人的なことであり，霊的（スピリチュアル）な事柄である．そこで霊的（スピリチュアル）な健康が注目されるようになった．

また，生活習慣病は個人の体質や生活習慣，さらに生活環境などのさまざまな要因が影響した結果として起こることが解明されてきた．そのため，健康は諸要因が複雑に関連したダイナミックな状態であると認識されるようになり，ダイナミックという言葉が検討されたわけである．

2 社会的健康とは

WHOの定義は，第二次世界大戦後に定義されたものである．世界の多くの地域で，戦後の生活再建が課題であった時期に，単に健康を個人に着目し，身

用語解説 *
世界保健機関

略称WHO．1948年に設立された世界の保健衛生を担当する国連の専門機関の一つ．ジュネーブに本部がある．

plus α
well-being：良好な状態

well-beingの良好な状態とは，生きがい，調和，友好的で社会の安全・安寧が保たれていることを含むと解釈される．

体的・精神的に健康であるという狭いとらえ方ではなく，人は社会とつながって生きるものであり，社会的にも健康であることの必要性が示されたという点において，非常に画期的なものであったと考えられる．

1 社会的に良好な状態とその支援

　人は社会的な存在であり，社会的に良好な状態とは，その人なりに他人とつながり，社会に所属し，社会の構成員として役割をもち，それが果たせる状態といえる．所属する基本的な社会集団は**家族**である．家族の中に自分の居場所があり，受け入れられ安心していられることは，**社会的な健康**の基本である．

　人は成長するのに伴い，次第に家族だけでなく，幼稚園や保育園などの**仲間集団***に所属し，友達や先生，近所の大人とのつながりを築く．さらに学校・職場に属し，社会性を拡大して社会性を高め，社会的健康を保ち豊かにしていく．また，高齢者が老人会や高齢者サロンに参加し，おしゃべりすることやスポーツなどを行うことも，社会的な健康を高めるものである．

> **用語解説***
> **仲間集団**
> 地域社会の幼少年期の友人集団や，同じ健康問題，育児，介護等の生活課題をもつ者などの同輩の小集団．

　しかし，子育て中の母親は，自宅で育児だけの生活になりやすく，社会的な健康が低下しがちである．児童館や保健センター，子育て支援センターで開催される子育てサークルや育児教室などの地域資源に参加することによって，子育てをする親の社会的な健康は保たれる．

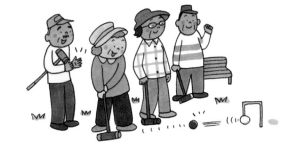

　また，入院を必要とする状態ではないものの，慢性的な病気や障害をもって地域で生活していると，概して外部の人とのつながりが保ちにくく，閉じこもりがちになる．同じ病気をもった者同士の仲間集団である**患者会**や**家族会**が地域資源としてあり，このような集団につながることで，同様に社会的な健康を保つことができる．

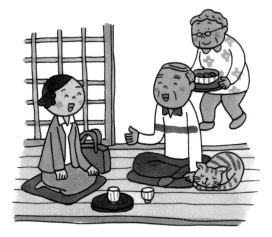

　これらの地域資源は，地域保健や地域福祉を担う保健師やソーシャルワーカーなどが，当事者である患者や家族と共に社会的な健康を維持し高めるためにつくってきたものである．

2 社会的な健康を保つことは地域への貢献：ソーシャルキャピタル

　そもそも人の健康は一人では成り立たせにくいもので，人とつながりがもて，社会の一員として居場所があり，役割がもてることで，社会的な健康を保つことができる．

しかし，高齢者や子育て中の家族の社会的な健康を保つには，本人の努力や専門職の支援だけでは不十分で，地域の人々による支えや高齢者同士のつながりを充実させることが大きな課題とされている．こうした地域の人々による支えや住民同士のつながりが地域に欠かせない資源（資本）になるという視点から，社会的な資源（資本）としての**ソーシャルキャピタル***が強調されている．人々がこれらの資源につながり，社会的な健康を高めることは，逆に地域資源やソーシャルキャピタルを豊かにすることにつながる．

3 社会的な健康を裏付ける研究

社会的な健康のあり方を考える上で参考となる二つの研究を紹介しよう．

一つは社会心理学の領域の**マズロー**（Maslow, A.H.）の研究である．マズローは，人の行動を規定するものとして「ニード」という概念を提示し，**欲求の階層説**と呼ばれる5段階のニードモデルを示した（**図5-1**）．

第1段階は，人が生命を維持するのに必要な基本となる**生理的ニード**である．心臓が鼓動し，呼吸し，水分を補給し，食べて排泄するなどの生命を保とうとする欲求である．これが満たされて初めて，これよりも高次のニードが出現するという段階の考え方である．生理的ニードの次は**安全・安楽のニード**である．戦争や災害を免れ，安心して暮らしたいという欲求である．これが満たされると，第3段階の（集団や社会に）**所属と愛のニード**が生まれ，さらに第4段階の**承認（自尊感情）のニード**，そして最上段の**自己実現のニード**が生まれる．マズローのいう「所属と愛のニード」や「承認（自尊感情）のニード」「自己実現のニード」は，人が社会とのつながりの中で満たす**社会的ニード**であり，これらが満たされることが社会的な健康の基盤となるものといえよう．

もう一つは，発達心理学の領域の**エリクソン**（Erikson, E.H.）の研究である．エリクソンは，人の自我の発達は他人との関係性の発達であるとの観点から，**ライフサイクル**に応じた8段階の**発達課題**を提示した（**表5-1**）．それぞれの発達の時期の課題のポジティブな側面と，ネガティブな側面を挙げている．このライフサイクルに沿った発達課題は，人が社会的な存在となるための課題であり，ポジティブな側面である基本的信頼，自律，自発性，親密性，統合は，社会的な健康の基盤をなすものともいえよう．

4 社会的な健康と国連が提示した開発目標

人は重篤な病気になったり，重度の障害をもつようになると，病院や施設での生活を余儀なくされる．患者（入所者）は，施設利用者として新たな社会的なつながりを築くが，これまで保っていた家族や友人とのつながりを絶つことになり，社会的な健康を弱めることになりがちである．しかし，このような状況になっても，それを補う保健医療福祉サービスを整える社会的な制度やしくみがあることで，社会的な健康を保つことは可能となる．

用語解説*
ソーシャルキャピタル

社会および地域での人々の結びつきを示す概念．R. パットナムは，人々の協調行動を活発にすることにより社会の効率性を高める「信頼」「規範」「ネットワーク」といった社会組織の特徴だと定義している（➡p.159参照）．

plus α
マズロー

1908～1970年，アメリカの心理学者．従来の精神分析と異なり，人間の肯定的な側面を積極的にとらえ，欲求（ニード）の実現が至高の快楽につながると考えた．

plus α
エリクソン

1902～1994年，アメリカの心理学者．自我心理学の権威．ナチスによる弾圧によりアメリカへ移住．この体験が彼のアイデンティティー理論の構築に大きな影響を与えた．

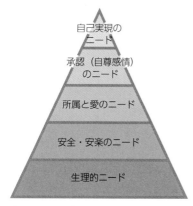

図5-1 マズローのニードの5段階

表5-1 エリクソンの発達課題

	ポジティブな側面	課題	ネガティブな側面
第1段階	基本的信頼	希望	基本的不信
第2段階	自律	意思力	恥と疑惑
第3段階	自発性	目的意識	罪悪感
第4段階	勤勉性	適格性	劣等感
第5段階	自己同一性	忠誠	混乱
第6段階	親密性	愛	孤独
第7段階	生殖性	世話	停滞
第8段階	統合	英知	絶望

　これまで家族や身近な地域社会とのつながりに照準を当てて，社会的な健康を考えてきた．しかし，社会的な健康に限らず日常生活を支える健康そのものは，それぞれの国の政治体制や経済情勢によって影響を受け，**健康格差**を生じさせるものである．

　これらの生活上のさまざまな格差の是正に向け，国連は2001年に開発途上国に向けた**ミレニアム開発目標**（Millennium Development Goals：**MDGs**）を2015年を期限として策定した．格差はあくまでも開発途上国の問題とされていたが，格差はその後の世界経済のあり方をはじめグローバリゼーションの影響もあり，途上国に限らず日本を含む先進国においても認められるようになった．健康格差のみならず，さまざまな格差は国際社会全体の問題となり，国連は2015年に，2030年を期限とする17項目の包括的な**持続可能な開発目標**（Sustainable Development Goals：**SDGs**）[1] を提示した．この目標は，地球規模の自然災害を含めた世界の国々の経済・社会・環境の広範囲な開発目標で，行政のみならず民間企業や一般市民などを含むすべての関係者で「誰一人取り残さない」社会の実現を目指すものであり，この目標の3番目に「あらゆる年齢のすべての人々の健康的な生活を確保する」が含まれている．

5 健康を規定する社会的決定要因

　この開発目標に掲げられている健康は，心身の健康を含む健康であるが，社会的な健康はさまざまな社会的要因に影響されるため，特に社会的な健康に影響する要因をみていこう．

　個人の健康状態は，本人の生活の仕方によるものとともに，共に暮らす**家族**や住んでいる**地域**，国等の**政治**や**経済**などの状況によって影響されるものもある．前述の開発目標が設定される間に，WHOは健康の公平性を保ち健康格差をなくすために，「健康の社会的決定要因に関する報告書」[2] を2008年に提示した．その中で，健康に大きく影響する要因として，**貧困**を挙げている．そのほか，さまざまなサービスの不公平な配分と，その結果の要因として，保健医

 plus α
MDGsの開発目標

開発途上国を対象として，①貧困・飢餓，②初等教育，③女性，④乳幼児，⑤妊産婦，⑥疾病，⑦環境，⑧連帯の八つの目標を設定したもの．

 plus α
SDGsの開発目標

①貧困，②飢餓，③健康と福祉，④教育，⑤ジェンダー，⑥水・衛生，⑦エネルギー，⑧経済成長と雇用，⑨インフラ整備，産業化・イノベーション，⑩不平等，⑪持続可能な都市，⑫持続可能な消費と生産，⑬気候変動，⑭海洋資源の保全，⑮陸上資源の保全，⑯平和，⑰グローバル・パートナーシップ．

➡ 健康と貧困との関連については，7章3節も参照．

療福祉，教育，労働，地域社会などを挙げている．特に幼年期に大きく影響する要因として，健康管理と社会的・情緒的発達や，言語・認知の発達を促す教育を受けられることを示している．これらは子どもの潜在能力の育成に重要であり，その後の公正な労働の機会や社会参加のあり方に影響するとしている．さらに家庭や教育，労働において，ジェンダーの公平性が保たれることが重要で，性差のないことが社会参加を拡大し，社会的健康が保証され，それぞれ個人のもつ能力を発揮することにつながると述べている．

3 人々の安全・安寧が保障される社会

　健康は，前述の社会的決定要因のほか，安全の確保など条件が整わなければ，社会的に良好な状態が保障されない．健康が保たれるための社会的・経済的な条件を整理してみよう（**表5-2**）．

　健康が保たれるためには，狭い意味での健康関連の制度が整うだけでなく，治安が維持され生命の危機を感じずに生活できることが保障され，教育を受けることができ，労働に従事し生計を立てることができるといったような，社会全体のしくみが整うことが不可欠である．その上で，自分が望むような社会とのつながりを保ち，その人ごとの社会的な健康を達成していくのである．

表5-2　健康を保つための社会的・経済的な条件

①戦争やテロがなく，治安が良い．
②飲料水，電気，ガスなどのインフラストラクチャーが整備されている．
③健康を損ねたときに医療が受けられる．
④教育を受ける機会が保障される．
⑤性別や身分によらず職業が選択でき，収入が保障される．
⑥健康や障害があってもなくても，自分が望むような社会とのつながりが維持できる．
⑦文化活動が行え，余暇が過ごせる．

📖 引用・参考文献

1）国際連合広報センター．持続可能な開発目標．https://www.unic.or.jp/activities/economic_social_development/sustainable_development/sustainable_development_goals/，（参照2023-05-30）．

2）日本福祉大学．一世代のうちに格差をなくそう～健康の社会的決定要因に対する取り組みを通じた健康の公平性：健康の社会的決定要因に関する委員会最終報告書2008（要旨）．2013．

🖇 重要用語

健康	社会的健康	社会的ニード	健康の社会的決定要因
WHO	欲求の階層説	発達課題	

◆ 学習参考文献

❶ A．H．マズロー．完全なる人間：魂のめざすもの．第2版．上田吉一訳．誠信書房，1998．
　人の行動を理解するための「ニーズ」という概念を示し，その内容は5段階あることを説明している．

❷ E．H．エリクソンほか．老年期：生き生きしたかかわりあい．朝長正徳ほか訳．みすず書房，1997．
　人は最後までそれぞれのライフステージで成長するという発達のとらえ方を示した書．

❸ 日本公衆衛生協会．衛生行政大要．改訂第24版．日本公衆衛生協会，2016．
　日本および諸外国の公衆衛生の歴史と公衆衛生対策を概説．

6 科学からとらえた健康行動：ヘルスプロモーション時代の中で

学習目標

- ヘルスプロモーションを理解できる.
- ヘルスプロモーションのコア・カリキュラムを理解できる.
- リスクファクター（危険因子）とハッピネスファクター（幸福因子）の相違を理解できる.
- 行動科学とはどのような学問なのかを理解できる.
- 個人の行動の理解を助ける基本理論とモデルを理解できる.
- 健康・病気をめぐる，人間のさまざまな行動を説明するモデルや理論を理解できる.
- 保健行動に働きかける理論を理解できる.
- 集団の中での人の行動特性を理解できる.
- 保健・医療領域に見られる小集団の特徴（機能・効用）を理解できる.
- 集団における人々の行動を理解する概念や理論を理解できる.
- 実践例から，健康づくりにおける集団へのアプローチを学ぶ.

1 ヘルスプロモーションとは何か

ヘルスプロモーションは，WHOによって1986年にカナダのオタワで開催された第1回ヘルスプロモーションに関する国際会議で提唱された（**表6-1**）[1]．

また，その究極目標は「すべての人々があらゆる生活舞台－学習・労働・余暇そして愛の場で－健康を享受できる公正な社会の創造」にある．この提唱の鍵は，WHOがイニシアチブをとって，世界中に見られる「健康格差」を2000年までにできるだけ是正しようとする公正な活動を展開してきたからにほかならない．

そして，WHOは2005年にタイのバンコクで開催された第6回ヘルスプロモーションに関するグローバル会議において，**バンコク憲章**を提唱し，定義に社会的決定要因を追加した（**表6-1**）[2]．

1986年と2005年の会議において，ヘルスプロモーションを推進するための不可欠な活動として，唱道，投資，能力形成，そしてパートナーと同盟形成を呼びかけた．また，活動戦略として，①健康的な公共政策づくり，②健康を支援する環境づくり，③地域活動の強化，④個人技術の開発，⑤ヘルスサービスの方向転換が鍵であることを推奨した．

こうしてWHOは，人々が自らの健康とその決定要因をコントロールする必要性を世界に訴えたのである．

表6-1 ヘルスプロモーションの定義

オタワ憲章（1986年）
「ヘルスプロモーションとは，人々が自ら健康をコントロールし，改善することができるようにするプロセスである．身体的，精神的，社会的に完全に良好な状態に到達するためには，個人や集団が望みを確認・実現し，ニーズを満たし，環境を改善し，環境に対処（cope）することができなければならない．それゆえ，ヘルスプロモーションは，保健部門だけの責任にとどまらず，健康的なライフスタイルを越えて，well-beingにも関わるのである」

バンコク憲章（2005年）
「ヘルスプロモーションとは，人々が自らの健康とその決定要因をコントロールし，改善することができるようにするプロセスである」

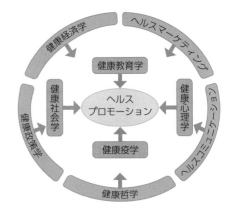

図6-1 ヘルスプロモーションのコア・カリキュラム：学際的（Umbrella Concept）

2 ヘルスプロモーションの理解のために

次に，ヘルスプロモーションを理解し推進するために，どのような科学を学ぶ必要があるかについて見てみよう．

ヘルスプロモーションのコア・カリキュラムは，**図6-1**のように医学（疫学），健康社会学，健康心理学，そして健康教育学である．周辺カリキュラムは，健康哲学，健康経済学，健康政策学，ヘルスマーケティング，そしてヘルスコミュニケーションである[3]．

このようにWHOのヘルスプロモーションは，人々の健康行動とその環境改善に注目する行動科学の必要性を訴えたのである．

3 ヘルスプロモーション活動モデル

WHOは前述したように「ヘルスプロモーションに関するバンコク憲章」を提唱し，ヘルスプロモーションを再定義している（表6-1）．

この定義にみられる自らの健康とは，医師を中心とした保健医療の専門家が考えている，医学的な基準に基づいた病気でない状態を健康とする考え方とは大きく異なる．なぜなら，一般の人々にとって健康とは，「心身共に健やかなこと，心も身体も人間関係もうまくいっていること，元気なこと，遊べること，仕事ができること，家庭円満なこと，幸せなこと，前向きに生きられること，人を愛することができることなど」を表しているからである．このような一般の人々の健康の考え方を島内は**主観的健康観***と名付けている[4]．また，鈴木は，この概念の実証と活用を目指して調査研究をし，表6-2のような結果を得ている[5]．

このような健康をつくっていくために創出されたヘルスプロモーションについて，島内・鈴木がヘルスプロモーションの理解を容易にすることを意図して作成した**ヘルスプロモーション活動モデル**（図6-2），具体的には坂道を一人の人間が健康という玉を押し上げていく図を使って説明しよう．

人が健康をつくっていくには，大きく分けると二つの方法がある．

一人の人間が，坂道を健康という玉を押し上げていくためには，まずその人（個人）に力がなくてはならない．これが，「健康的なライフスタイルづくり」で，具体的には健康に関する知識や技術を身に付けて実践することである．

この方法は，アメリカの医学者，とりわけ疫学者が医学的アプローチにより，病気になるリスクファクター（危険因子）を明らかにすることによって開発されたものである．基本的には，個の責任において病気の原因となるものをコントロールし，一生涯にわたって健康をつくっていこうとする方法といえる．換言すれば，「健康生活の習慣づくり」である．

しかし，すべての人々が同じ力をもっているわけではない．それゆえ，坂道を緩やかにすることによって，力のない人でも健康という玉を押し上げていくことができるようにする必要がある．これが，「健康生活の環境づくり」であり，具体的には障害者に優しい道路づくり，たばこの自動販売機の撤去，きれいな空気・水の確保，フッ素入りの水道水への移行，ストレスのない学校や職場・家庭づくり，障害児（者）・高齢者やエイズ患者に

表6-2　人々の主観的健康観

問	「健康とは何か？」と聞かれたら，あなたはどのように答えますか．下記の項目の中から，あなたの気持ちに最も近い考え方を一つ選んでください．	
	実　数	％
幸福なこと	16	(6.4)
心身とも健やかなこと	89	(35.5)
仕事ができること	7	(2.8)
生きがいの条件	3	(1.1)
健康を意識しないこと	6	(2.4)
病気でないこと	10	(4.0)
快食・快眠・快便	18	(7.2)
身体が丈夫で元気がよく調子がよいこと	25	(10.0)
心も身体も人間関係もうまくいっていること	31	(12.4)
家庭円満であること	17	(6.8)
長生きできること	4	(1.5)
規則正しい生活ができること	8	(3.2)
人を愛することができること	2	(0.7)
前向きに生きること	15	(6.0)
	251	(100.0)

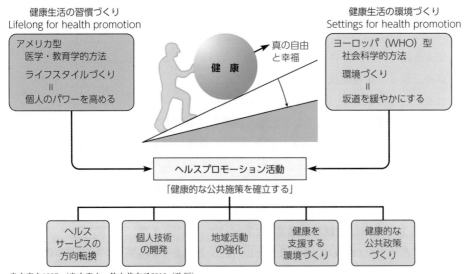

島内憲夫1987／島内憲夫・鈴木美奈子2019（改編）.

図6-2　ヘルスプロモーション活動モデル

対する偏見をなくすなど，自然・物理・社会的環境づくりのことである.

　この方法は，ヨーロッパの社会科学者（社会学者，政治学者，経営学者，教育学者など）が，社会科学的アプローチにより，健康をつくっている集団的・社会的な要因（特にソーシャルキャピタル，ソーシャルネットワーク，ソーシャルサポートなど）を明らかにすることによって開発されたものであり，基本的には社会の公的な責任において，社会の中のあらゆる場で健康をつくっていこうとする方法である. 換言すれば，「社会的な健康生活の環境づくり」である. これらの二つの方法をうまく統合した「健康的な公共施策を確立すること」が，ヘルスプロモーション活動の究極の 証 なのである.

➡ ソーシャルキャピタルについては，p.91, 159 参照.

4 NUTSHELL理論

　前項ではヘルスプロモーション活動の必要性について論じたが，ここではその考え方をさらに進めて，ナットビーム（Nutbeam, D.）とハリス（Hariss, E.）[6,7] のヘルスプロモーションの理論と実践をめぐる諸問題，そしてナットビームが作成した**ヘルスプロモーションの計画と評価のサイクル（NUTSHELL 理論）**について述べよう.

　まず，ナットビームは，ヘルスプロモーションの計画と実践，そして評価がうまく進展しない理由として，以下のようなことを挙げている.

∵ 科学的訓練の欠如　科学的な証拠を最大限に活用する方法を知らない.

∵ 認識・責任の欠如　コミュニティにおいて健康問題を明確にしたり，健康問題の改善に取り組んだりすることにあまり重要性を置いていない.

∵ ヘルスプロモーションの実践家の欠如　ヘルスプロモーションの理論や研究について，よく理解して実践できる専門職がいない.

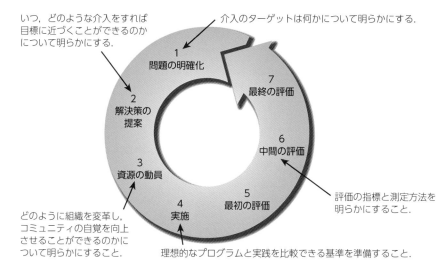

いつ，どのような介入をすれば目標に近づくことができるのかについて明らかにする.

介入のターゲットは何かについて明らかにする.

1 問題の明確化

2 解決策の提案

3 資源の動員

どのように組織を変革し，コミュニティの自覚を向上させることができるのかについて明らかにすること.

4 実施

理想的なプログラムと実践を比較できる基準を準備すること.

5 最初の評価

6 中間の評価

評価の指標と測定方法を明らかにすること.

7 最終の評価

ナットビームほか. ナットとハリスのヘルスプロモーション・ガイド・ブック：ヘルスプロモーションの理論とモデル. 島内憲夫監訳. 垣内出版, 2003, p.17.

図6-3　ヘルスプロモーションの計画と評価のサイクル

　また，彼は「ヘルスプロモーションの基礎は，行動科学や社会科学である」と明確に述べている．すなわち，心理学，社会学，マネジメント，マーケティングなどであり，人々の健康は，医学的な方法よりも行動科学や社会科学の方法によって，より有効に支えられることが明らかになってきたからである．

　また，ヘルスプロモーションは人々の行動の改善だけでなく，**社会の組織化**にも関心を置いているのである．

　ここでナットビームが考案した「ヘルスプロモーションの計画と評価のサイクル」（NUTSHELL理論）のモデルを示し，われわれがいま実行しなければならないことを指摘しておこう（図6-3）．それは，①問題の明確化→②解決策の提案→③資源の動員→④実施→⑤最初の評価→⑥中間の評価→⑦最終の評価→そして新たな①問題の明確化へと，循環を繰り返すことである．

❶問題の明確化　介入のターゲットは何か，について明らかにする．

　a. 疫学的・人口学的分析

　b. コミュニティのニーズ，優先度

　c. 行動的・社会的分析

　準備因子（知識・態度・行動）／実現因子（スキル・資源・障害）／強化因子（家族・友人・専門家などのソーシャルサポート）

❷解決策の提案　いつ，どのような変化をすれば目標に近づくことができるのかについて明らかにする．次の事柄が重要である．

　a. 理論

　b. 過去の介入プログラム

　c. 実践家からのアドバイス

❸資源の動員　いかに組織を変革し，コミュニティの自覚を向上させることが

できるのかについて明らかにする．次の事柄が重要である．

a．プログラム実施のための人，金，道具

b．組織化

c．政治的レベルに高めること

❹**実施**　実践と理想的なプログラムとの比較ができる基準が備わっている．次の事柄が重要である．

a．教育：個人や集団を巻き込むこと

b．促進：コミュニティの自主的なグループ活動と，コミュニティ以外のヘルスワーカーの活動

c．唱道*：個人やコミュニティに代わって唱道することによって，健康の決定因子をコントロールする．

唱 道

アドボケイトのこと．健康の価値をあらゆる人に語るとともに，健康の決定因子を望ましい方向に導くこと．

❺**最初の評価**　評価で使える結果と測定方法〔健康識字，公共政策（教育，住宅，雇用など）〕を明らかにする．

a．健康識字：ライフスタイルづくりに関係した知識や方法を，どこで，どうやって手に入れるか．

b．社会的動員：社会的規範を高め，ソーシャルサポートを強化する．

c．健康的な公共政策と組織的な実践を促す．

❻**中間の評価**　評価で使える結果と測定方法（健康的なライフスタイル，ヘルスサービス，健康的な環境など）を明らかにする．

❼**最終の評価**　評価で使える結果と測定方法（QOL，死亡率，罹患率など）を明らかにする．

ナットビームは，次のように述べている．

「このモデルは，ヘルスプロモーションプログラムの計画，評価，そして維持の中で生じるすべての疑問に答えられない．意思決定者は，スムーズなサイクルに決して従わない．またヘルスプロモーションに従事する多くの人々の活動は，完全に練られた1枚の健康プログラムの用紙で始まるものではない．

ヘルスプロモーションを始める多くの人々は，学校や職場，あるいは地理的に限定された地域のような場所（settings）で働くのである．しかしながら，この場所に注目するよりも，しばしば人々は薬物・アルコール依存，喫煙，交通事故，循環器疾患のような，あらかじめ予測のできる問題の解決に注目しがちである」．

5 Precede-Proceedモデル

グリーン（Green, L.W.）[8] たちによって構想された**健康教育とヘルスプロモーションに関するモデル**である．彼らはまず，Precede*モデルを作成した．その特長は，健康教育を働きかけの技術とみなし，働きかけの方法について，体系的に論じた点にある．また，従来の健康教育の目標であった行動変容から一転して，QOLを究極の目標にした点もほかにはみられない特長である．

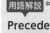
Precede

Predisposing, Reinforcing, and Enabling Constructs in Educational/Ecological Diagnosis and Evaluationの頭文字．教育／エコロジカル・アセスメントと評価のための準備・強化・実現要因．

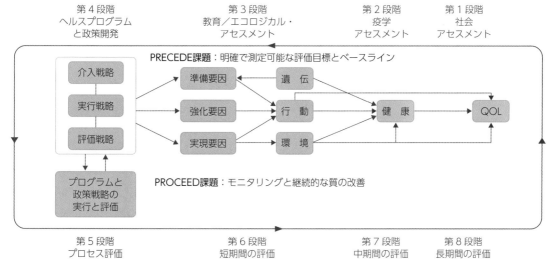

第4段階　　　　　　　　　　第3段階　　　　　　　　第2段階　　　　　　第1段階
ヘルスプログラム　　　教育／エコロジカル・　　　疫学　　　　　　　社会
と政策開発　　　　　　　アセスメント　　　　アセスメント　　　アセスメント

Green, L.W. et al. Health program planning, implementation, and evaluation；creating behavior, environmental, and policy change. Johns Hopkins university press, 2022, p.17より著者翻訳.

図6-4　ヘルスプロモーション計画作成・評価のためのPrecede-Proceedモデル

さらに，行動変容に影響を及ぼす要因を，**準備・実現・強化**の各要因に分けて説明した．従来の知識や態度は，準備要因として，対象を行動変容へと動機付ける要因としてのみ位置付けがなされ，本来の行動変容とその継続は，技能や資源（実現要因），周囲の人々の支援（強化要因）によって，大きな影響を受けることを明確にした．

その後，健康に影響を及ぼす要因として行動のみならず**環境**を取り上げ，さらには，政策・法規・組織までも要因に組み込み，**Precede-Proceed**^{プリシード　　プロシード}*モデルを作成した（**図6-4**）．

6 リスクファクター探しから ハッピネスファクター探しへの転換

1 健康の定義は人それぞれである

「あなたにとって**健康***とは？」

健康は，人々が幸福に人生を送る上で重要だと感じている要素の一つであるが，健康に対する考え方は人それぞれである[4]．日本では「心身ともに健やかなこと」「身体も心も人間関係もうまくいっていること」と答える人が圧倒的に多く，「病気がないこと」「認知症や寝たきりでなく，長生きすること」などと考えるのは少数である．病気や障害があっても前向きに生きることは健康であるととらえることができる．時に健康のために，「食べすぎるな，たばこを吸うな，～するな」などと勧められるが，もっともなこととはいえ，受け手側としては楽しいものではない．人は気持ちが良くなることを中心に自分の行動を決定していくので，食べすぎたり，喫煙する以外にも，散歩したり趣味に没

用語解説*
Proceed
Policy, Regulatory, and Organizational Constructs in Education and Environ-mental Developmentの頭文字．教育・環境開発における政策的，法規的，組織的要因．

用語解説*
健　康
健康とは，生命を維持し存続させるとともに，幸福な生活や豊かな人生を創っていくという自己実現のための主体的な能力・状態である．健康な人は「生きている！幸せだな！」と感じる「心の実感力」をもっている．健康な人は「愛と夢を育てる能力（自己実現の能力）」を備えている．

頭したりするなど，気持ちが良くなる選択肢を選ぶようになれ
ば，無理に「〜するな」という生活を送らなくてすむようになる．

　例えば，あなたの周りに豊かな自然があり良い空気を吸いなが
ら散歩ができるとしたら，趣味のガーデニングを思い切り楽し
み，リフレッシュできるとしたら……，それは，無理することな
く自分らしい健康的な人生を送っていると考えられる．現代は，
健康を積極的につくる時代である．人が人の健康を支えているこ
とを常に意識し，人との出会いを生かすことが健康への近道であ
る．

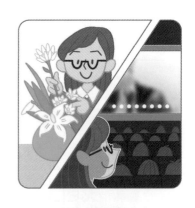

❷ リスクファクターとハッピネスファクター

　現代社会において，人々の健康をつくることを望むなら，病気
の原因となる**リスクファクター（危険因子）**探しのみならず**ハッ
ピネスファクター（幸福因子）**探しを積極的に活用した支援へと
シフトすることが必要と思われる（**図6-5**）[9,10]．WHOが，21
世紀の健康戦略としてカナダのオタワで提唱したヘルスプロモー
ションは，まさにこの考え方に気付いた人々によって開発された
ものである．

　そこで私たちは，**幸福・健康生活関連調査票**＊〔幸福・健康感
覚尺度（Happiness & Health Feeling Scale：2HFS）〕という
健康生活行動の調査票を開発した（**図6-6**）．このシートは，自
分自身のリスクファクターとなっている生活行動を見つけるため

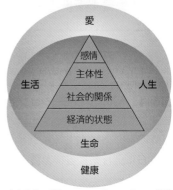

島内憲夫．新しいヘルスプロモーション活動
の展開．健康管理．6，2002，p.30.

図6-5　幸福因子の構造

のものではない．自分がどのようなタイプの健康生活行動をしているのかに気
付くことを目的とするものである．人々の得意とする行動タイプを，その後の
健康生活行動を促す切り口とすることで，より健康づくりに対する関心や自尊
感情を高めるとともに，継続可能な実践が期待できる．また，運動・栄養・休
養のみならず，笑うことや生活に充実感があること，自分が好きであること，
幸福感などが身体的な健康と関係することを示せればと思っている．

　病気や障害の危険因子を探すことも大事だが，人がより生き生きと生きられ
る要因，ハッピネスファクターを探すことも大切である．長い目で見れば，
ハッピネスファクターを見つけ，また，それを支援するようなしくみをつくる
ことが，個人と社会が連携して生活習慣病を克服することにもつながるのでは
ないだろうか．

❸ ヘルスプロモーションの位置付け

　最後に，WHOの健康戦略の歴史を概観してみよう．

　WHOは，1977年に「Health for All by the year 2000：2000年までに
すべての人に健康を」を目標として掲げた後，1978年に**プライマリヘルスケ
アに関するアルマアタ宣言**を出し，1986年には**ヘルスプロモーションに関す
るオタワ憲章**を提唱している[1]．そして，2005年にオタワ憲章を継承し，発

問1 「健康とは何か？」と聞かれたら、あなたはどのように答えますか。

1) 下記の項目に対し、あなたは「健康の表現としてあてはまる」と思いますか。該当する番号を◯印で囲んでください。

[1. あてはまらない　2. ややあてはまらない　3. どちらでもない　4. ややあてはまる　5. 大変あてはまる]

① 幸福なこと	1	2	3	4	5
② 心身とも健やかなこと	1	2	3	4	5
③ 仕事ができること	1	2	3	4	5
④ 生きがいの条件	1	2	3	4	5
⑤ 健康を意識しないこと	1	2	3	4	5
⑥ 病気でないこと	1	2	3	4	5
⑦ 快食・快眠・快便	1	2	3	4	5
⑧ 身体が丈夫で元気がよく調子がよいこと	1	2	3	4	5
⑨ 心も身体も人間関係も上手くいっていること	1	2	3	4	5
⑩ 家庭円満であること	1	2	3	4	5
⑪ 規則正しい生活を送れること	1	2	3	4	5
⑫ 長生きできること	1	2	3	4	5
⑬ 人を愛することができること	1	2	3	4	5
⑭ 何事にも前向きに生きられること	1	2	3	4	5

（　　　）番

2) ①～⑭の中から、あなたのお考えに最も近い番号を1つ選んでください。

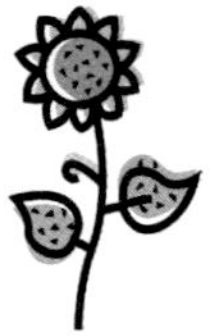

問2 あなたの健康状態はいかがですか。該当する番号を◯印で囲んでください。

1. よくない　2. あまりよくない　3. ふつう　4. まあよい　5. よい

問3 あなたは現在の生活に満足していますか。該当する番号を◯印で囲んでください。

1. 不満　2. 少し不満　3. ふつう　4. まあ満足　5. 満足

問4 あなたは今、継続的に通院し、受診している病気やケガがありますか。該当する番号を◯印で囲んでください。

1. ない　2. ある　（病名・症状：　　　　　）

問5 「幸福とは何か？」と聞かれたらあなたはどのように答えますか。ご自由にお書きください。

（　　　　　　　　）

問6 あなたはどのような時「幸福」を感じますか。ご自由にお書きください。

（　　　　　　　　）

〈幸福・健康感覚尺度（Happiness & Health Feeling Scale：2HFS）〉

幸福・健康生活関連調査票 Happiness & Health Feeling Scale：2HFS

[提出日]　　月　　日
[年齢]
[氏名]
[性別]　男・女

[1. 全く思わない　2. あまり思わない　3. ふつう　4. 少しく思う　5. 大変思う]

□印の欄には、下記の5段階の数字をそれぞれ記入してください。

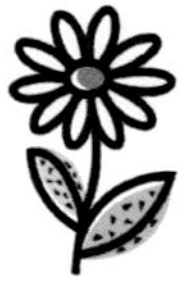

	A.快食		B.快眠		C.快動		D.快笑		E.快楽		F.快生		幸福感
1日目　曜日	①	②	③	④	⑤	⑥	⑦	⑧	⑨	⑩	⑪	⑫	1 2 3 4 5
2日目　曜日													1 2 3 4 5
3日目　曜日													1 2 3 4 5
4日目　曜日													1 2 3 4 5
5日目　曜日													1 2 3 4 5
6日目　曜日													1 2 3 4 5
7日目　曜日													1 2 3 4 5
小計（縦）	点		点		点		点		点		点		点
合計													点

得点が一番高かった項目があなたのタイプです。（　　　　　）型

Aタイプ	Bタイプ	Cタイプ	Dタイプ	Eタイプ	Fタイプ
快食生活型	快眠生活型	快動生活型	快笑生活型	快楽生活型	快生生活型

得点が高かったところがあなたのタイプ

【記入方法】
◇ ①～⑱の項目を、毎日記入するようにしてください。夕方がおすすめです。
◇ 上記のように、項目ごとに5段階で評価し、1～5の数字を記入してください。
◇ 小計及び合計は、5段階の数字の合計を記入してください。
※ 添付の例を参考に、全て記載しましょう

幸福感
今日の幸福感は次のどれでしたか？◯印で囲んでください。
1. 大変不幸
2. 少し不幸
3. ふつう
4. 少し幸福
5. 大変幸福

①満足感を得られた
②食事が美味しく食べられた
③食事に栄養バランスよく食べた
④昨夜はよく眠ることができた
⑤朝気持ちよく目が覚めた
⑥疲れが残っていない感じがした
⑦三十分程度よく歩いた
⑧身体を十分に動かすことができた
⑨気持ちのいい汗をかくことができた
⑩よく笑った
⑪笑顔でいられた
⑫趣味や遊びを楽しめた
⑬愉快な笑いのある出来事があった
⑭家族や親しい人との交流があった
⑮自分自身（仕事・家事・趣味・アイテムなどの）の中で充実感を感じた
⑯自分を好きでいられた
⑰人に喜ばれ必要とされていると感じた
⑱よりよい人生や生活を営んでいると感じた

図6-6 幸福・健康生活関連調査票［幸福・健康感覚尺度（Happiness & Health Feeling Scale：2HFS）］

展させるためにタイのバンコクで第6回ヘルスプロモーションに関するグローバル・カンファレンスを開催し，**ヘルスプロモーションに関するバンコク憲章**[2)]を提唱した．ヘルスプロモーションとは，人々が自らの健康とその決定要因をコントロールし，改善することができるようにするプロセスである．

　振り返ってみれば，ヘルスプロモーションの考え方は，先進国に大きなインパクトを与えた．日本では，厚生省（現・厚生労働省）が1993（平成5）年に立ち上げた「健康文化都市構想」の基本的な考え方に，ヘルスプロモーションが位置付けられている．2001（平成13）年から始めた第三次国民健康づくり運動「**健康日本21**」の総論の根幹を成す考え方としても，ヘルスプロモーションを位置付けている．そして，新たに2013（平成25）年度から2023（令和5）年度までの期間で「**健康日本21（第二次）**」を推進し，さらに2024年から2035年までの「**健康日本21（第三次）**」を推進することが決まった．具体的には，健康生活習慣づくりの目標値のみならず，健康格差の縮小や社会環境整備に関する目標値が検討されるなど幅広い健康の視点からの評価方法が提案されており，ライフコースを踏まえた企画・実践・評価への期待がもてる内容になっている．

　また，文部科学省の動きに目を転じてみれば，1997（平成9）年に保健体育審議会が文部大臣（当時）への答申書の中でヘルスプロモーションの考え方を謳った．さらに，2003（平成15）年からは，中学校の保健体育の教科書にヘルスプロモーションが登場している．2008（平成20）年には，中央教育審議会が文部科学大臣に提出した答申の中で，ヘルスプロモーションが基本的な考え方として取り上げられた[11)]．翌年には，財団法人日本学校保健会より『みんなで進める学校での健康つくり：ヘルスプロモーションの考え方を生かして』が出版され，ヘルスプロモーションの実践が始まった[12)]．

　このような国レベルの動きをみても明らかなように，時代はヘルスプロモーション，すなわち病気を治せばよいという消極的な発想から，さらには病気を予防するという発想までも超えて，**健康をつくる**という極めて積極的な発想へと向かっている．換言すれば病気のリスクファクター探しから**健康をつくるハッピネスファクター探し**へと，大きな転換を図らなければならない時代がきているといえよう．

　このような時代の要請に応えるためには，医学的・生物学的な見方に加えて，社会学・心理学・文化人類学的な見方，すなわち**行動科学的な見方**を身に付けなければならない．なぜなら，この行動科学的な見方から人々の健康行動をとらえることができれば，誰もが健康である（health for all）という奇跡を人々に届けることが可能となるからである．

　次節で行動科学の基礎理論とモデルについて論述しよう．

2 行動科学とは

1 行動科学と行動

行動科学とは，「人間の行動を包括的にとらえようとする学際的な研究，もしくはその成果」とされている．

つまり，行動科学とは，**人間の行動を総合的に解明し，予測・統御（コントロール）しようとする実証的経験的科学**であり，学習理論，ゲーム理論，情報理論，サイバネティックス*，システム論などの影響を受けながら，第二次世界大戦後に急速に発展した新しい学問である[13]．

行動科学という言葉は，アメリカのミラー（Miller, J.G.）を中心とするシカゴ大学の研究者グループが，フォード財団に研究費助成を申請する際に創出したものである．彼らは，人間の行動を明らかにするには生物科学と社会科学を総合しなければならないと気付いた．なぜなら，行動科学は，単独の学問というより，既存のさまざまな専門分野がその垣根を取りはらって，人間の行動を総括的に研究していこうとするところにその大きな特徴があるからである．

2 行動の成立と変化のメカニズム

1 行動の成立

行動科学の中心的な課題は，生物科学と社会科学の総合，特に**生物学・心理学・社会学の総合**である．これらの科学の成果から生物学的，心理学的，社会学的要因が相互に影響し合って，人間の行動を成立させていることが明らかになってきた．これは，刺激に対する反応として行動が生じるという**刺激（原因）－反応（結果）系**の考えに基づいている．

現在は，この考え方に加えて**動機**が重要な役割を演じていると考えるのが一般的である．

2 行動変容

行動変容とは，宗像恒次によると次の通りである[14]．

禁煙やダイエットなど，健康維持・回復のために不適切な行動を望ましいものに改善することを指して，行動変容あるいは行動修正という．行動変容では，不適切な行動を修正する際に，客観的に測定可能な具体的な行動に注目し，行動に影響を与える各種要因を操作することによって，問題とされる行動を解消し，目標とする行動の獲得を図る．

宗像は，行動の一つである保健行動の行動変容のメカニズムについて，「保健行動は『保健行動動機』『保健行動負担』『家族・職場・近隣などの社会的支

援』，そして『本人の生き方や自己管理への態度』の相互作用によって決定される」と説明している.

また，**保健行動のシーソーモデル**を用いてよりわかりやすく説明している（図6-7）．シーソーが左側に傾いているとき，すなわち保健行動動機が強まり，保健行動負担が軽いときに，保健行動は実行されるのである.

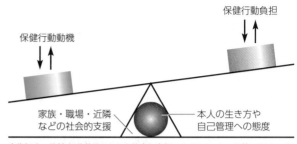

宗像恒次. 最新 行動科学からみた健康と病気. メヂカルフレンド社, 1996, p.94 より一部改変.

図6-7　保健行動のシーソーモデル

3　行動の理解を助ける基本理論とモデル

ここで，行動の理解を助ける基本理論とモデルを紹介しよう.

それは，①社会的学習理論，②段階的行動変容モデル，③理由付けされた行動の理論，④場の理論，⑤認知的不協和理論，⑥イノベーション普及モデル，⑦ソーシャルマーケティングモデルの七つである.

では，それぞれの理論についてみていこう.

1　社会的学習理論

社会的学習理論は，バンデューラ（Bandura, A.）[15-17] によって創出されたものである．その基本的な考え方は，「人がある行動をやり遂げるかどうかは，その人がこの行動の結果を，どのように期待しているか否かにある」というものである．また，「人々の行動は，他者との社会関係や経験を通して，他者との関係において行動様式や態度が形成される」という考え方にも基づいている．**社会的認知理論**として名称が変えられつつある社会的学習理論は，他者の行動を目で見て自分の行動をモニターしながら技術を会得するモデリングによって，行動を観察しながら学習しているといった考え方が強くなってきている.

さて，行動は期待と動機によって決定されると考えていたバンデューラは，その期待を，次のような三つに分けて説明している.

plus α

社会的学習と類似する概念

模倣，観察学習，モデリングなどがある.

❶**環境への気付きへの期待**　出来事がどのような関係にあるのか．また出来事がどのようにつながっていくのか．例えば，Aという出来事の後にBという出来事が起きるといったような，何が何を起こすのかといった信念.

❷**結果への期待**　個人の行動がどのように結果に影響するのかについての意見.

❸**効果への期待**　自己効力感つまり結果を導くために必要な行動をどの程度うまくできるのか〔その人自身のコンピテンス（competence：能力）〕についての期待.

さらに期待と動機との関連について次のように説明している．現在のライフスタイルが健康や生活を脅かしていると気付けば（環境への気付きへの期待），

現在のライフスタイルを変更しようとする（動機）し，また変更することによって健康や生活に役立つと気付けば（**結果への期待**），新しい健康行動を試みようとする（**効果への期待**）のである．結果への期待と効果への期待は，両者とも行動変容の重要な因子である．

この自己への効果（**自己効力感**）は，健康教育やヘルスプロモーションの研究で注目されるとともに，計画と実践においてその有効性が確認されつつある．

2 段階的行動変容モデル

段階的行動変容モデルは，プロチャスカ（Prochaska, J.O.）[18] などにより，行動変容過程によくみられる異なった段階を説明するために開発された．

このモデルでは，異なる変容段階と関連した変容の過程が二次元的に示されている．さらに「行動変容は事象ではなくプロセスであり，個人は動機や準備状態においてさまざまなレベルにある」という前提に基づいている．行動変容の五つの基本的段階が同定された．

❶**予期前**　行動変容を考えていないか，行動変容を望んでいない段階（無関心期）

❷**予期**　ある特定の行動への行動変容を考えている段階（関心期）

❸**決断または準備**　行動変容について真剣に約束する段階（準備期）

❹**実行**　行動変容が行われようとする段階（行動期）

❺**持続**　行動変容を持続し予測可能な健康への利益を達成する段階（維持期）

「後戻り」も，❺の段階であろう．

3 理由付けされた行動の理論

理由付けされた行動の理論は，自発的にコントロールされた人の行動を説明するために，エイゼン（Ajzen, I.）[19] によって開発された．

理論の基盤となる仮説は，「人々は普通道理をわきまえており，よく説明された状況下における決断を予測することは可能である」というものである．モデルは，「（人が行動をとる理由は）**行動への意欲**が直接の要因で，その他の影響要因は行動意欲と折り合いをつけられている」という仮説の上に立っている．

図6-8は，行動への意欲が，行動への態度や個人の規範によってどのような影響を受けるかを示している．

➡ 規範 については 1 章 p.20参照.

この理論においては，態度というのは，ある特定の行動をとると望む結果が得られ，その結果が健康に利益をもたらすという信念に基づいている．この理論における個人の規範は，ある人がとるべき行動を他者がどう考えるか（規範的信念），についての個人の信念や，他者の意見にどれくらい従うかという個人の動機付けに関連する．

これら社会的影響の強さは，人が特定のグループから社会的に認められたいと願っているのか，といった価値の程度によってさまざまである．例えば，ある人が喫煙するとして，「ほとんどの人は喫煙しないし，大切な友人や同僚に

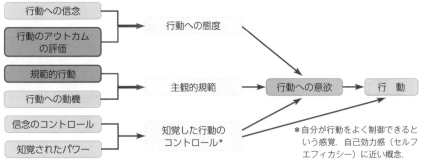

ナットビームほか．ナットとハリスのヘルスプロモーション・ガイド・ブック：
ヘルスプロモーションの理論とモデル．島内憲夫監訳．垣内出版，2003，p.31を一部改変．

図6-8　計画的行動理論（理由付けされた行動の理論）の主要な要素

は喫煙をやめてほしいと思っているのだ」と考えるなら，その人は，禁煙に有利な規範があるといえるであろう．

　行動への意欲は，**個人の態度と規範**の両者によって決定される．簡単にいうと，ある人が，ある行動が健康に有益であると信じ，社会的にもその行動が好ましいとされているのでそうしないと社会的な圧力を感じるなら，おおかたその行動を受け入れたり，続けたり，改めたりすると，理論は予測している．この理論によれば，これらの信念や社会的圧力が十分強いものであれば，行動への意欲は行動へと変化する．

　最も強烈に行動変容を起こすものは，まず行動の短期結果である．人は，早くよい結果が得られるものは積極的に試みる傾向があるからである．次に，重要な他者から影響を受ける規範である．人は家族や大切な仲間，尊敬する人から注意を喚起されたり忠告されたりすると，それに従う傾向があるからである．

4　場の理論

　レヴィン（Lewin, K.）[20]は，「個人の示す行動は，個人と環境との関数関係として表示し得るもので，それらが相互に関係している**一つの場の構造を生活空間**」と考え，そこで展開する社会的な力動関係を明らかにしようとした．

　ここで，特に健康教育にとって不可欠な**変化の3段階**について簡単に説明しよう．新しい変化は，現在とは異なる水準に到達したというだけでは意味がない．問題は，新しい水準の永続性，あるいは望ましい期間にその水準が存続することが大切である．

　このような考え方に立ち，次のような変化のための3段階を設定している．

❶**溶解**　現在の行動・生活水準を溶解する，言い換えれば現在の行動・生活水準からの解放を意味する．例）禁煙する．

❷**移動**　新しい行動・生活水準に移動・移行することである．例）禁煙して運動をする．

❸**凍結**　新しい行動・生活水準を凍結・固着させる．例）運動を継続する．

plus α
レヴィン

ドイツ生まれ，アメリカで活躍した心理学者．「社会心理学の父」と呼ばれ，フェスティンガーらを指導した．リーダーシップスタイルやグループダイナミクス（集団力学）の研究，「境界人」の概念の提唱などで知られる．

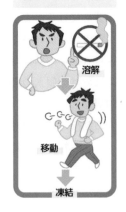

108

しかしながら，溶解・移動・凍結の過程は，極めて慎重にかつ冷静に実行されなければならないと思われる．なぜなら，現在の行動・生活水準を溶解するということは，さまざまな派生的な問題を生み出す危険性があるからである．

そのためには溶解・移動のプロセスにおいて，人々の情緒的な動揺をうまく生かし，新しい行動・生活水準に達するようにならなければならない．また，凍結の段階においては，新しい社会的な力と場が，常に安定の方向に向けられなければならない．

5 認知的不協和理論

認知的不協和理論は，フェスティンガー（Festinger, L.）[21] が，認知活動の特徴として体系化した理論である．「認知（知識）要素間に矛盾した関係（認知的不協和）が生じると，それを解消し協和的関係をつくり出すように行動や態度変化が起こる」というものである．例えば，喫煙者は自己の喫煙行為が肺癌と関係していること（タバコ肺癌説）を否定するといったことである．

要するに，フェスティンガーは「人間は自分自身と他者の態度や行動とのずれを調整したり，緊張状態や不協和を取り除くような態度や行動をとったりすることによって，心の安定を図ろうとするのだ」と主張しているのである．

plus α
フェスティンガー

アメリカの社会心理学者．レヴィンの理論を発展させ，認知的不協和理論のほか，社会的比較理論など，さまざまな理論を構築した．

6 イノベーション普及モデル

イノベーション[*]**普及モデル**は，ロジャース（Rogers, E.M.）[22] によって開発されたものである．要約すると，「人間は，『気付き』『興味』『試行』『決定』，そして『実行』といった五つの段階を経て，新しい態度や行動を形成する」というものである．

また，新しい態度や行動が人々に普及していくプロセスにおいて，五つの異なるグループが関与していることを明らかにした．それは，①最初の採用者（革新者グループ），②早期の採用者（新しがりや），③前期の慎重者（初期の多数派），④後期の慎重者（後期の多数派），⑤取り残された者（遅滞者）というものである（図6-9）．

このモデルは，行動の説明変数として時間を意識して用いている唯一のモデルである．

用語解説 [*]
イノベーション

革新という意味．開拓・拡張・刷新などを含む．経済学者のシュンペーター（Schumpeter, J. A.）が，経営面のさまざまな新機軸を総称して用いたことで知られる．

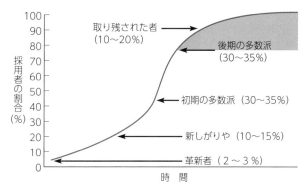

ナットビームほか．ナットとハリスのヘルスプロモーション・ガイド・ブック：ヘルスプロモーションの理論とモデル．島内憲夫監訳．垣内出版，2003，p.52．

図6-9　革新の普及：四つの集団のための実行の5段階

7 ソーシャルマーケティングモデル

コトラー（Kotler, P.）[23] によれば，**ソーシャルマーケティング**は，目標とする集団のニーズの充足や行動変容を望む計画や実施に役立つ，一つのシステ

マティックなアプローチである．この考え方に基づく健康を促進するためのアイデアは，人々の健康行動を理解するために大いに役立つ．理解というよりも，健康行動を誘導するといったほうが適切かもしれない．

そのために，このモデルは，人々のニーズや認識，準拠集団の好み，目標とする人々の行動パターンを深く理解しようとするのである．そうすることによって，一つの健康を促進するためのアイデアを効率的に，かつ最大限に生かすことが可能となる．

➡ 準拠集団については，
1章p.26，6章p.115
を参照．

保健医療の分野では，専門家の指示に従う条件を明らかにする**コンプライアンス理論**（後述）において，行動科学の手法が取り入れられてきた．生活習慣病が大きな健康問題になっている時代だからこそ，ますます行動科学への期待が高まってきている．

ここでは，行動の中でも特に健康・病気をめぐって行われている行動（健康行動，病気予防行動，受療行動，病気対処行動，病人役割行動など）を題材にして，その行動の成立と変化のメカニズムを中心にみていこう．

➡ 病人役割については，
1章p.22を参照．

1 アセスメント（対象理解）の理論

1 保健信念モデル

保健信念モデルは，ローゼンストック（Rosenstock, I.M.）[24]によって開発された．このモデルは，特定の保健行動を人々に動機付ける二つの基本的な信念から説明しようとする．一つは**脆弱性**であり，もう一つは**重大性**である．

前者の例を示そう．「他の人と異なって，自分は喫煙するとさまざまな自覚症状（のどが痛い，胃や鼻の調子が悪くなるなど）がひどく，他の人より粘膜が弱そうだ．ほかの人は喫煙しても病気にならないかもしれないが，自分は喫煙によって病気になりやすそうだ」と思うことが，禁煙行動の動機を高めるといったことが考えられよう．

後者の例は，「喫煙によって肺癌などになると，致死率は高いし，残された家族の生活は大変なことになると思う人は，喫煙結果の重大さを感じ，禁煙への動機が高まり，禁煙行動への準備状態ができる」というものである．

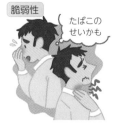

脆弱性

たばこのせいかも

2 保健感覚モデル

保健感覚モデルは，宗像[25]によって編み出されたもので，自覚症状に対する**感情判断**を主としたモデル（感情的要素中心）である．

保健感覚は，①大きく健康問題の存在を感知する手がかりとしての感覚（**感知感覚**）と，②その健康問題の解決に必要とされる行動自体の好みとしての感覚（**行動感覚**）に分かれる．

前者の例を示そう．人々は，日常生活の中で「起床時疲れが残る」「食欲が

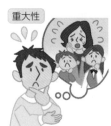

重大性

ない」「イライラする」「頭痛がする」など体の不快感や不安感を感じるときがある．これらは，すべて体からの危険信号（SOS）である．これらの感知感覚に敏感に対処することによって，人々は健康な行動をとることができる．

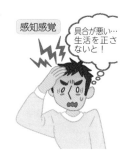

感知感覚

具合が悪い…生活を正さないと！

次に後者の例をみてみよう．人々の中には「塩辛いものを食べないと食べた気がしない人」「喫煙しないと落ち着かない人」「いつも忙しくしていないと落ち着かない人」がいる．これらの人々は，減塩，喫煙制限，休養などの保健行動をとる際に，違和感，不安感，不充足感などの感情をもちやすい．そして心理的負担が強くなり，保健行動を続けることが困難になる．その結果，「好きなことができないのなら死んだほうがましだ！」といった極端なことを主張するようになる．

行動感覚

＼禁煙は嫌だ！／

その理由は，保健行動の必要性はわかっている（頭だけの理解）ので，保健信念を変えることはできる．しかし，感覚がついていかないため，保健行動をとることができないのである．

3 保健規範モデル

保健規範モデルは，島内[26,27]が**健康の社会化**の概念を提示したときに始まる（図6-10）．

「健康の社会化とは，人々が当該社会における**健康知識・健康態度・健康行動の様式を獲得（内面化）**し，人生や生活の質（QOL）を高め，真の自由と幸せを獲得していく過程である」[26,27]．

すなわち，人々はライフコース（人生行路）の中で生じる生・死・健康・病気や幸福・不幸の体験などを通して，健康知識・健康態度・健康行動の様式を内面化している．

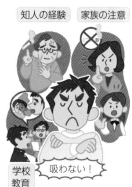

知人の経験　家族の注意

学校教育　吸わない！

この内面化は周りの人々，家族（特に母親），学校（教師・友人など），職場（上司・同僚など），保健医療機関（医師・看護師・歯科医師・歯科衛生士など），保健所（医師・保健師・栄養士など）との関係によって可能となる．それゆえ，特に健康の社会化をしていく人々（担い手）の関係性（教育力・指導力・影響力など）に依存している．

4 ヘルスアクションモデル

トーンズ（Tones, K.）[28]によってつくられた**ヘルスアクションモデル**は，保健の意思決定を左右する因子・因子間の関係を研究するときの理論的基礎として役立っている．知識・信念・価値・態度・動因・規範による外圧の相互関係と，これらが個人の活動の意図にどのように関係するかと同時に，環境的状況や情報，個人の技能が，どのように意図を保健活動につなげていくのかも示している．

ヘルスアクションモデルは，熟慮の末に何かを実行するという，**1回の選択について考えるための理論**である．例えば，1年ごとの定期健診に歯科を訪れたり，たばこ会社がスポーツのスポンサーになったことへの苦情の手紙を地域の衛生部に書いたりするような特殊な活動など，個人があることを実行し

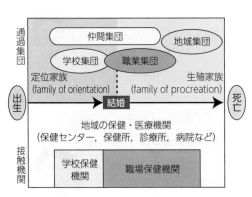

図6-10　健康の社会化の過程とその担い手

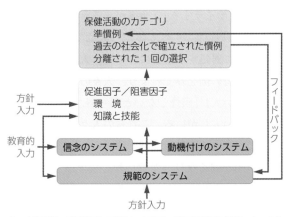

佐々木好幸訳. "保健行動の理論とモデル". 川口陽子ほか監訳. オーラル
ヘルスプロモーション：21世紀の健康戦略. 口腔保健協会, 1994, p.32.

図6-11　ヘルスアクションモデル（Tones, 1987）

ようと決意する際の因子を明確にしようとしている.

　こうした選択はおそらく生涯の習慣を変えることに対する第1段階になる
であろう. 例えば, 紅茶に砂糖を入れないとか, 規則的に運動をするという全
く新しい実践を定着させるための第一歩にもなると考えられる.

　どのような選択であろうとも, 三つの大きなシステムが影響している. それ
は**信念のシステム, 動機付けのシステム, 規範のシステム**である（図6-11）.

5　セルフケアモデル

　オレム（Orem, D.E.）は, 人々は, 保健行動実践のための基礎的な知識や
技術を本来もっているものであると考え, 人々が保健行動を一貫して実践でき
ないのは, それをやろうとする動機が足りないことや, **セルフケア**を全面的に
発揮していないからだと考えた. そして彼女は, セルフケアを「人間が自分の
生命・健康・安寧の維持増進を図るために, 自ら実践して行う活動, つまり自
分自身の健康管理のために医療専門職からの最小限の援助のもとに行う意図
的, かつ組織的な自己ケアである」[29,30] と定義している.

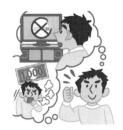

　いずれにしても, セルフケアとは, 自分の健康を増進し, 疾患を予防し, 病
気を回避し, 病気から回復しようとする個々人の自立的な活動であり, しか
も, 専門家や一般の人々の経験から得られる知識や技能を活用するが, 専門家
の助けを全く借りない活動を示すものである.

6　コンプライアンス理論

　コンプライアンス行動とは, 医療従事者が患者の健康のために必要であると
考えて勧めた指示に, 患者が応じそれを遵守しようとすることである. しか
しながら, 患者の中には指示された治療法を守らない者もあり, そのような行
為（ノンコンプライアンス行動）は, 医療従事者の治療努力を無にしてしまう
ことになる.

　そこで, どのような条件がそろえば（情報, 治療内容, 治療期間, 患者と医

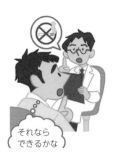

それなら
できるかな

療従事者との関係など），患者がコンプライアンス行動をとるのかについて，明らかにしていく必要がある[29,31]．

7 コヒアレンス感理論

アントノフスキー（Antonovsky, A.)[32-34] のコヒアレンス感*（sense of coherence）は，健康問題を理解し扱うための理論的枠組みである．コヒアレンス感とは，「高い確率で自らの内的・外的環境が予想でき，事態を合理的に選んだりうまく処理したりできるという，自身の持続的感覚の程度を表現した全般的な志向性である」と定義される．その枠組みは以下の三つの要素で構成され，得点化されるようになっている．

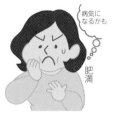

- **わかりやすさ** 人が直面する刺激によって，認知的感覚がつくられると感じる程度を表す．つまり感覚と秩序が状況によってつくられ得るという確信を，人々がもっていようがいまいが，感じられる刺激の程度を表す．

- **扱いやすさ** 人々が自由にできるような資源が，刺激によって起こされた需要に見合うと人々が感じる程度を表している．扱いやすさの得点が高いときは，自分自身のあるいは筋の通った他人の援助（資源）で，人々が対処できるだろうという感覚をもつ．

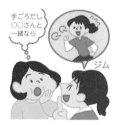

- **意味のあること** わかりやすさに対応する感情的な要素である．意味のあることの得点の高い人は，生活をより情緒的に感じることができる．

コヒアレンス感が強くなればなるほど，人々は，より多くの脅威や危険を避けることができる．人々は，健康を増進させる活動をもっと行うようになり，健康を危うくする行動を避けるようになる．生活は秩序立っており，資源を自由に利用でき，意味があると考えられる人々は，理想的な健康行動をとることができるのである．

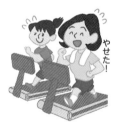

8 沈黙のスパイラル理論

人々の主観的規範と意図を変化させるために，多くの理論は，コミュニティの環境を変えるためのプログラム作成のガイドとなる．このようなガイドラインの一つとして，ノエル－ニューマン（Noelle-Neumann, E.)[35] の沈黙のスパイラル*理論が挙げられる．

この理論は，「特殊な見解が大多数の見解として知覚されるとき，それに反対する人々は，社会的孤立を恐れ，反対意見をほとんど表明しなくなり，一方賛成者はさらに遠慮なく発言していくので，最終的には，コミュニティの規範となっていく見解に賛成するコミュニケーションの総量がとめどなく上昇する」というものである．

5 集団の中での人の行動特性

社会生活全般において，私たちが人間関係や集団活動を避けて生きていくことは難しい．保健・医療領域にあって，看護師として個人に向き合う上で，人

間関係や集団活動の力を活用していくことは可能であろうか．本節では，健康行動を集団という視点から理解を深め，集団の活用について考えてみよう．

1 グループダイナミクス

例えば，学校のクラスメイトといるとき，部活動の仲間といるとき，学校以外の昔からの仲良しの友達といるときとで，自分の言動が違ってくるような経験をしたことがないだろうか．

同じ人でも，一緒にいる人たちによって話すことや振る舞いや気分や様子などが異なることがある．レヴィンは，このように集団が個人の心理や行動に影響を与えること，また個人が集団に影響を与えることを，**グループダイナミクス**（**集団力学**）と称した．

1 グループダイナミクスを生かす話し合いの場

仲の良い友達4人で旅行に行く計画を立てる場合を想像してみよう．教室で座って話すとき，どのような座り方になるだろうか．横一列に並んで座って話すだろうか．おそらく，なんらかの方法で**円形**に近い形で互いの表情や話が聞きやすい形に自然となっているであろう．

このように，集団の力を発揮するには適した話し合いの形がある．自然と話しやすい状況ができてくる場合もあるが，グループダイナミクスを意識した話し合いの場をつくるように心掛けることで，集団の力を引き出すことができる．

2 フォーマル・インフォーマルな集団

3章とは異なる分類の考え方になるが，集団は**フォーマルな集団**＊と**インフォーマルな集団**＊に分けて考えることができる．

2022（令和4）年の労働力調査によると，日本において組織に属している人の割合は約8割である．組織活動は，フォーマルな集団による活動であり，保健・医療領域での看護師の活動も同様にフォーマルな集団の活動といえる．しかし，組織というフォーマルな集団の中で，インフォーマルな集団としての情動的な人間関係が非常に重要な働きをしていることが明らかになっている（**ホーソン研究**＊）．部活動でも人間関係が良好な方がチームの結束が強く，成果も出やすいのは容易に想像できるだろう．

2 集団凝集性

自分がその集団の一員である，自分の集団であるという気持ちの度合いが強いことを，**集団凝集性**が高いという．例えば甲子園を目指している野球部であれば，県内の他の学校はすべて敵で，自分たちは一丸となって進むという気持ちが強いだろう．共通の目的があったり，共通の敵がいたりすることで集団凝集性が高まると言われている．

集団凝集性の高い集団は信頼が強くなったり成果が出やすかったりする傾向がある一方で，集団の大きい方向に自分の意志をゆだねてしまい，自分で考え

用語解説＊
フォーマルな集団

公的な集団．典型的には，明文化された規範を有し，達成すべき目標が成員に共有されている集団である．部活動や職場のチームなどはフォーマルな集団に分類される．

用語解説＊
インフォーマルな集団

私的な動機（気が合うなど）で形成された集団．典型的には，親しい仲間だけの集団のように，自発的に参加することができ，そこから出ることも自由な集団である．

用語解説＊
ホーソン研究

フォーマルな集団活動の生産性に影響しているものを調べた研究．生産性と関連すると思われる要素を取り上げ，四つの実験を行った結果，フォーマルな集団の中で，インフォーマルな集団としての情動的な人間関係が重要な働きをもつことがわかった．また，インフォーマルな集団のメンバーが，期待されればそのような行動をすることも示された（ホーソン効果）．

判断することを放棄してしまう**集団浅慮**と呼ばれる状態がが起こる危険もある.

a 集団規範

これらの背景に，集団内の大多数の成員が共有する判断の枠組みや，思考様式，すなわち**集団規範**の影響が考えられる．規範は，集団成員が相互作用を繰り返す中で形成され，集団の発達とともに徐々に変容する．規範から外れた言動をとる者が現れると，周りの成員たちは規範の存在と内容を明瞭に意識するようになり，規範に同調するように**集団圧力***を加えるようになる．集団圧力には，周りの成員が規範に従うように働きかける**直接的圧力**，自己の意見や行動が規範からずれていると認知した成員が自発的に同調の必要性を感じる**間接的圧力**の二つの形態がある.

用語解説*
集団圧力

集団成員に対して集団の規範に同調するように働く強制的な影響力.

3 同 調

同調とは，集団や他者の設定する標準ないし期待に沿って行動することである．同調は大別して，多数者意見に本心から同意して生じる**私的受容による同調**と，本心では多数者意見に同意してはいないのだが行動では表面上多数者に合わせる**公的受容（追従）による同調**がある．さらに，個人の集団への同調は多数であるから生じるのではなく，多数派が一致した行動をとるときに集団圧力が高まり，同調が起こりやすくなるとされる（アッシュ〈Asch, S.E.〉）.

また，同調に働く動機付けによる分類の仕方として，「他者や集団との関係を維持したい」，「承認や賞賛を得たい」，「罰を避けたい」といった動機付けによる**規範的影響**，他者や集団の意見や判断をよりどころとして，正しくかつ適切な判断をしたいといった動機付けによる**情報的影響**がある（ドイッチュとジェラード〈Deutsch & Gerard〉）.

こういった多数派の影響に対して，一般に少数者が影響力をもち得る条件として，①確信に満ちた態度で一貫して自説を主張し続けること，②主張内容が論理的であること，③少数者の社会的属性が他の成員と類似し利害関係がないことが挙げられる（モスコヴィッシ〈Moscovici, S.〉など）.

plus α
同調しやすい人の特徴

①他者のほうが自分よりも能力があると認知している人.
②親和動機が高い人.
③自己の確信，自信が低下している人.
④失敗経験がある人

4 準拠枠

個人の意見・態度・判断・行動などの基準となる枠組みを**準拠枠**といい，この枠組みを提供する集団を**準拠集団**という．個人はこの集団の規範との関係において自己を評価し，態度を変容していく.

準拠集団の機能には，①個人の態度決定の際にその基準枠として働く**比較機能**と，②個人の行動を集団の規範に合わせることで逸脱行動を抑えると同時に，これに対する制裁の働きをもつ**規範的機能**がある.

➡ 準拠集団については，
1章p.26参照.

5 ソシオメトリー

集団内の対人間の心理的関係や集団構造の測定，分析に関する理論としてモ

レノ（Moreno, J.L.）により考案された**ソシオメトリー**がある．ソシオメトリーは，集団内の人間関係を表層的なレベルから深層レベルまでをとらえようとする体系的なものであり，今日ではその技法の一つであるソシオメトリック・テスト*を意味することが多い．一般には，集団成員間の人間関係を**選択（親和）**と**排斥（反感）**を軸に分析する手法として知られている．テストによって集団内にどのような下位集団（仲良しグループ）が存在するか，いずれの下位集団にも属さない孤立児や排斥児はどのくらいいるか，そして最も人気のある成員（スター）は誰か，などが明らかにされる．得られた結果は，ソシオグラム*やソシオマトリックスにより整理される．ソシオメトリーによる分析は，集団を相互に比較することを可能にし，人間関係の結合の強さを数量的・客観的に表示できるため，その後の社会心理学の研究，例えばリーダーシップ選抜研究や対人魅力，集団凝集性の研究に大きな影響を及ぼした．

　ジェニングス（Jennings, H.H.）は，集団関係の中で誰を好むかという「他者の選択基準」に注目して，一緒に共通の仕事・目的を達成したいと思う社会活動（職業活動）を介在した仲間のことを**ソシオグループ**（sociogroup）と呼び，特定の仕事・目的とは無関係に一緒に遊んだり話したりして過ごしたいといった心理的つながりのある仲間のことを**サイキグループ**（psychegroup）と呼んだ．ひとりの人が，ソシオグループの仲間として選ぶ相手と，サイキグループの仲間として選ぶ相手は異なることが多いが，ソシオグループはより生産的でパブリック（公的）な傾向をもち，サイキグループはより自由でプライベート（私的）な傾向をもつという特徴がある．

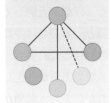

6　保健・医療領域にみられる小集団の特徴：機能・効用

1　小集団

　集団が本来の機能を発揮するためには，平均して7～10人が適切な人数とされている．こういった小集団には，互いの役割分担を明確にしたり連絡調整をしたりしやすくするなどの効用がある．また互いに情報を交換したり，困ったときに助け合ったりできる，小さな集団による仲間同士の支え合いも，小集団の効用の一つである．

　保健・医療領域の組織的な活動においても，組織内の小集団，例えばインフォーマルな集団の効用としても同様に重要な側面である．ヘルスプロモーションでは，住民参加・地域活動の強化が推進されるが，健康づくりのプログラムなどで，個人プログラムよりも集団プログラムにおいて，住民が意欲的になり継続する傾向がみられる．これもまた小集団の機能である．社会福祉という観点においても，こういった小集団の機能を生かしてネットワーキングやコミュニティ創造につなげることが期待できる．

一方，社会では小集団の活動に積極的な人ばかりではなく，集団の同調性などを苦手に感じたり，ストレスに感じる人も少なくない．そういった集団の負の側面に対しても有効な方法として，次項でファシリテーションを紹介する．

2 ファシリテーション

小集団を活性化する手法として，**ファシリテーション**（facilitation）がある．ファシリテーションとは，企業や学校，地域コミュニティ，医療現場などにおける会議などのグループ活動が円滑に行われるように，中立的な立場から支援を行うこと，またそのための手法や技術のことである．その役割を担う人を**ファシリテーター**（facilitator）と呼ぶ．

3 ファシリテーターのスキル

小集団を扱うファシリテーターに求められるスキルとして，段取り・進行・プログラムといった，活動の目的を達成するための**外面的なプロセス**と，メンバー一人ひとりの頭や心の中にある，考え方や筋道などの思考的プロセス，感情の動きやメンバー同士の関係性など心理的プロセスの**内面的なプロセス**に関するものがある．

外面的なプロセスにおいては，**場のデザインのスキル**が重要である．単に人が集まれば集団として機能するわけでなく，目標の共有から協働意欲の醸成まで，活動のプロセス設計としての場のデザインによる，集団づくりの成否がその後の活動を左右する．内面的なプロセスにおいては，**対人関係のスキル**が重要である．参加者の発するメッセージをしっかりと受け止め，そこに込められた意味や思いを引っ張り出すスキルである．具体的には傾聴，復唱，質問，主張，非言語メッセージの解読などのコミュニケーションスキルが求められる．

こうして集団活動を円滑に進めるための外面的なプロセスと，成果や満足感を左右する内面的なプロセスの，両方のプロセスに関わることで，人と人の相互作用を促進する．言い換えると，ファシリテーションでは，**自発性**と**協働性**を高めるために，二つのプロセスを通じて支援していくのである．

小集団を扱うスキルの機能性は，ファシリテーターの態度によって決まってくる（ミンデル〈Mindell, A.〉）．自発性と協働性を高めるためには，ファシリテーター自身が率先して行動する態度（リーダーシップ）や他者を尊重する態度（エルダーシップ）を体現していることが望ましい．ファシリテーターのもつのびのびとした雰囲気が，参加住民をエンパワメントし，自発性と協働性を高めていくのである．

4 パーソンセンタード・アプローチ

自発性と協働性を高めるために人や集団に関わるとき，どういった態度が必要だろうか．市民活動団体を立ち上げるような人の場合，本人はやるべきこと

plus α
ファシリテーションの意味

ファシリテーション（facilitation）は動詞であるfacilitateの名詞形だが，その意味は「促進する」「容易にする」「円滑にする」などである．

plus α
ロジカルシンキング

日本語では論理的思考と訳される．物事を論理的に，つまり筋道を立てて考えること．課題に関する因果関係の把握や，解決策を導き出す際に有効とされている．

に気付いているし，率先して集団を形成し行動するだろう．それについては次節で集団の発展過程として述べていくが，ここでは積極的に集団に参加しないような人にも有効な**パーソンセンタード・アプローチ（PCA）**を紹介する．

自分が困っているときを考えよう．そのとき，どういった対応してもらえるとうれしいだろうか．おそらく自分の気持ちに共感し，自分がどのように困っているかをとてもよく理解してくれたらうれしいと感じるだろう．そして，その人からのアドバイスなら参考にしてみたいと思うのではないだろうか．

PCAは，アメリカの臨床心理学者ロジャーズ（Rogers, C.）が提唱したカウンセリングやグループワーク（エンカウンターグループと呼ばれる）のアプローチであり，個人の成長への可能性を信じて促進していく支援を重視したものである．

具体的には，ファシリテーターとして人や集団に関わるとき，場にいる人たち（場に苦手意識をもっている人たちも含めて）一人ひとりについて，しっかりと理解していく姿勢をもち，観察だけでなく**対話**によって悩みなどを引き出していき，自分が理解したことを伝え確認することで内面的なプロセスを把握していく．また，参加することが苦手な人に対して参加そのものについてどう感じているか問うことや，患者と接する中で何か行う際に患者自身が企画段階から参加することなども考える．また，参加が苦手な人が発言したときは，発言したことの意義を伝え，患者が自信をもてるように関わる．このように，個人の成長への可能性を促進する関わりがPCAの特徴であり，ファシリテーターという言葉を，元々ロジャーズが好んで使い始めたものであることも頷けるだろう．

7 集団の形成と発展過程

1 集団の形成過程とは

集団の形成過程の一般的なモデルは，次のようなものではないだろうか．
①見知らぬ人が集まる．しかし，まだ仲間とは意識していない．
②徐々に互いを知るようになる．
③結果として目標を共有するに至る．

上記の過程を経て，仲間という意識や自覚が芽生えて相互作用が安定し，互いに役割を定めて相互の期待が生まれ，集団となる．これらの過程の中で，考え方や行動を制約する規範もあわせて形成され，それに対する同調や逸脱という統制過程ができることになる．これはインフォーマルな集団形成の概要であるが，フォーマルな職場集団でも，このような過程を基底にもっている．集団の形成過程の一例として，**タックマンモデル**（Tuckman, B.W.）を**図6-12**に示す．

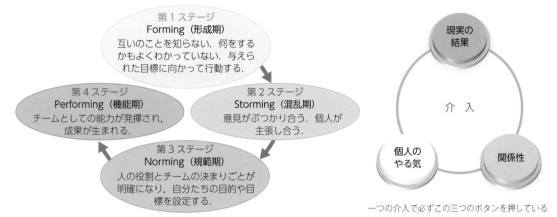

図6-12　集団の形成過程の一例（タックマンモデル）

一つの介入で必ずこの三つのボタンを押している

図6-13　ファシリテーションの介入

2 集団形成でのファシリテーション

　組織的な活動において，インフォーマルな集団や人間関係が重要である．集団の形成において，時には参加に消極的な人に働きかけて参加を促す必要があるだろう．そのような普段のさまざまな場面での**ファシリテーションの介入**について考えてみたい．

　私たちが人に働きかける介入の場面では，間違いなく言葉を用いて促すことになる．では，その発言，自分が発する言葉をどの程度意識して発しているだろうか．また，どういったことを意識して発していけばよいのだろうか．

　私たちは言葉を発するとき，何を期待しているだろうか．適切な結果に導くために発することもあるだろう．また，相手との人間関係を調整したり，修復したりするために話し合うこともあるだろう．あるいは，元気のない相手を勇気付けるために声を掛けることもあるだろう．

　1回の言葉掛けであっても，その言葉は，①**現実の結果**，②**関係性**，③**意欲・やる気**の三つに同時に影響を与えている．つまり一度の発言でこれら三つのボタンを同時に押しているのである（図6-13）．

　例えば，やるべきことをやらせようと（「現実の結果」を意図して）言葉掛けをしたが「意欲・やる気」をそいだ言葉掛けになっていたり，その結果，その人との「関係性の質」が悪くなったりする．このように言葉掛けをするときには，三つのボタンの一つだけを意図して発したとしても，必ず他の二つのボタンを押してしまうのである．

　介入の精度を高めるためには，この三つのボタンを同時に押していることを自覚して，できれば他のボタンで悪影響を及ぼすことなく，三つ同時に好影響を与える言葉掛けを選択できるように磨くことが重要だろう．そうすれば，成果も上がり，インフォーマルな集団のメンバーは意欲的になり，集団への信頼を高めて，機能的な活動が可能になる．このように介入の精度の高さを上げて

いくことが，インフォーマルな集団の形成において重要である．

3 地域での健康づくりと場

健康・医療領域における集団の形成過程，また医療における組織活動については前述の通りだが，現在，健康づくりは社会における健康問題に対するだけでなく，QOLや健康の維持向上を目指すものであると認識されつつある．住民同士の共助（既存組織，ボランティア，NPO，近隣などによる助け合い）における集団形成のための場づくりには四つの場が重要となる．

1 つながる場

つながる場で大切なことは，知り合うことはもちろんだが，後の活動につながる**自発性**である．自発性は，内発的な要因を自覚するプロセスが重要である．住民ボランティア養成セミナーなどでは，「なぜセミナーに参加しようとしたか」といった問いで対話を促進することによって，行動をした動機をより深く自覚するプロセスをデザインすることができる．また，訪問での面接では，健康づくりをどこかの誰かのことでなく，自分の健康のこととして理解させる工夫なども，内発的な要因を喚起することになる（熊本の例，図6-14）．

2 深まる場

深まる場で大切なことは，タックマンモデルにおけるStorming（混乱期）の予防としての相互理解・相互尊重である．なぜなら，立場の違いや価値観の違いなどを共有していきながら，共通する目的を見つけ出していくことによって信頼構築をしていくことができるからである．この段階の深まりによって，仲間意識が形成され，**協働性**が高まる（図6-15）．

3 生まれる場

生まれる場で大切なことは，形にすることである．ただし，無理に何かを形作ることを促すのではなく，ファシリテーターは，のびのびとした雰囲気を大切にし，参加者の願いをとらえ，あくまでも参加者の自発性・協働性に任せ見守ることが大切である．同時に，次につながる具体的なアクションが明確になるように支援していくことが大切である．例えば，自主組織が生まれるときには，次のミーティングの日時・場所を設定するように促すなどである．住民参加の成功例を見ると，個別に話を聞きながら，自治体側で場づくり

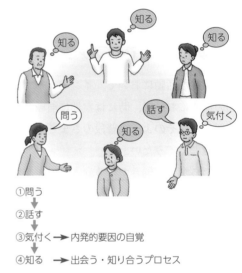

①問う
↓
②話す
↓
③気付く → 内発的要因の自覚
↓
④知る → 出会う・知り合うプロセス

図6-14　つながる場

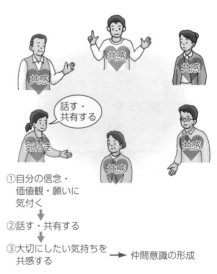

①自分の信念・
　価値観・願いに
　気付く
↓
②話す・共有する
↓
③大切にしたい気持ちを → 仲間意識の形成
　共感する

図6-15　深まる場

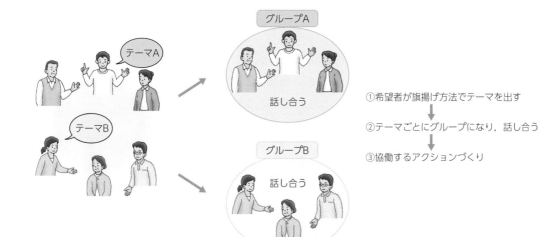

①希望者が旗揚げ方法でテーマを出す

②テーマごとにグループになり，話し合う

③協働するアクションづくり

図6-16　生まれる場（オープン・スペース・テクノロジーの例）

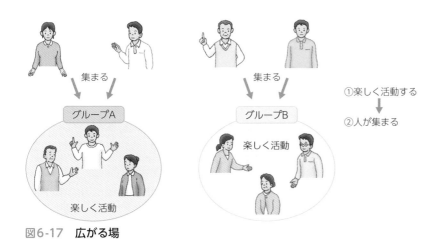

①楽しく活動する

②人が集まる

図6-17　広がる場

から組織づくりを協働して行うケースがある．健康づくりの切り口が多様であることを考えると，多様なサブグループができることは自然であろう．それを引き出す場として，**オープン・スペース・テクノロジー***は有効なものの一つである（図6-16）．

4　広がる場

　広がる場で大切なことは，自主組織や集まりの場のもつ**雰囲気が楽しいこと**である．ある行動の必要性や重要性を理解しても，人は楽しい環境にないとその行動は続かないものである．人が集まり持続する場とは，身体的健康だけでなく，場そのものが幸福・自己実現につながる，そして達成感や自己効力感の伴う**活動する楽しさ**，所属感や承認感のある**豊かな交流**を備えている場なのである（図6-17）．

plus α

熊本大学による報告

熊本市東区において，住民への健康推進のために地域のリーダーが，自身の健診結果に基づくニーズに合致した情報提供により健康づくりへの関心を高めるように働きかけ，周りに健康についての情報発信が行われるようになったという，自発性の高まりに関する成功事例が熊本大学から報告された．考察の中で，リーダーによる主体的な啓発行動にはつながったものの，それを継続させることの重要性と，そのためのリーダー育成や連携の必要性が指摘されている．

用語解説*

オープン・スペース・テクノロジー

頭文字をとってOSTとも称される．課題や討議したいテーマについて，参加者自身が提案して仲間を募り，参加者全員で自発的に課題に取り組むというワークショップ手法の一つ．

健康づくりにおける集団形成のための場づくりモデルの成功事例の特徴を図6-18に整理した.

　また逆に，例えばさまざまな住民ボランティアを育成しても，参加者の自主運営によるグループ活動につなげ，さらにそれを継続していくことが難しい場の傾向もある（熊本の報告，表6-3）．これらの図表からも，住民が自発性・協働性をもてるようなファシリテーターのかかわり方が重要であることがわかるだろう.

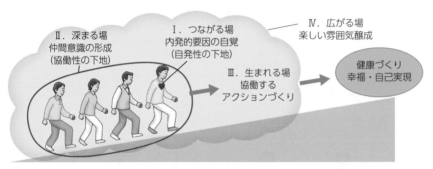

図6-18　健康づくりにおける場づくりモデル

表6-3　自発性・協働性の有無による場の傾向

		Ⅰ. つながる場　Ⅱ. 深まる場	
		自発性・協働性がある	自発性・協働性がない
住民参加のプロセス	何をどうするか話し合う場や学びの場の状態 例：住民ボランティア育成等	Ⅲ. 生まれる場 自発性・協働性が高まり，活気のある状態.	他人事・あるべき論の話し合い，または役割の押しつけ合いが起こりやすい緊張状態.
	決まったことの将来 例：住民によるグループ活動等	Ⅳ. 広がる場 楽しい雰囲気に満ち，人が集まり広がっていく.	個々の負担感が増し，実行性・持続性が低くなる.

コラム　笠間市スクエアステップ・リーダー会の活動

　茨城県の「笠間市スクエアステップ・リーダー会」は2010（平成22）年4月に笠間市高齢福祉課包括支援センターと筑波大学大蔵研究室の後援により住民自主組織として設立された．4年後にはサークル数21，会員508名，リーダー数は120名となっている．サークルを円滑に進行するために意識している点として以下に留意しているという．

①リーダーも会員も平等であること　　⑤体調は自己管理すること
②それぞれのペースを尊重すること　　⑥水分をよくとること
③あわてない，あせらないこと　　　　⑦常識，礼儀，感謝
④競争しない，比べないこと

　進行メニューは参加者が飽きないような楽しい活動がテンポよく配置されており，一度参加した住民が多くリピートしている．この意識している点は，エルダーシップの要件を満たしている一例といえるだろう．

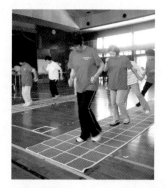

活動の様子

引用・参考文献

1) 島内憲夫編訳・解説，鈴木美奈子訳書評．ヘルスプロモーション：WHO：オタワ憲章．垣内出版，2013，p.79-80，（21世紀の健康戦略シリーズ，1-2）．

2) 島内憲夫，鈴木美奈子．ヘルスプロモーション：WHO：バンコク憲章．垣内出版，2012，p.17，（21世紀の健康戦略シリーズ，6）．

3) Robin Bunton, et al. Eds. Health Promotion：Disciplines and Diversity. Routledge, 1992, p.1.

4) 島内憲夫．人々の主観的健康観の類型化に関する研究：ヘルスプロモーションの視点から．順天堂医学．2007，53（3），p.410-420．

5) 鈴木美奈子ほか．主観的健康観が健康行動と健康状態に及ぼす影響：特定健康診査受診者を対象として．ヘルスプロモーション・リサーチ．2012，5（1），p.12-23．

6) Nutbeam, D. et al. Theory in a Nutshell：A practitioner's guide to commonly used theories and models in health promotion. National Centre for Health Promotion Department of Public Health and Community Medicine University of Sydney. 1998, p.10-18.

7) ナットビームほか．ナットとハリスのヘルスプロモーション・ガイド・ブック：ヘルスプロモーションの理論とモデル．島内憲夫監訳．垣内出版，2003．

8) L. W. グリーンほか．ヘルスプロモーション：PRECEDE-PROCEEDモデルによる活動の展開．神馬征峰ほか訳．医学書院，1997，p.34．

9) 島内憲夫．新しいヘルスプロモーション活動の展開．健康管理．2002，6，p.30．

10) 島内憲夫編著．ヘルスプロモーション講座～心の居場所：セッティングズ・アプローチ～．順天堂大学ヘルスプロモーション・リサーチ・センター，2005．

11) 中央教育審議会．子どもの心身の健康を守り，安全・安心を確保するために学校全体としての取組を進めるための方策について（答申），2008．

12) 財団法人日本学校保健会．みんなで進める学校での健康つくり：ヘルスプロモーションの考え方を生かして．2009．

13) 諏訪茂樹．行動科学．保健医療行動科学事典．日本保健医療行動科学会監修．メヂカルフレンド社，1999，p.105-106．

14) 宗像恒次．保健行動のモデル．看護技術．1983，29（14），p.21．

15) Bandura, A. Social Foundations of Thought and Action：A Social Cognitive Theory. Englewood Cliffs, NJ.：Prentice Hall, 1986.

16) Bandura, A. Self-Efficacy in Changing Societies. Cambridge University Press, New York, 1995.

17) 島内憲夫ほか．ヘルスプロモーションのすすめ．垣内出版．1990，p.45-46．

18) Prochaska, J.O. et al. The transtheoretical model and stages of change. In：Glanz, K. et al. Health Behaviour and Health Education：Theory, Research and Practice. San Francisco, CA：Jossey-Balance, 1997.

19) Ajzen, I. et al. Understanding Attitudes and Predicting Social Behaviour. Englewood Cliffs, NJ.：Prentice-Hall, 1980.

20) K. レビン．社会科学における場の理論．猪股佐登留訳．誠信書房，1979．

21) L. フェスティンガー．認知的不協和の理論：社会心理学序説．末永俊郎訳．誠信書房，1965．

22) Rogers, E.M. Diffusion of innovations. The Free Press, 1983.

23) Kotler, P. Marketing for nonprofit organizations. NJ.：Prentice Hall, 1975.

24) Rosenstock, I.M. The health belief model and preventive health behaviour. Health Education Monographs. 1974, 2, p.354-386.

25) 宗像恒次．行動科学からみた健康と病気．メヂカルフレンド社，1990，p.115-122．

26) 島内憲夫．家族周期と健康管理．現代家族のライフサイクル．培風館，1983，p.91-125．

27) 島内憲夫ほか編著．保健社会学：理論と現実．保健社会学の理論構成．垣内出版，1983，p.11-45．

28) Tones, K. Devising strategies for preventing drug misuse：The role of the Health Action Model. Health Education Research. 1990, 2, p.305-317.

29) D. E. オレム．オレム看護論：看護実践における基本概念．

小野寺杜紀訳. 医学書院, 1980.

30) 宗像恒次. セルフケア. 保健医療行動科学事典. 日本保健医療行動科学会監修. メヂカルフレンド社, 1999, p.210.

31) 山崎久美子. コンプライアンス. 保健医療行動科学事典. 日本保健医療行動科学会監修. メヂカルフレンド社, 1999, p.119.

32) Antonovsky, A. Health, stress and coping. Jossey-Bass. San Francisco, 1979.

33) Antonovsky, A. "The sense of coherence as a determinant of health". In Behavioural health：A handbook of health enhancement and disease prevention. ed. Matarazzo, JD. et al. Wiley, New York, 1984, p.114-129.

34) A. アントノフスキー. 健康の謎を解く：ストレス対処と健康保持のメカニズム. 山崎喜比古ほか監訳. 有信堂高文

社, 2001, p.23.

35) Noelle-Neumann, E. The spiral of silence：A theory of public opinion. Journal of Communication. 1974, 24, p.43-51.

36) 田尾雅夫. 組織の心理学. 有斐閣, 1999,（有斐閣ブックス）.

37) 堀公俊. ファシリテーション入門. 日本経済新聞出版社, 2004.

38) 堀公俊. 組織変革ファシリテーター：「ファシリテーション能力」実践講座. 東洋経済新報社, 2006.

39) E. ミンデル. メタスキル：心理療法の鍵を握るセラピストの姿勢. 佐藤和子ほか訳. コスモスライブラリー, 2001.

重要用語

ヘルスプロモーション活動モデル	理由付けされた行動の理論	コンプライアンス理論
NUTSHELL理論	場の理論	コヒアレンス感理論
Precede-Proceedモデル	認知的不協和理論	沈黙のスパイラル理論
リスクファクター（危険因子）	イノベーション普及モデル	グループダイナミクス
ハッピネスファクター（幸福因子）	保健信念モデル	同調
行動科学	保健感覚モデル	準拠枠
行動変容	保健規範モデル	ソシオメトリー
社会的学習理論	ヘルスアクションモデル	ファシリテーション
段階的行動変容モデル	セルフケアモデル	タックマンモデル

◆ 学習参考文献

❶ 島内憲夫, 鈴木美奈子. ヘルスプロモーション：WHOオタワ憲章. 島内憲夫ほか訳. 垣内出版, 2013,（21世紀の健康戦略シリーズ, 1・2）.

❷ 宗像恒次. 最新 行動科学からみた健康と病気. メヂカルフレンド社, 1996.

❸ 日本保健医療行動科学会監修. 保健医療行動科学事典. メヂカルフレンド社, 1999.

❹ 島内憲夫・鈴木美奈子著. ヘルスプロモーション：WHO：バンコク憲章. 垣内出版, 2012,（21世紀の健康戦略シリーズ, 6）.

❺ 坂本真士, 丹野義彦, 安藤清志編. 臨床社会心理学. 東京大学出版会, 2007,（叢書 実証にもとづく臨床心理学）.

❻ 釘原直樹. グループ・ダイナミックス：集団と群集の心理学. 有斐閣, 2011.

❼ A. ミンデル. ディープ・デモクラシー：〈葛藤解決〉への実践的ステップ. 青木聡訳, 富士見ユキオ監訳. 春秋社, 2013.

❽ D. ボーム. ダイアローグ：対立から共生へ, 議論から対話へ. 金井真弓訳. 英治出版, 2007.

❾ H. オーエン. オープン・スペース・テクノロジー：5人から1000人が輪になって考えるファシリテーション. ヒューマンバリュー監訳. ヒューマンバリュー, 2007.

❿ 島内憲夫. 健康社会学：理論体系モデル試論. 垣内出版, 2021.

7 社会経済の変化と健康

学習目標

◗ 自由市場経済・新自由主義がもたらした社会の変化を理解する.

◗ ライフスタイル，社会経済的地位と健康格差の関連を理解する.

◗ 世界各国における平均寿命と所得水準の関連を理解する.

◗ 今後IT化が労働と職場に及ぼす影響を考える.

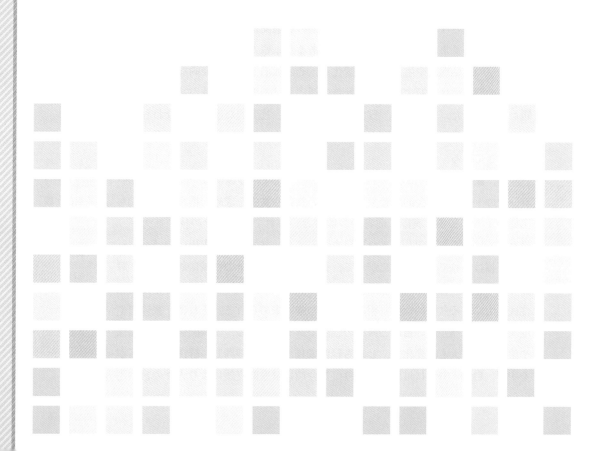

1 社会経済構造の変化：
前近代から産業革命，情報革命を経た今日

1 個人生活と社会生活

　個々の人間は，自らの生命の維持・存続，そして日常生活の継続や発展，さらにはその一生や人生を満足できる，意味あるものとして過ごすために，さまざまな行動をとっている．種々の欲求を充足するにあたっても，人間は動物とは異なり，本能や反射などといった先天的メカニズムによるよりは，**学習・試行錯誤・模倣**といった後天的に獲得する**行動様式**や**生活習慣**などに大きく依存しており，他者や社会によって育てられ，またそれらの**環境因子**とさまざまに関わり合いながら生活を営んでいる．

2 社会の変化の流れ

　1章の通り前近代社会では，人々は社会的なまとまりに強く依存し，またそれに拘束されて生活を営んできた．しかし，産業革命以降は，技術や経済力などの高まりとともに，人間の力が増大し，自然の生態系に働きかけて生産性を高めるようになった．さらに近年の**商品経済**や**自由市場経済**などのグローバリゼーションの進展に伴い，とりわけ大規模企業の利益追求の動きが加速した．一方，産業革命以降の約200年間で，人類は戦争・紛争の繰り返しや森林・沿岸の大規模開発，大量生産・販売・消費という生活様式の変化によって自然の生態系に大きな影響を及ぼし，地球規模の**環境変化**をもたらし続けている．

　そして，あくまで市場経済の影響下であるが，個人の自由や選択の幅が拡大し，人々の生活態度や生活様式は変化し，その代償として社会的なまとまりや人々との関係性は次第に低下し，社会生活における**孤立**や**孤独**が社会的政策課題となってきた．すなわち，日常生活において，社会的な事柄，すなわち公共性より私的な事柄に価値を置き，個人生活を優先する**生活態度**（**個人化**）が進展してきている．

　今日，**新自由主義***に基づく政策により経済的な生存競争は一層強まっている．その一方で，社会的弱者や少数者との**共存**や**共生**を求め，模索する活動も出始めてきている．実際，弱者や少数者といわれてきた人々の権利拡大が，徐々にではあるが実現してきた．日本国内でも，**共生社会の実現**に向けた取り組みが掲げられている．したがって，保健・医療・福祉の領域においても，障害者や高齢者の自立生活と社会生活への参加に向けた取り組み，あるいは地域住民同士による共同的な取り組みが一段と強く求められる．それは，家族内や地域の生活レベルでの**自助**と**共助**の強調である．しかし，家族関係，社会関係や生活様式が大きく変化し，しかも経済成長が長らく停滞し，経済格差が広がる中で，自助・共助には限界があり，社会的には公的支援により人々の日常生

用語解説 *

新自由主義

ネオリベラリズムとも呼ばれる．市場・個人の自由を重視し，国家の介入を最小限にすべきという考え方（つまり小さな政府を目指す）．具体的には，民営化や規制緩和がある．競争によりサービスの最適化が図られるなどメリットもあるが，自己責任的になりやすいという面もある．

活を支えていくことがさらに必要になってきている.

3 情報化とライフスタイル

とりわけ**情報化**の影響では，メディアの視聴ではテレビが最も多く，健康行動に影響する要因であることを忘れてはならないが，インターネットの位置付けも極めて重要となっている．その利用者は急速に増大し，今日，インターネットを通じて得られる消費生活，保健医療サービスや健康に関する情報は，ライフスタイルや健康行動を決定する有力な情報源となっている．しかし，必要なことは，その情報の質を判断し，より適切で正確な情報にアクセスし，選択する力が備わっているかである．このような力として，**インターネットリテラシー**，**ヘルスリテラシー**が提唱されてきたが，最近になり**e-health literacy**＊という考えが登場した．

2 ライフスタイル・社会経済と健康格差

2章5節でライフスタイル，ライフスタイルと健康の関係について概説したが，ここで改めて，ライフスタイルと社会経済との関係について学び，ライフスタイルの違いがもたらす健康格差について理解しよう．

1 ライフスタイルと社会経済的地位

医療・看護領域では，ライフスタイルを個人の行動特性や行動選択の結果とみなしがちである．しかし，個人のライフスタイルは，帰属する集団の**社会経済的地位**と結び付いた規範や価値といった**社会意識**，**社会構造**を色濃く反映したものだと考えられている．つまり，本来は社会経済的地位によって決まる選択的な消費行動，生活態度や人生観・価値観の複合であり，共通性をもった集団の行動パターンなのである．したがって，社会経済的地位がライフスタイルを決定し，人々の健康行動を規定すると考えられる（図7-1）．

情報化や都市化など社会変動が激しい時代においては，社会経済的地位とライフスタイルの結び付きが弱まり，近年では健康行動や健康を規定する要因と

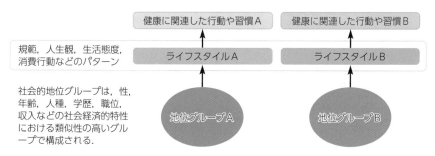

図7-1　社会経済的地位とライフスタイル，健康行動の関連

して，ライフスタイルを構成する個々の行動を重要視する傾向にある．はたして実態はどのようであるだろうか．

2 ライフスタイルの違いで生じる健康格差

　健康の社会格差（**健康格差**）について，社会経済的地位により死亡率などの健康指標に格差が生じている証拠があるとの指摘がある．それを医療社会学的に解釈すれば，社会経済的地位（職位や収入，学歴など）がライフスタイル（消費行動や生活態度，価値観など）を規定し，そのライフスタイルにより，検診受診，疾病リスクの認知，健康課題に対する**セルフエフィカシー**＊などの健康行動や健康習慣が影響を受ける．その結果，社会経済的地位の高低にしたがって，病気や死亡といった不利な健康事象の発生に差異が生じる，という一連のメカニズムを思い描くことができる．

　このような点からすれば，社会経済的地位とライフスタイルの結び付きは，現在でも重要な視点を提供しているといえる．

3 ライフチャンスとライフチョイス

　ライフスタイルを特定の社会的地位にある人々の集団的な行動特性とみなしていたウェーバー（→ 2 章p.51参照）は，社会経済的地位とライフスタイルの結びつきを明確に意識していたわけではないが，二つを結びつける要素として**ライフチョイス**（life choice）と**ライフチャンス**（life chance）があることを示唆している[1]．

　ライフチョイスは，主体（人間）がQOLを高めるためにライフスタイルを構成する各行動を取捨選択する機会を意味する概念である．ライフチャンスは，それらを選択し実現する可能性を示す概念であり，選択行動が成立する前提条件となる．しかも，それは**社会経済的構造**によって規定されていると考えた．ライフスタイルや健康行動の選択の機会は，人が社会経済的な階層構造のどの位置にいるかによって影響を受けることを示唆したのである（図7-2）．

したがって，ライフスタイルの改善には，賢明で自律的な選択を可能にする主

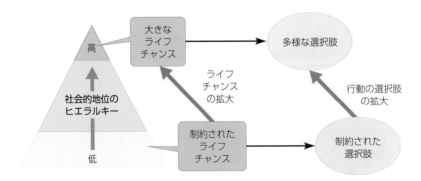

図7-2　社会的地位のヒエラルキーとライフチャンスおよび行動の選択肢

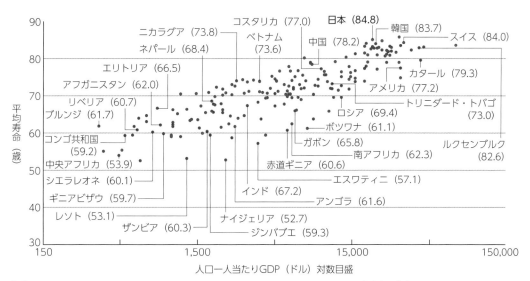

資料：UNDP. United Nations Development Programme Human Development Reports. 2021をもとに作成.

図7-3　世界各国の平均寿命と所得水準

体育成のための教育と，好ましい選択機会の公正な拡大にむけた社会経済構造の改革が共に必要である．

　なお，ライフチャンスのうち，物質的な資源や社会資源へのアクセスの不平等（それによって生活環境や健康習慣に問題が生じる）が健康格差にとって重要なのか，それとも自律性や社会参加など精神的資源の不平等が問題なのか，論争が続いている．いまだに経済的に貧しい国家が多い国際社会においては，**図7-3**に示したように，一人当たりの収入の多さ（一人当たりの国民総所得，Gross national income per capita），つまり物質的な豊かさが，平均寿命に大きな差をもたらしている．同時に，同じ経済的豊かさでも，国家間で平均寿命の大きな格差が存在する．

　いずれにせよ，このような人々の行動パターンを規定している社会経済構造としては，国際社会，国家社会や社会制度，社会階層といったマクロレベルから，地域コミュニティや職場集団，家族といった中間（メゾ）レベル，さらに個人の社会的役割といったミクロレベルまである（**図7-4**）．

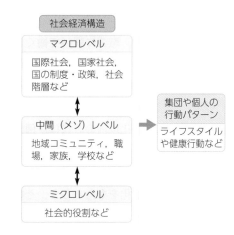

図7-4　社会経済構造と行動パターンの関連

plus α

**ステータス
シンドローム**

人は社会経済的地位（ステータス）が高いほど，物質的な資源へのアクセスのみでなく，自分の人生に対するコントロール感も高く保て，人生を豊かで健康的に過ごせる生活行動や社会参加の選択肢も幅広い．このことが成人期の健康に大きな影響を与えていることから，イギリスの公衆衛生学者マーモット（Marmot, M.）は「ステータスシンドローム」と命名した[2]．

3 働き方（労働生活）と健康

社会経済構造の変化，ライフスタイル・社会経済的地位と密接な関係にあるのが，人々の労働である．ここでは，労働と健康についてみていく．

1 仕事，労働とその変化

1 働く，仕事，労働とは

ギデンズによると労働とは，「有給であれ無給であれ，人びとの要求を充たす物的財やサービスの生産を目的とした課業を，心身を費やしながら遂行すること」[3] であり，生活のための賃金を得る手段としての**有給労働**（主に職場）と，無給の**シャドウワーク／家事労働**（主に家庭）が含まれる．

したがって，「働く」あるいは仕事は，金銭を得ることを主目的とした行為のみを意味するわけではない．アメリカでなされた報告によれば，仕事は，人々の人生の多くの時間と意識を占め，働く人の生活リズムを構造化し，**自己充足感，自尊心**や**社会的アイデンティティ**の形成に貢献している[4,5]．

2 近代化・工業化による労働，職場の変化

労働のうちには，職業に就いて働くことが含まれる．職業や仕事，職場は，近代化・工業化により，狩猟・採集時代や農耕時代の働き方と比べて，劇的に変化した[3]．職業は数多くの種類に細分化し，求められる知識やスキルも多様になり，生産工程に必要な知識やスキルを一人ですべてカバーすることは不可能になった．工業化以前の時代は，例えば農民や職人は自分の仕事を熟知しており自律的に管理していたが，工場の生産ラインで働く労働者はその管理権を失っていった．マルクスによれば，労働の分業化は，自律的な労働から**相互依存的な労働**へと変化をもたらした．そのため，生産する過程の全体像を見えなくし，生産の成果に対する個人の貢献を感じにくくしていった．

同時に，近代化，工業化によって労働を行う場所，すなわち職場も変化した．それまでは家庭やそのコミュニティが主な職場であったが，大きな機械設備の必要性は工場を生み出し，家庭と職場との分離をもたらした．労働者の家族単位では，働き手と家事の担い手が分かれることを意味する．このような18世紀後半から19世紀にかけて英国やヨーロッパで始まった近代工業化は，世界に広がり，近代日本でも，工場労働を求めて人々は農村から都市へと移動し，大量の労働者と少数の資本家の社会階層の分化が生じた．

3 IT化社会における労働と職場の変化

さらに，最近の**IT技術**の進展と社会的広がりによって，ますます働き方，仕事・労働，職場のあり方は大きく変化するだろう．すでに，四つの大きな変化が予測されている[4,5]．

まず，ITにより働き方と職場の柔軟性を増すが，仕事と他の生活領域，特に**家庭生活との境界が曖昧**になると考えられる．これまでよりも仕事は家庭生

plus α

COVID-19と働き方の変化

COVID-19の感染拡大により，労働者は在宅勤務，時差通勤，自宅待機，休業などで対処せざるをえなくなり，働き方，仕事や職場に対する意識が否応なく変化した．非正規雇用労働者が大きく減少したほか，勤務日や労働時間の減少により，収入が減少した国民は多い．今後は，ポストCOVID-19時代の働き方，ライフスタイルや生き方を模索することになる．

コンテンツが視聴できます（p.2参照）

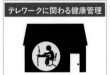

●テレワークに関わる健康管理〈アニメーション〉

活の領域を侵食しやすくなり，葛藤を生じさせるだろう．他者との対話も，個人的なことより仕事に関することが増えてくる．

2点目は，コンピューターシステムにより，労働効率・生産性や働き方の合理性からプライベートまで**監視の領域が広がってくる**．労働者の肉体的作業から，これまで直接には監視しにくかった精神的労働までが絶え間なくモニタリングできるようになる．つまり，管理者の監視により肉体的にも精神的にもより仕事の効率や成果が求められるようになる．

3点目は，ICTを使うリモートオフィスやICTのバーチャル空間が，社会的アイデンティティと社会性を培う主要な場として，**物理的な職場に取って代わる**可能性がある．

最後の変化は，ITで置き換わる仕事がある一方で，ジェンダーとまだ結び付いていない新たな仕事が創出され，**職業のジェンダーステレオタイプを揺さぶる**可能性が生じることである．新たな職業と雇用の創出は，社会に新たな職業意識や態度を生み，男性と女性の双方に有益な変化となる可能性がある．

さらにITの普及拡大は労働者を，高い知識とスキルをもち独創性を発揮して働ける者と，スキルを必要としない単純で画一的な仕事に従事する低賃金・非正規の労働者に分極し，社会経済面の格差を拡大する可能性もある[3]．

歴史的にみて技術革新は，人々の働き方，仕事・職業を変革してきたが，当然ネガティブな面ばかりでなくポジティブな面もある．これらの変化に，人間は適応し，活き活きと生きるための多様な意味を見出していく必要がある．

2 労働生活と健康格差

現在の日本で社会経済的地位と健康格差の関連を考える場合，**労働生活・労働条件**との関連で生じている社会格差の問題を抜きに考えられない．すなわち，**非正規雇用者の増加**と，**違法な長時間勤務・パワーハラスメント**が横行し，職位に見合わない過大な責任・役割を求めるいわゆるブラック企業の存在である．長時間労働，ハラスメント，過大な責任は，過労死や過労自殺，うつ病をもたらす**職業性ストレス**の重要な要素である．

そこで厚生労働省も，**若者の「使い捨て」**が疑われる企業などが社会で大きな問題となっていることをやっと認め，2013（平成25）年8月に監督指導を強化する姿勢を報道関係者に公表した．2022（令和4）年4月から2023（令和5）年3月に行われた厚生労働省の立ち入り調査によると，長時間労働が疑われる全国33,218事業所のうち，違法な時間外労働が14,147事業所（42.6％），賃金不払いの残業が3,006事業所（9.0％）と違法な状態が蔓延していることを示している[6]．時間外・休日労働の実績が最も長い労働者の労働時間が，**過労死**の認定基準である月80時間を超えた企業が，14,147事業所のうち5,247事業所（37.1％）に上っていた[6]．

非正規雇用者であれば立場の弱さから，正規雇用者は非正規雇用者の増加が

IT化と労働者の関係

インターネットを使った柔軟で流動的な働き方は，それを好む適応力が高い労働者もいるが，同僚との直接的に会う機会を減少させて人間関係の希薄化が生じ，帰属意識を低下させ孤独になる可能性があり，人によっては自己有用性や社会的アイデンティティをもちにくくさせる．人間性や社会的絆，信頼感を発達させにくい環境になる可能性も孕んでいる．

非正規雇用者の推移

2022年平均の労働人口は6,723万人と，前年に比べ10万人増加している．正規の職員・従業員数は3,597万人と，前年に比べ1万人増加しており，女性の比率は34.8％と3分の1ほどである．非正規の職員・従業員数は2,101万人と，26万人の増加であり，3年ぶりの増加であった．非正規の職員・従業員数に占める女性の割合は，68.2％と3分の2を占めており，正規と対照的である．就業者が最も増加したのは「医療，福祉」で908万人と，前年に比べ17万人増加している[7]．

健康障害防止措置

労働基準監督署は，監督指導を実施した事業所のうち13,015事業場に対して，長時間労働を行った労働者に対する医師による面接指導など，過重労働による健康障害防止措置を講じるよう指導している．

不安要因となり，違法な労働条件下でも健康を犠牲にして働かざるを得ない状況に追い込まれる．

a 働き方改革の施行

21世紀の世界が目指す働き方として，ILO（国際労働機関）は，「**ディーセントワーク（働きがいのある人間らしい仕事）**」の概念を提唱している．具体的には，労働者の権利が保障され，安全で健康的な職場で，十分な収入を生み出し，適切な社会保護が与えられる生産的な仕事である．

日本でも「働き方改革関連法案」が2018（平成30）年6月29日に成立し，翌年4月1日から順次施行されている（**表7-1**）．働き方改革は，日本の企業文化，日本人のライフスタイル，労働に対する価値観の変革そのものであり，日本人の健康と生活に大きな影響を及ぼす政策である．

また，働き方改革で目指されている**ダイバーシティ**の中には，病者・障害者，女性・若者・高齢者，子育て・介護世代，外国人が含まれており，グローバル化し大きく変動する世界の中で，多様な背景の人々がいかに活き活きと働いて生活できる社会を整備するかが重要な社会的課題となっている．

表7-1　働き方改革の主な内容

- ・長時間労働の是正
- ・雇用形態に関わらない公正な待遇の確保
- ・柔軟な働き方がしやすい環境整備
- ・ダイバーシティの推進
- ・賃金引上げ
- ・労働生産性向上
- ・再就職支援，人材育成
- ・ハラスメント防止

引用・参考文献

1) Cockerham, W.C. Healthy lifestyles in Russia. Soc SciMed. 2000, 51, p.1313-1324.
2) M．マーモット．ステータス症候群：社会格差という病．鏡森定信ほか監訳．日本評論社，2007．
3) アンソニー・ギデンズ．社会学．松尾精文ほか訳．第5版，而立書房，2009．
4) Committee on Information Technology, Automation, and the U.S. Workforce. Information Technology and the U.S. Workforce：Where Are We and Where Do We Go from Here? The National Academies Press. 2017, p.102-107.
5) D.L.ブルスティン.人間の仕事：意味と尊厳．白桃書房，2023，p.1-25.
6) 厚生労働省．長時間労働が疑われる事業場に対する令和4年度の監督指導結果を公表します．2023，https://www.mhlw.go.jp/stf/newpage_34504.html，（参照2023-09-28）．
7) 総務省統計局．労働力調査（詳細集計）2022年（令和4年）平均結果．2023，https://www.stat.go.jp/data/roudou/sokuhou/nen/dt/index.html，（参照2023-09-28）．

重要用語

新自由主義	セルフエフィカシー	労働生活
e-health literacy	ライフスタイル	IT化社会
社会経済的地位	ライフチャンス	ディーセントワーク
健康格差	ライフチョイス	働き方改革

8 家族と健康

学習目標

- 戦後日本の家族がどのように変わってきたのかを理解する.
- 過去の状況や他国との比較を通して，現代日本の家族の特徴について考える.
- 家族が直面する課題を理解し，これからの家族のあり方について考える.
- 援助者として，家族の変化にどのように対応すべきかを考える.
- ライフステージに応じた家族の課題を理解する.
- ひとり親家族やステップファミリーの課題を理解する.
- 専門援助者として，各家族の抱えるニーズにどう対応すべきかを考える.

1 家族とは何か

　家族とは何か．そう問いかけられて「知らない」と答える人はほとんどいないだろう．家族はとても身近な存在である．しかし，家族を一文で表現することは，思いのほか難しい．家族社会学者の森岡清美は1997（平成9）年に家族を次のように定義した．

　　「家族とは，夫婦・親子・きょうだいなど少数の近親者を主要な成員とし，成員相互の深い感情的かかわりあいで結ばれた，幸福（well-being）追求の集団である」[1]．

　この定義は，家族の「形態面の特色」「成員結合面の特色」「機能面の特色」を順に表しているが，それぞれを近年の家族をめぐる動向と照らし合わせて考えてみよう．

ⓐ 家族の形態面の特色と多様性

　「夫婦・親子・きょうだいなど少数の近親者を主要な成員とし」という部分は，家族の「形態面の特色」を表現している．たしかに，夫婦や親子，きょうだいなどを主要な構成員とする集団は家族のほかにない．しかし，夫婦関係や親子関係は，西欧諸国のみならず日本においても多様化が進んでいる．法律婚を避けて**事実婚***を選択する人々，ひとり親家族や**ステップファミリー**（➡ p.150参照），**養子縁組制度**に基づく養親子関係，**パートナーシップ制度***を利用する同性カップルなど，いまや，これらを単なる例外と見なすことはできなくなっている．

ⓑ 家族の成員結合面の特色と家庭内暴力

　「成員相互の深い感情的かかわりあいで結ばれた」という部分は，家族は，愛情であれ憎しみであれ，感情的に余儀ない結ばれ方をするという「成員結合面の特色」を表現している．人々に「一番大切なもの」をたずねた社会調査の結果[2]では，過去40年間にわたり，一貫して「家族」という回答が最多である．

　家族成員間の**情緒的結合**は自明のものとされる傾向がある一方で，実際には夫婦間の**ドメスティックバイオレンス**（DV），親から子への**児童虐待**，子から老親への**高齢者虐待**等の家族内暴力が起きている．2022（令和4）年に日本で起きた殺人事件のうち，被疑者が被害者の親族である割合は約半数（44.7%）を占めており，面識のない者（14.7%）や知人・友人（13.0%）を大きく上回る[3]．これらのデータは，家族の関係性をとらえることの難しさを示す．

ⓒ 家族の機能面の特色

　「幸福（well-being）追求の集団である」という部分は，家族の「機能面の特色」を表現している．ここでの幸福とは，心身の欲求が満たされて幸せと感

用語解説 *
事実婚

法律上の要件（届出）を欠くが，事実上夫婦としての実態を有する関係を指す．2021年の内閣府調査によれば，事実婚は成人人口の2〜3%が選択している．

用語解説 *
パートナーシップ制度

同性カップルを婚姻に相当する関係と公認する制度．国や自治体が独自の証明書を発行することで，行政・民間サービスや社会的配慮を受けやすくなる．

コンテンツが視聴できます（p.2参照）

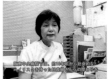

●ドメスティック・バイオレンス〜医療機関でできること〈動画〉

➡ well-beingについては，2章，5章を参照．

ずる状態のことであり，一時的な幸福感を指すhappiness^ハピネスではなく，「身体的，精神的・社会的に良好な状態」や「持続する幸福」を表すために，well-being^ウェルビーイングという言葉を付している．とはいえ，すべての夫婦，親子がこの幸福追求機能を備えているだろうか．備えていない夫婦や親子は，家族ではないのだろうか．

　家族を法律上の関係や血縁関係，居住形態といった客観的要件でのみとらえることは，もはや困難である．家族とは何かを考えるにあたっては，自らの家族経験に基づく固定的な家族イメージや「家族はこうあるべき」という**家族規範**から距離をとらねばならない．そのためには，これまで家族がどのように変容してきたのかを知ることが有効である．

2　変容する社会と家族

1　少子高齢化の進行

1　少子化の動向

　図8-1は，戦後日本の出生数および**合計特殊出生率**^*の推移を示している．2022（令和4）年の合計特殊出生率は1.26であり，前年度を0.04下回った．

　第二次世界大戦後，日本の合計特殊出生率は二度低下している．一度目は，戦後すぐに起きた急激な低下である．この低下は，**有配偶出生率**の低下（既婚女性の出産数の減少）によるもので，その背景には**優生保護法**^*の施行と**避妊薬・避妊器具**の認可・普及がある．人々の生活困窮状態を脱するために講じられた人口政策は，それまでばらつきの大きかった一家庭当たりの子ども数を2人に画一化した．

　二度目は，1970年代半ば以降，現在まで続く緩慢な低下である．この低下の背景にあるのは**未婚化**である．未婚化とは，結婚していない者の割合の上昇

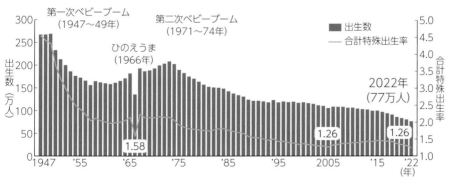

厚生労働省．人口動態統計より作成．

図8-1　出生数および合計特殊出生率の推移

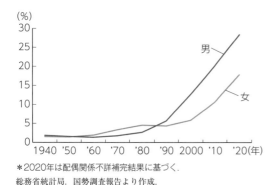

＊2020年は配偶関係不詳補完結果に基づく.
総務省統計局. 国勢調査報告より作成.

図8-2　50歳時未婚率の推移

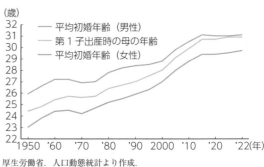

厚生労働省. 人口動態統計より作成.

図8-3　平均初婚年齢と第1子出産年齢

のことで，日本では男女ともに進行している．なお，2020（令和2）年時点における50歳時未婚率は，男性28.3％，女性17.8％である（図8-2）.

　1990年代以降には，**晩婚化と晩産化**＊（図8-3）の影響を受けて，緩やかではあるが有配偶出生率も低下しつつある．かつて**皆婚社会**と呼ばれた日本社会は，その姿を大きく変えている.

2　社会の発展と少子化問題

　前項にて戦後日本の合計特殊出生率の低下を確認したが，そもそも合計特殊出生率は社会の発展に伴って低下すると考えられており，これを「**人口転換理論**」と呼ぶ．「**人口転換理論**」によれば，すべての社会は出生率も死亡率もともに高い「**多産多死**」段階から，医療技術や保健衛生面の向上により，出生率は高いが死亡率は低い「**多産少死**」段階へと進む．その後，人々の出生行動に変化が現れ，出生率も死亡率も低い「**少産少死**」段階に至る．したがって，少子化は日本社会にのみ起きている現象ではない．隣国の韓国でも2018年以降，合計特殊出生率が1.0以下の状態が続いており，社会問題になっている.

　社会が発展すれば，少子化する．ただし，当初の「人口転換理論」では，出生率と死亡率は**人口置換水準**＊で均衡するものと考えられていた．ところが，予想以上に出生率の低下が進んでしまったのである．日本の人口はすでに減少傾向に入っており，この傾向は今後も続く．人口減少は，労働力不足に伴う経済の低迷，社会保障費の負担の増大等さまざまな影響をもたらすことから，少子化対策は喫緊の課題になっている.

3　諸外国の状況

　政策対応により，人口置換水準近くまで合計特殊出生率を回復させている国がある．**フランスやスウェーデン**などの北欧諸国である．例えば，フランスの合計特殊出生率は1993年には1.66まで低下していたが，徐々に回復し，2021年時点では1.83である．フランスの家族給付は手厚く，仕事と家庭の両立（**ワーク・ライフ・バランス**）支援が充実しており，不妊治療も全額助成される.

　また，結婚制度が異なる点にも注目したい．フランスの**PACS**（**連帯市民**

用語解説＊
晩婚化，晩産化

晩婚化は平均初婚年齢の上昇，晩産化は平均初産年齢や子の出生順位別母の年齢の上昇などで確認される.

用語解説＊
人口置換水準

現在の人口規模を維持するのに必要な出生率．近年の日本は2.06～2.07とされる.

用語解説＊
PACS

法律に規定された，性別にかかわらず，成人したカップルが安定した共同生活を営むために交わす契約．結婚に比べ開始・終了の手続きが簡略で，財産や税金について結婚に近い保障が認められる.

協約）*やスウェーデンの**サムボ***を利用する同棲カップルは，法律婚に準じた保護を受けることができる．法律婚では必須の婚姻時の挙式や離婚時の裁判をせずに関係を結んだり解消したりできるため，両国ではこうした制度を利用する者が多く，**婚外子***も多い．

一方，日本では**同棲カップル**を保護する法制度はなく，婚外子はわずか2％ほどである．出産・子育てと結婚行動が密接に結び付いている日本だからこそ，未婚化は少子化の一大要因となる．

4 高齢化の動向

2022（令和4）年（9月19日推計）の高齢者人口は3,627万人で，**高齢化率**（総人口に占める65歳以上人口）は29.1％である．

国立社会保障・人口問題研究所の「日本の将来推計人口」（2023年推計）によると，65歳以上人口のピークは2043年であり，その後は徐々に減少していく．しかし，年少人口（0～14歳人口）および生産年齢人口（15～64歳人口）の減少幅が大きいため，高齢化率は推計されている限りにおいて上昇し続け，2070年には総人口8,700万人，高齢者人口3,367万人，高齢化率38.7％となり，実に**2.6人に1人**が高齢者という社会が到来すると見込まれている．

2 家族形態の変化

戦後に起きた高度経済成長は，日本の家族に大きな影響を与えた．第二次産業，第三次産業の担い手は農村部から都市部へ流入する大量の若年労働力によってまかなわれた．雇用労働者（サラリーマン）の妻として**専業主婦**になった女性の割合は，1970年代に最大になり，彼らが形成した家族は**近代家族***と呼ばれ，日本の家族イメージとして定着した．**家意識***は希薄化し，親との同居率も低下した．産業化は家族の形態をどのように変えたのか，確認していこう．

1 世帯規模の変化

世帯*規模は縮小している（**図8-4**）．これを**小家族化**という．1920（大正9）年に一般世帯の約半数（51.2％）は5人以上の世帯であったが，その割合は1970（昭和45）年には25.6％，2020（令和2）年には5.5％にまで減少した．一方，単独世帯は，1920年にはわずか5.8％であったが，1970年には20.3％，2020年には38.0％にまで増加している．

2020年の一般世帯（5,500万世帯）の平均世帯人数は**2.21人**である．

2 世帯構成の変化

世帯構成も変化している（**表8-1**）．1970年と2020年を比較してみると「単独世帯」が増え，2020年はこれが全体の4割（38.1％）を占める．親族世帯（2人以上の親族から成る世帯）の中では「夫婦のみの世帯」「ひとり親と子どもの世帯」の割合が高まり（**核家族化**），「3世代世帯等」が減っている．

ところで，「単独世帯」や「夫婦のみの世帯」と聞くと若年層をイメージするかもしれないが，実のところ，**高齢者**の割合がかなり高い．国民生活基礎調

用語解説*
サムボ

性別にかかわらず同棲しているカップルについて，結婚に近い保障を与える法律．解消時の住居・家財の分配や，子どもがいる場合の養育費の支払い義務などについて規定している．法定の制度だが，結婚やPACSのような手続きはない．

用語解説*
婚外子

法律上の婚姻関係にない男女から生まれた子のこと．法律上の婚姻関係にある男女から生まれた子は，婚内子という．

用語解説*
近代家族

産業化に伴って成立した家族．その特徴は，職住分離，性別役割分業，夫婦・親子の愛情の強調，子ども中心主義などである．

用語解説*
家意識

家長の統率のもとに，家産に基づいて家業を経営し，先祖から子孫へと世代を超えて家系が存続することに価値を置く意識のこと．

用語解説*
世 帯

住居と大部分の生計を共にする集団のこと．人々の地域移動に伴って作られた行政用語．国勢調査では，世帯を「一般世帯」と「施設等の世帯」に区分している．

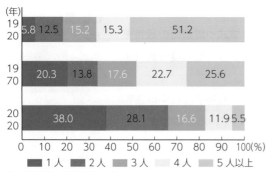

総務省統計局. 国勢調査より作成.

図8-4　世帯規模の変化

表8-1　世帯構成の変化

世帯の種類		1970年	2020年
親族世帯	夫婦のみの世帯	11.0%	20.1%
	夫婦と子どもの世帯	46.1%	25.1%
	ひとり親と子どもの世帯	6.4%	9.0%
	3世代世帯等	25.4%	6.8%
その他の世帯	非親族世帯	0.4%	0.9%
	単独世帯	10.8%	38.1%

総務省統計局. 国勢調査より作成.

査（2022年）によれば，「単独世帯」の半数（48.9％）は65歳以上である．また「夫婦のみの世帯」の6割（66.1％）は少なくとも夫婦のうち一方が65歳以上であり，「夫婦と子どもの世帯」の2割（22.0％），「ひとり親と子どもの世帯」の6割（60.1％）には65歳以上の者が含まれる．ここにも高齢化の影響が確認される．

　このように社会の発展は，少子高齢化を促進するとともに，家族の形態を変化させた．では，家族の機能はどうであろうか．次節では，ケア機能に限定してみていくことにしよう．

コラム　核家族

　核家族とは，夫婦と未婚の子からなる家族のことである．マードック（Murdock, G.P. ）は，核家族には**性・生殖・経済・教育**という四つの機能があると論じた．

　核家族の中には**親世代**と**子世代**が含まれる．そのうち，親世代を中心に見て，一組の男女が結婚し，子どもを産み育てつくりあげていく家族を**生殖家族**と呼

ぶ．一方，子世代を中心に見て，自身が産み落とされ育てられる家族を**定位家族**と呼ぶ．

　両者は，家族形成についての選択の幅が異なる．生殖家族の場合，誰とどのような家族を築くかをある程度選択できるが，定位家族の場合，子どもは生まれてくる家庭を選ぶことができない．

3　家族のケア機能

1　子育てと家族

■1　外部人材による子育て

　かつて子育ては，**親族や地域社会**との関わりの中で担われていた．武士階級の子どもは乳母や子守り，庶民の子どもは奉公人や年長のきょうだいによって育てられ，女性は家業を担う重要な働き手であった．当時は養子縁組も多く，母親が実子の世話に専念するようになったのは明治時代以降，一般化したのは戦後である．

② 母親による子育て

　高度経済成長期は，とりわけ**母親**が子育てを担った．第二次，第三次産業に従事するサラリーマンが急増し，彼らと結婚した女性たちが専業主婦になったためである．「男は仕事，女は家庭」という性別役割分業体制が確立し，現在もそれは残存する．日本女性の労働曲線は**M字型曲線**である．

　専業主婦化を後押ししたのは，のちに「**母性神話**」や「**三歳児神話**」と呼ばれる，女性が家事や育児に専念することが望ましいとする規範である．心理学者のボウルヴィが，「愛着形成に必要な養育者からの養育行動がなんらかの理由で奪われた状態（**母性剝奪**）は，乳幼児の心身の発達障害を引き起こす」と指摘したことが有力な根拠となった．ボウルヴィは，その後，「必要なのは愛情をもって継続的に養育する者であって，それは**母親以外でもかまわない**」とする訂正論文を出したが，このことはあまり知られることなく，特に日本では子どもには母親が必要との認識が広がり，定着した．

③ 女性の社会進出と共働き

　その後，**女性解放運動**から始まる**男女平等**を求める海外の動きを受けて，1985（昭和60）年，日本は国連の「女子差別撤廃条約」に批准するとともに，1986年「**男女雇用機会均等法**」を施行させた．女性の高学歴化も進み，学卒後に女性が職業に就くことは当たり前のことと考えられるようになった．専業主婦を選ぶ女性は減り，**共働き**が一般化してきている（図8-5）．ただし，顕著に増加しているのは**妻がパート労働の共働き**である．

ⓐ 男性の家事・育児

　家事分担の面でも性差は大きい（表8-2）．6歳未満の子どもがいる世帯に

plus α

M字型労働曲線

女性の労働力率が結婚・出産期に当たる年代に一旦低下し，育児が落ち着いた時期に再び上昇することでM字カーブを描くことからこのように呼ばれている．近年は，M字の谷の部分が浅くなってきている．

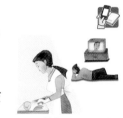

●ケア機能とジェンダー〈動画〉

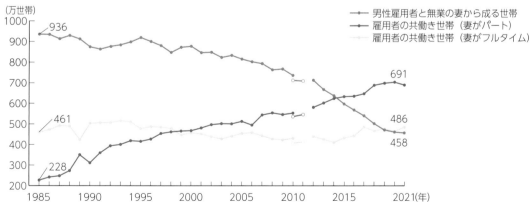

（備考）1．1985年から2001年までは総務庁「労働力調査特別調査」（各年2月），2002年以降は総務省「労働力調査（詳細集計）」より作成．「労働力調査特別調査」と「労働力調査（詳細集計）」とでは，調査方法，調査月等が相違することから，時系列比較には注意を要する．
　　　　2．「男性雇用者と無業の妻から成る世帯」とは，2017年までは，夫が非農林業雇用者で，妻が非就業者（非労働力人口及び完全失業者）かつ妻が64歳以下の世帯．2018年以降は，就業状態の分類区分の変更に伴い，夫が非農林業雇用者で，妻が非就業者（非労働力人口及び失業者）かつ妻が64歳以下の世帯．
　　　　3．「雇用者の共働き世帯」とは，夫婦ともに非農林業雇用者（非正規の職員・従業員を含む）かつ妻が64歳以下の世帯．
　　　　4．2010年および2011年の値（白抜き表示）は，岩手県，宮城県および福島県を除く全国の結果．
内閣府男女共同参画局．男女共同参画白書令和4年版．2022，p.19より一部改変．

図8-5　共働き等世帯数の推移（妻が64歳以下の世帯）

表8-2　６歳未満の子供をもつ男性・女性の家事関連時間の推移

表8-2　６歳未満の子供をもつ男性・女性の家事関連時間の推移

(時間. 分)

	夫					妻				
	2001年	2006年	2011年	2016年	2021年	2001年	2006年	2011年	2016年	2021年
家事関連	0.48	1.00	1.07	1.23	1.54	7.41	7.27	7.41	7.34	7.28
家　事	0.07	0.10	0.12	0.17	0.30	3.53	3.35	3.35	3.07	2.58
介護・看護	0.01	0.01	0.00	0.01	0.01	0.03	0.03	0.03	0.06	0.03
育　児	0.25	0.33	0.39	0.49	1.05	3.03	3.09	3.22	3.45	3.54
買い物	0.15	0.16	0.16	0.16	0.18	0.42	0.40	0.41	0.36	0.33

＊週全体の１日当たりの平均時間.　　＊「夫婦と子供の世帯」のみ.
総務省統計局. 社会生活基本調査より作成.

表8-3　高齢者のいる世帯の構成割合の変化

	単独世帯	夫婦のみの世帯	親と未婚の子のみの世帯	三世代世帯	その他の世帯	全世帯に占める65歳以上の者がいる世帯の割合
1980年	10.7%	16.2%	10.5%	50.1%	12.5%	24.0%
1990年	14.9%	21.4%	11.8%	39.5%	12.4%	26.9%
2000年	19.7%	27.1%	14.5%	26.5%	12.3%	34.4%
2010年	24.2%	29.9%	18.5%	16.2%	11.2%	42.6%
2022年	31.8%	32.1%	20.1%	7.1%	9.0%	50.6%

厚生労働省. 国民生活基礎調査より作成.

おける男性の家事関連時間は，５年前の調査に比べて31分増え，１時間54分（週全体の１日平均）となったが，女性の家事関連時間はその約４倍である.

　男女がともに育児に関わることができるよう**「働き方改革」**が進められているものの，2022（令和４）年度「雇用均等基本調査」によれば，**男性の育児休業取得率**は17.1％にとどまっており（女性は80.2％），ケア役割は依然として女性によって担われている部分が大きい.

2　高齢者介護と家族

1　高齢者世帯

　高齢者が暮らす世帯は1980年ごろには半数が「三世代世帯」であった（表8-3）. しかし，その割合は2022年時点で１割以下（7.1％）となり，「単独世帯」「夫婦のみの世帯」「親と未婚の子のみの世帯」が増えている. 特に「単独世帯」の割合が高い[6].

　高齢単独世帯は今後，ますます増加すると見込まれている（図8-6）. **平均寿命**の性差（女性のほうが長い），夫婦間の年齢差（妻のほうが年下であることが多い），再婚率の性差（女性のほうが低い）等の理由から，高齢単独世帯は女性が男性よりも多いが，今後は男性の割合が高まっていくと推測される. 仕事中心の生活を送ってきた高齢男性の中には，地域で人的ネットワークを広

plus α
育児休業取得期間

令和３年度「雇用均等基本調査」によると，2020年度中に育児休業から復職した者の休業期間は，女性の場合，10カ月以上が８割を占める. 一方男性の場合，２週間未満が５割を占め，10カ月以上は2.5％にすぎない.

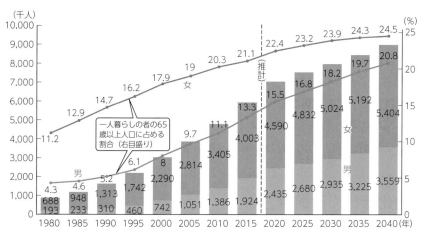

（千人）
総務省統計局. 国勢調査より作成.

図8-6　65歳以上の一人暮らしの者の動向

表8-4　介護者割合の推移

	同居親族							同居親族以外			
		続柄別				性別		別居の家族等	事業者	その他	不詳
全体	配偶者	子	子の配偶者	その他の親族	男性	女性				
2001年	71.1%	25.9%	19.9%	22.5%	2.7%	23.6%	76.4%	7.5%	9.3%	2.5%	9.6%
2004年	66.1%	24.7%	18.8%	20.3%	2.3%	25.1%	74.9%	8.7%	13.6%	6.0%	5.6%
2007年	60.0%	25.0%	17.9%	14.3%	2.8%	28.1%	71.9%	10.7%	12.0%	0.6%	16.8%
2010年	64.1%	25.7%	20.9%	15.2%	2.3%	30.6%	69.4%	9.8%	13.3%	0.7%	12.1%
2013年	61.6%	26.2%	21.8%	11.2%	2.3%	31.3%	68.7%	9.6%	14.8%	1.0%	13.0%
2016年	58.7%	25.2%	21.8%	9.7%	1.9%	34.0%	66.0%	12.2%	13.0%	1.0%	15.2%
2019年	54.4%	23.8%	20.7%	7.5%	2.3%	35.0%	65.0%	13.6%	12.1%	0.5%	19.6%
2022年	45.9%	22.9%	16.2%	5.4%	1.2%	31.1%	68.9%	11.8%	15.7%	0.6%	26.0%

厚生労働省. 国民生活基礎調査より作成.

げられないままの人もいる. そうした人々を地域の中で支えるしくみが今後，
求められている.

2 介護者

　表8-4は，介護者の変化を示している．同居親族の割合は約20年前には7
割を占めていたが，現在は5割程度にまで低下している．では，同居親族の
中では，誰が介護を担うようになっているのか．

　まず，「子の配偶者」が減少している．この大半は息子の配偶者，つまり
「嫁」である．「嫁」はこれまで主な介護役割を果たしてきたが，その割合は低
くなり，代わりに「子」，つまり，息子や娘の割合が高まっている．もう一つ
の重要な変化は，男性の割合の高まりである．男性は「配偶者（夫）」や「息
子」として介護を担うようになり，全体の30％を占めている．ただし，男性

141

が介護を行う場合，内面化された「男らしさ」（ジェンダー規範）との衝突と葛藤，主たる家計維持者としての経済的問題，家事や介護スキルの未習熟という課題などがあると一般的にいわれている．

　前項で記述した通り，婚外子の少ない日本社会においては，50歳時未婚率の高まりは，すなわち「配偶者も子どもも居ない人」の増加につながり，介護にも影響を与える．また，高齢の親と未婚子の同居は「**8050問題***」として注目されている．親の介護を誰がどう担うか，変わる家族の最重要課題といってよい．

3 ケア機能の社会化をめぐる課題

1 介護の課題

　高齢者介護や子育てといった家族員に対するケア機能は，特に戦後においては，家族，なかでも女性たちによって担われてきた．2000（平成12）年に開始された**介護保険制度**は，介護を社会全体で担うしくみであり，家族の介護負担を軽減する効果をもったが，今後の人口減少によって介護人材不足に直面することが危惧されている．介護サービス利用が制限されれば，家族が再び重い負担を引き受けることになりかねない．

2 子育ての課題

　子育ての社会化は，保育所の設置，保育サービスの拡充，子どもを自宅で預かる保育ママ事業の展開など，**少子化対策**の一環で進められてきた．しかし，2020（令和2）年に内閣府が日本を含む4カ国の20〜49歳男女を対象に実施した調査（「少子化社会に関する国際意識調査」）の「自国は子育てがしやすい国と思うか」という設問に「そう思う」または「どちらかといえばそう思う」と回答した人の割合は，スウェーデンでは97.1％，フランスでは82.0％，ドイツでは77.0％だったのに対して，日本はわずか38.2％であった．また，同調査で突然の用事のために子どもの世話の援助を頼める相手が，日本では「自分の親または配偶者の親」「配偶者」「保育所」に限られ，バリエーションが乏しいことも浮き彫りになっている．

3 課題への対応

　小家族化・核家族化が進んだ今日，ケア役割を家族内部だけで担うこと（自助）は困難である．公的サービスの利用（公助）とともに，希薄化したコミュニティのつながりを再構築し，相互に助け合う力（共助）が求められている．

4 ライフサイクルとライフコース

　「家族が変化する」というとき，その意味合いは二つある．

　一つは本章前半で見てきたように，ある社会の**家族形態**や**家族意識**，**家族行動**の様相が全体的に変化する場合である．従来とは異なる側面が明らかになったとき「家族が変化した」といわれる．

用語解説*
8050問題

80代の親が50代のひきこもりの子どもの生活を支えている状況の困難性を問題視する用語．親に介護が必要になったり，亡くなったりすると社会や支援が届かなくなることもある．

もう一つは，時間経過の中で個々の家族が変化する場合である．ヒトが生まれ，成長し，成熟し，衰え，最後には亡くなるように，家族もまたそのようなプロセスをたどる．家族にも**ライフサイクル**がある．これを**家族周期（ファミリーライフサイクル）**という．

1 家族周期研究

代表的な**家族周期研究**の一つに，イギリスの経済学者ロウントリーの研究がある．彼は19世紀末のイギリスの労働者の暮らし向きを観察し，それをつなぎ合わせることで，イギリスの労働者は一生のうちに3回の貧困状態を経験することを明らかにした．また，アメリカの農村社会学者ソローキンは，農場家族を四つの段階に分けてみたとき，それぞれの段階には農場面積と暮らし向きに特徴があることを発見した．

家族周期研究は**発達論的視点**と結び付き，各段階（ライフステージ）に**発達課題**があることを明らかにした点で十分な価値があるが，課題もある．家族周期研究は結婚や出産，子どもの順調な成長と入学や卒業，就職，結婚，そして家族員の定年退職といった**ライフイベント**を大半の人が経験するという前提に立つ．しかし，未婚化や離婚率の上昇，長寿化は個人間の差や家族間の差を大きくし，段階の設定を困難にした．そこで，今日では，研究対象を家族ではなく「個人」や「**コーホート***」に据えた**ライフコース研究**が台頭している．

結婚や出産，働き方などをめぐって人生のパターンは多様化し，一つの枠に収まらない時代がやってきた．一人ひとりの自由度の増大といえば聞こえは良いが，生き方を自分自身で選択しなければならない，先の見通しが立ちにくい時代がきたともいえる．

plus α

B.S.ロウントリーの貧困調査

イギリスヨーク市の労働者が，生活困窮状態と比較的余裕のある状態を交互に経験していることを発見．収入が健康保持に必要な最小限度にも足りない状態（第一次貧困）は「子ども期」「結婚後の養育期」「老後期」に確認された．

plus α

P.A.ソローキンの農場家族調査

子どものいない新婚夫婦，夫婦と1人以上の子ども，夫婦と子ども（ただし1人以上は自活可能），子どもが独立した後の老夫婦の四段階に分け，農場面積と暮らし向きの特徴を明らかにした．

用語解説 *

コーホート

同年集団のこと．狭義では「ある特定の期間に出生した人口集団」を指すが，広義では「ある特定の期間にある特定のライフイベント（入学・卒業・就職・結婚など）を経験した人口集団」を指すこともある．

4 ライフステージでみる家族の課題

ヒトは誕生してから死を迎えるまでにさまざまな経験をし，その中で家族との関係も変化していく．ここでは，発達心理学に基づく心理社会的発達とライフイベントの観点から表8-5のように**ライフステージ**を区分し，各ライフステージにおける家族との関係についてみていきたい．ただし，先述したように近年では経験するライフイベントの個人差は大きく，各ステージの始まりと終わりの年齢は一様ではない．ライフコースは多様化していることから，ライフステージの区分はあくまで一つの目安であることに留意したい．

表8-5 ライフステージの区分

①乳幼児期：誕生〜小学校入学前
②児童期：小学校入学〜小学校高学年ごろから卒業まで
③青年期：小学校高学年ごろから中学校入学〜学生生活の終わりまで
④成人期：就職〜身体機能の衰えを認識し始める40代ごろまで
⑤中年期：身体機能の衰えを認識し始めた40代ごろ〜定年退職まで
⑥高齢期：定年により社会的役割を降りた60代・70代以降

1 乳幼児期

1 愛着（アタッチメント）

　子どもは誕生後，運動機能や言語機能，認知機能，自他の感情理解，社会性など，社会生活で求められるさまざまな能力を発達させていく．こうした心身の発達は，養育者との**相互交流**によって安心・安全を感じられる環境下で促される．一般的に，子どもが恐怖や不安に直面すると，養育者はそれを察知して抱きかかえたり声をかけたりして，子どもの情動を落ち着ける．これが日常的に繰り返されることで，養育者と子どもとの間に安定的な**アタッチメント**＊が構築されていく．

2 不適切な養育

　一方で，養育者が子どもに恐怖を与える，子どもに怯える，子どものニーズに沿わない態度を取る等の**不適切な養育（チャイルド・マルトリートメント**＊）を行うこともある．こうした不適切な養育の中で子どものアタッチメントは不安定となり，攻撃的な行動や過度に不安になりやすいなどの社会適応上の問題が生じてくる．

　不適切な養育の背景には，養育者自身の**トラウマ体験**，**家族関係**，**所得の低さ**やソーシャルサポートの乏しさ，さらに**差別**やコミュニティそのものが有する**資源の乏しさ**といった**社会的文脈**も関与している．そのため，子どもの養育は家族内のみの問題ではなく，養育者が置かれている社会的文脈も踏まえてとらえる必要がある．

2 児童期

　児童期には小学校に入学し，**学校**という集団生活が始まる．学校生活は子どもに多様な経験をもたらし，社会的スキルや学力を獲得していく場となる．

1 親子関係と学校生活

　学校生活は，親子関係や家庭での生活習慣・学習習慣，しつけ，文化活動，経済状況などが反映されている．例えば，**親子の信頼関係**や，親の**支持的なコミュニケーション**は，子どもの学校適応を支えている．子どもにとって家庭が居場所となる場合，家庭内で学校生活のストレスを緩衝することができる．また，家族に相談し，協力して問題解決に取り組むことも可能となる．

　これは，子どもの**不登校問題**が生じた場合も同様である．さまざまな理由から不登校状態に陥っている子ども自身，罪悪感や焦り，不安を抱えている．こうした精神的不安定により，一層学校に行くことが困難になる．このとき，家族が支持的・協力的にサポートしていくことで子どもの精神面が回復し，問題の解消に向かっていく事例も多くみられる．

2 学習と経済格差

　学力においては，家庭が置かれている**社会経済的状況**との関連がみられる．

用語解説＊
アタッチメント

恐怖や不安といったネガティブな情動が強く喚起されたときに，特定の他者への近接を通して，安心・安全感を回復・維持しようとする行動傾向．特定の他者との間で，必ずネガティブな情動が低減される経験を重ねていくと，その他者は「安全基地」となる．安全基地を拠点に，子どもは自立的に行動を広げていくことができる．

用語解説＊
チャイルド・マルトリートメント

子どもに対する，健康や発達を阻害する養育行為全般を意味する．身体，心理，性的虐待やネグレクトといった児童虐待も含めた呼称．

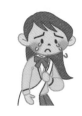

世帯所得の低い家庭では，教育費の支出が限られていたり教育への関心・関与が低くなりやすいため，世帯所得の高い家庭に比べて，学校外で行われる教育が少ない傾向がある．そのため，所得の高い家庭の子どもよりも，所得の低い家庭の子どものほうが学力が低くなりやすい．そして学力は，その後の進学，就職，さらに所得へとつながり，教育格差が次世代へと引き継がれてしまう．

➡ 格差については，1章 p.34，7章p.127を参照．

子どもの学校生活全体において家庭が担う役割は大きい．家族が子どもに対して十分に関わることができるよう心理社会的な支援の充実が求められる．

▶ **コラム**　　**不登校の状況**

文部科学省では，「不登校とは何らかの心理的，情緒的，身体的，あるいは社会的要因・背景により，児童生徒が登校しないあるいはしたくともできない状況にある者（ただし，「病気」や「経済的理由」，「新型コロナウイルスの感染回避」による者を除く．）」とし，計上している．令和3年度は，小学校では在籍児童数6,262,256人のうち，81,498人（約1.3%）が不登校，中学校では在籍生徒数3,266,896人のうち163,442人（約5.0%）が不登校で，不登校児童生徒数は年々増加傾向にある[8]．

---

3 青年期

青年期は，**第二次性徴**を迎え身体的には成熟しつつある一方で，経済的・心理的には大人にまだ依存しており，子どもと大人との**挟間の時期**といえる．社会に出る前の**猶予期間**でもあり，学校生活やアルバイト，ボランティア活動等を通して自分の役割や価値観を模索し，自立に向けて準備をしていく．

親は，子どもが自立していくことができるよう，親子関係を**再構築**していく時期となる．乳幼児期から児童期においては，親は子を危険から守り，子どもは親に守られている．青年期には，親は子どもを信頼し子どもの主体的判断を尊重していくこと，子どもは自律的に判断し責任をもって行動していくことが求められる．関係を再構築していく中で，親子間での価値観や考え方の違いから葛藤が生じることもある．しかし，お互いが別の個人であることを理解していくために意義のある葛藤でもある．親の子どもへの見方や関わり方の変化と，子どもの親への見方や関わり方の変化は，相互に作用し合いながら生じる．そして青年期後期（20代前半ごろ）には，子どもが親を支える立場へと変化をしていく．

plus α

猶予期間

近年ではライフコースの多様化に伴い，長い期間をかけて自分探しをするようになり，青年期は長期化している．

4 成人期

1 ワーク・ライフ・バランス

成人期は，働くことを通して自己を形成していく時期であり，仕事と生活の調和（**ワーク・ライフ・バランス**）が問われる．個人の生活の時間が仕事のために十分もてなかったり，経済的に自立したくとも安定した職業に就くことができ

ない状況は，個人にも家族にとっても大きなストレスとなる．各自が望む形で仕事と生活のバランスを取っていくことができる社会への変革が求められている．

2 二つの家族でのバランス

就職や仕事上での経験を通して経済的・心理的に自立をしていくにつれ，親子関係は双方の人格を尊重した，より一層対等な関係へと変化をしていく．加えて，成人期には**結婚**や**出産**を経験する人もいる．結婚や出産は，親子を同じ立場にする．特に母娘間では，結婚・出産により心理的距離が近くなり，子育てや生活において互いへのサポートの授受が増えやすい．しかし一方で，依存的になり心理的に負担感が生じ，親子間での葛藤が生じることもある．

また夫婦間では，子どもを含めた夫婦関係を構築していくことが求められる．子育て期においては，子育てをめぐる**夫婦間葛藤**は生じやすく，子ども誕生後数年間はパートナーに対する愛情が低下しやすい時期でもある．夫婦はコミュニケーションを取りながら，家事・育児の役割分担や子育て観，家庭内のルール等を振り返り，その都度話し合いを重ねていくことが求められる．

5 中年期

人生経験が蓄積されてくると同時に，身体的衰えを感じ，自身の人生が「後半」に入ったことを実感するようになる．そして人生を振り返り，次の世代を支えていくことへの関心が高まる．一方で，職場や家庭での変化も多く，身体・心理的に不安定にもなる時期である．

1 両親の介護

この時期には，**親の介護**という課題が生じてくる．誰が，どのように介護を行うのか，親族間での話し合いが必要となる．外部資源を利用することも一つの選択となるが，自分で介護を行わないことに罪悪感を抱いたり周囲から批判的な目でみられ，利用をためらう場合もある．介護での多くの意思決定は，これまでの家族関係や家族観，家族のルール，さらに居住地や就労状況，収入，地域資源等が反映されてくる．

2 子どもの独立と家族関係の再構築

子どもをもつ夫婦の場合，40代から60代の間に子どもが成人を迎え，家から独立していくことが多く，子育て後の家族関係も課題となる．子どもがいる時期には夫婦間に葛藤が生じ関係が悪化したとしても，養育面や経済面を考慮して夫婦関係は維持されやすい．しかし，このようにして長い子育て期に対処をしてきた結果，子どもの独立後に夫婦関係を維持することが困難となるケースもある．ここに至るまでの過程において，就労状況や収入，**伝統的性役割観**，**規範意識**等の社会的要因も密接に関連しており，夫婦関係の問題も広い視野で考える必要がある．

plus α

親になるための支援

乳幼児とのふれあい経験は，子どもに関する知識や子どもへの肯定的な感情を生む．しかし現代では，少子化や核家族化，地域とのつながりの希薄化に伴い，乳幼児と接する機会を得られないまま親になる者も多い．子育てへの適応を支えるために，親になる前の段階からの支援が求められる．現在では，育児知識やスキルの獲得を促すための教育プログラムの開発や，妊婦健診や両親学級の機会を利用した専門職による相談・情報提供が行われている．

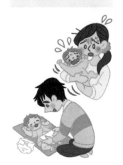

夫婦の**親密性**は，子どもをもたない女性よりも，子どもをもつ女性において低いことが指摘されている[9]．これは，親子関係を重視する日本の傾向が背景にあると推察される．親と子の関係を重視する傾向は，一方で夫婦で行動する機会を減らしてしまう．これが蓄積された場合，夫婦間でのコミュニケーションの減少，そして親密性の低下にもつながるだろう．また女性（母親）は子どもが成人した後も，配偶者よりも子どもをより重要な存在としてとらえている．子どもを中心とした長い生活の中で，母親にとって子どもが家族の中心となり，子ども独立後も夫婦二人の関係へとすぐに**移行**ができないことがうかがえる．

6 高齢期

仕事を退職するなどして社会的役割から降りると，外的に評価される生産性やそれに伴う社会的尊敬を求める生き方とは，異なった生き方を見いだしていくことが求められる．近年は**平均寿命の伸長**により，定年退職後の人生は余生ではなく，社会参加を通して生きがいや充実感を見いだし，これまでの経験の上にさらなる**自己実現**を図っていく時代となった．

1 親子関係と高齢期の主観的幸福

家族とのつながりは，高齢者の**主観的幸福感**に関連してくる．子どもが成人してもそれまでの親子関係を反映して，良好な親子関係もあれば葛藤的な親子関係もみられる．高齢期の親にとって，成人した子どもとの温かい情緒的な交流は幸福感を高めるが，葛藤的な親子の場合には，高齢者の**抑うつ感**を高めるなど否定的な影響がある．また，葛藤的な親子関係の場合には，介護が生じた際や，**相続**をめぐって対立が生じ，一層関係が悪化していく場合もある．

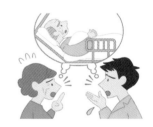

2 自分（たち）の介護

80〜85歳以降の超高齢期に入ると身体機能や認知機能が低下し，生活するに当たって誰かの助けが必要となる．自分の身体や生活を自立的にコントロールできないことは，**無力感**や**恥**の感覚をもたらし得る．

3 死の状況

配偶者や友人の喪失を経験し，自分の死がいよいよ近づいていることを実感する．近年，在宅での看取りが増加しつつあるものの，**医療機関での看取りの割合**は依然として高い．そのため，**終の棲家**が**病院**や**施設**となり，最期に関わるのが家族以外ということも多い．しかし，最期を自宅で迎えたいと考える国民は多く，終末期医療のあり方について検討が続いている．

また，家族や地域社会から孤立し，**孤独死**を迎えてしまう場合もある．孤独死は，独居の男性とアルコールとの関連が見いだされている．孤独感からアルコールに依存し，コミュニティと関係が形成されないまま死を迎えてしまうのである．高齢者を孤立させないコミュニティづくりが求められる．

5 多様化する家族

「普通」の家族とはなんだろうか．初婚の夫婦とその子どもからなる核家族をイメージするだろうか．しかし近年では，離婚や再婚により家族関係が変化をする場合も増えている．ここでは，ひとり親家族や離婚，ステップファミリーについて概観し，さまざまな家族の形について考えていきたい．

1 ひとり親家族

1 ひとり親家族の状況

2022（令和4）年6月時点での日本のひとり親世帯数は，世帯総数5,431万世帯のうち，母子世帯56万5千世帯，父子世帯7万5千世帯で，**母子世帯**が圧倒的に多い[6]．

また厚生労働省が2021年度にひとり親家族へ実施した調査[10]によると，ひとり親家族となった理由は，母子世帯・父子世帯ともに**離婚**が最も多く，約7割から8割が離婚を経てひとり親家族となっていた（図8-7）．では，母子世帯と父子世帯で違いはあるのだろうか．母子世帯の母親のうち，正規の職員・従業員は49％，パート・アルバイト等が39％と多い．平均年間収入は373万円，そのうち母自身の平均年間就労収入は236万円であった．一方で父子世帯の父親の正規の職員・従業員は約70％，自営業15％であり，パート・アルバイト等は5％程度と少ない．収入では，平均年間収入が606万円，そのうち父自身の平均年間就労収入は496万円である（表8-6）．母子世帯と父子世帯では**就労状況**や**収入**に大きな差があり，特に母子世帯における貧困率が高く，経済的に困難な状況に置かれている現状がある．

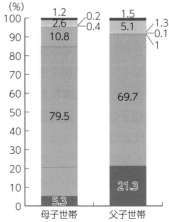

厚生労働省．令和3年度ひとり親世帯等調査結果報告より作成．

図8-7　ひとり親世帯になった理由

表8-6　ひとり親世帯の状況

	母子世帯			父子世帯		
	全 体	死 別	生 別	全 体	死 別	生 別
ひとり親になったときの平均年齢	34.3歳	40.3歳	34.0歳	40.1歳	43.9歳	39.1歳
ひとり親になったときの末子の平均年齢	4.6歳	6.7歳	4.5歳	7.2歳	8.5歳	6.9歳
1世帯当たりの子ども数	1.52人	－	－	1.54人	－	－
平均年間就労収入	236万	216万	237万	496万	616万	461万
養育費の取り決めを受け持っている比率	－		46.7%	－		28.3%
現在養育費を受け持っている比率	－		28.1%	－		8.7%
面会交流の取り決めをしている比率	－		30.3%	－		31.4%
現在面会交流を行っている比率	－		30.2%	－		48.0%

厚生労働省．令和3年度全国ひとり親世帯等踏査結果報告より作成．

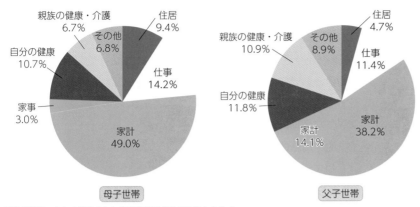

親族の健康・介護
6.7%

住居
9.4%

その他
6.8%

自分の健康
10.7%

仕事
14.2%

家事
3.0%

家計
49.0%

母子世帯

親族の健康・介護
10.9%

住居
4.7%

その他
8.9%

仕事
11.4%

自分の健康
11.8%

家計
14.1%

家計
38.2%

父子世帯

厚生労働省. 令和 3 年度ひとり親世帯等調査結果報告より作成.

図8-8　ひとり親世帯の困りごと

2　ひとり親家族への支援

　親権者に母親が多いことや，母子世帯が置かれている経済的状況を背景とし，ひとり親家族への支援や対策は母子世帯を中心に議論が進められてきた．一方で，父子世帯への支援も喫緊の課題であるといえる．

　母子世帯と父子世帯の困っていることをみると，いずれも「**家計**」の割合が多い（図8-8）．ひとりで家事育児を両立しなければならないため，仕事内容や働き方に制約が生じ，その結果として不安定な収入，あるいは収入減となる背景がある．こうした中で，**就業支援**や**子どもへの学習支援**，**保育所等の優先入所**，養育費相談，児童扶養手当の支給，福祉資金の貸付等の支援が展開されている．しかしこれらの支援も，子どもを抱えながら働いている親にとっては利用しにくいものもあり，課題が残されている．

3　ひとり親への偏見と地域社会

　「普通ではない家族」，「問題のある家族」といったひとり親家族への**偏見**も依然として根強い．こうした偏見は，ひとり親が相談をしづらい状況をつくり出してしまう．特に父子家庭の父親は，自身や周囲の性役割観によっては，家事・育児の悩みを打ち明けにくかったり，仕事の内容や時間の変更を職場へ申し出にくい．母子世帯に対して相談相手がいない父子世帯の割合は高く，孤立感を抱えている父子世帯も少なくないだろう．ひとり親家族の経済的・精神的負担は増大しつつあり，ひとり親家族を一つの家族形態と見なし，支えていく地域社会の形成が求められる．

相談しづらい…

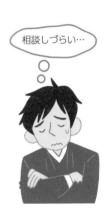

2　離　婚

　離婚は，親と子どもにとってどのような経験であるだろうか．親において，離婚を決意してから離婚後の家族をもつまで，物理的にも精神的にも相当の労力を要する．また子どもにとっても親の離婚は大きなライフイベントである．離婚時の子どもの年齢や家庭状況，親からの説明，その後の親との関係性に

よって，子どもへの影響は異なってくる．

■ 子どもへの影響

　離婚そのものが子どもの精神的健康や社会適応に悪影響を及ぼすのではなく，離婚前後の**家庭内の状況**や**家族関係**が影響する．例えば，両親が喧嘩をしている場面や配偶者間の暴力を目撃することは，子どもの抑うつ感や罪悪感，自尊心の低下，問題行動など，さまざまな心理的問題と関連する．また，子どもが傷ついている親を支えようと道具的・情緒的なサポートをしようと振る舞い，大人からケアされる機会を失ってしまう場合もある．

　片親疎外*も子どもに影響を与える．片親疎外をされた子どもは，アタッチメント対象を失い他者に対する信頼感がもてなくなったり，自己肯定感の低下，抑うつ傾向の増加，問題行動など，深刻な心理的問題が生じる．

　片親疎外によるさまざまな弊害が見いだされるようになり，民法第766条では，離婚の際に夫婦が取り決める事項として**面会交流及び養育費の分担**等が明文化された．しかし，表8-4（➡p.141参照）にもあるように，**養育費**の取り決めをしている世帯は母子世帯で半数程度，現在受け取りをしている世帯になるとさらに少なくなる．また**面会交流***についても，取り決めをしている世帯は3割程度にとどまっており，実際にはあまり進んでいない．日本の現行法では，離婚後，夫婦どちらか一方の親が親権をもち，もう一方の親は**扶養義務**はあるが親権のない親となる．そのため，離婚した夫婦が離婚後も共同で子育てを行う（**共同養育**）という考え方をもちづらく，親権をもつ親のみが養育を行うしくみになりやすい．しかし，ひとり親世帯が置かれている経済的状況や子どもの心理面を考えれば，共同養育のしくみを整えていく必要がある．

3 ステップファミリー

　2020年度の婚姻件数52万5,507件に対し**再婚件数**は8万8,338件であり[13]，婚姻件数に占める再婚件数の割合は**増加傾向**にある（図8-9）．しかし，ひとり親家族と同様，**再婚家族**に対するネガティブなイメージはいまだ根強く，再婚家族が抱えている問題への理解も十分ではない．

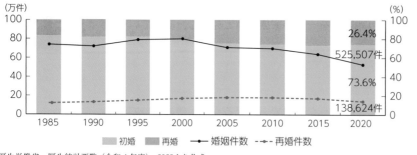

厚生労働省．厚生統計要覧（令和4年度）．2023より作成．

図8-9　婚姻件数，初婚・再婚の年次推移

（右段　用語解説・plus α）

用語解説*
片親疎外
バーネットら[11]は，片親疎外とは，子どもが一方の親と強く結び付き，もう一方の親との関係を正当な理由なく拒絶する状態であると定義している．

用語解説*
面会交流
面会交流とは，子どもと離れて暮らしている親が子どもと定期的，継続的に会って話をしたり，遊んだり，電話や手紙などの方法で交流すること．面会交流の方法や時期，回数などは，子どもの年齢や健康状態，生活状況等を考慮して決める．相手が話し合いに応じてくれない場合や，話し合いがまとまらない場合は，家庭裁判所の家事調停手続を利用することができる[12]．

用語解説*
ステップファミリー
本文では，野沢を参考に，「親の一方あるいは双方の新しいパートナーとの関係をもつ子ども（継親子関係を持つ子ども）がおり，複数の家庭にまたがる家族」として定義する[14]．

plus α
2021年の婚姻件数
厚生統計要覧（令和4年度）によれば，2021年の婚姻件数は501,138件，そのうち夫妻両方・もしくは一方が再婚の場合は，130,227件である．

1 ステップファミリーの課題

日本の法律においては**単独親権制**がとられているため，一方の親（おおむね離婚後に別居している親）は親権をもたない．また再婚後には，**継親子関係**が生じる．子どもは複数の親をもつこととなるが，誰を親とすればよいのだろうか．

両親二人と子どもから成る家族のような，いわゆる「普通」の家族を想定し，それに近づけようとする考え方には大きな落とし穴がある．まず，この考え方の中では，別居親は疎外されやすい（片親疎外）．また継親は，離婚により欠けた親を補うために親らしくあろうとし，子どもに対する厳しいしつけや，過度に子どもに合わせた親密な状態を保つことがある．しかし，子どもにとっては継親を親として認識することは難しく，また別居親と会えない中で，継親の行動に否定的感情を抱いてしまう．継親も自分に懐かない子どもに対して愛情をもちにくくなり，深刻な葛藤や虐待へと発展してしまうこともある．

2 離婚から再婚までの変化

離婚後も，親は元配偶者と子どもとのつながりを維持できるように努め，両者が子どもに関わっていける方法を見いだすことが求められる．そして再婚後も，元配偶者と子どもとの関わりは維持されることが望ましい．すなわち，子どもによっては複数の家庭にまたがった家族関係を形成することとなる．親二人と子どもから成る家族を標準的と考えそれに近づけようとするのではなく，以前の家族と再婚後の家族が関わり合う拡大した家族関係を形成していくものである．そこには，元配偶者の両親（祖父母）も含まれている．

しかし現在の日本社会においては，ステップファミリーが抱える独自の課題について十分に認識されておらず，支援体制も不十分である．両親が共同養育のスタイルを継続し柔軟に家族関係を形成していくことできるよう法制度も含めて多方面での支援体制が求められる．

6 家族のこれから

ひとり親家族やステップファミリー以外にも，世帯を共にしない家族，事実婚カップルや同性カップルの家族，子どもをもたない家族や養子を迎える家族など，多様な家族の形が存在する．家族のとらえ方も，居住や血縁，法的関係に基づいた考え方から，情緒的なつながりを重視する考え方へと変わってきている．しかし一方で，これらの家族が社会的に受け入れられるにはまだ及ばない．社会的な偏見も多く，支援体制にも課題が多い．また，家族であるからこそ，**実親との関係性**に苦しんでいる子どももいる．**虐待やヤングケアラー**，親子葛藤の問題は，「普通」とされる家族であるほど見落とされやすい．

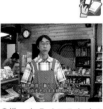

●様々なライフスタイル
〈動画〉

加えて，従来よりもコミュニティとのつながりが希薄になった現代においては，家族内のみで問題を抱え込みやすい．課題を抱える家族が周囲に対して援助を求めることができず，孤立している現状もある．もともと家族は周囲に

対して開かれたシステムであり，家族のみで過重な責任を負うことは非常に危険な状態である．**家族の孤立**は，児童や高齢者の虐待，家庭内暴力，アルコール依存等の問題の深刻化へとつながりやすい．

　今後さらに家族の境界は拡大し，さまざまなメンバーや形態を持つ家族が増えてくるだろう．私たち自身が家族を定義し，自分達の家族の在り方を模索していくことが求められている．それは同時に，他の家族は自分達の家族とは異なる価値観やルールをもつと理解することでもある．多様な家族の形があることを私たちは理解し，それらを**包括する**コミュニティを形成していくことが求められる．

📗 引用・参考文献

1) 森岡清美ほか．新しい家族社会学．四訂版，培風館，1997.
2) 統計数理研究所．日本人の国民性調査．https://www.ism.ac.jp/kokuminsei/index.html，（参照2023-06-02）.
3) 国家公安委員会・警察庁．令和5年版 警察白書．https://www.npa.go.jp/publications/whitepaper/index_keisatsu.html，（参照2023-09-20）.
4) 春日キスヨ．変わる家族と介護．講談社，2010.
5) 宮本みち子ほか．家族生活研究：家族の景色とその見え方．放送大学教育振興会，2009.
6) 厚生労働省．2022年国民生活基礎調査の概況．https://www.mhlw.go.jp/toukei/saikin/hw/k-tyosa/k-tyosa22/index.html，（参照2023-09-20）.
7) 内閣府．令和4年版高齢社会白書．https://www8.cao.go.jp/kourei/whitepaper/index-w.html，（参照2023-09-20）.
8) 文部科学省．令和3年度児童生徒の問題行動・不登校等生徒指導上の諸課題に関する調査結果．https://www.mext.go.jp/a_menu/shotou/seitoshidou/1302902.htm，（参照
2023-09-20）.
9) 福島朋子ほか．中年期における子どもの有無と夫婦関係：主観的幸福感との関係から．応用心理学研究，2018，44（2），p.103-112.
10) 厚生労働省．令和3年度全国ひとり親世帯等調査結果報告．https://www.mhlw.go.jp/stf/seisakunitsuite/bunya/0000188147_00013.html，（参照2023-06-02）.
11) Bernet, W. et al., Parental alienation, dsm-5, and icd-11. The American journal of family therapy, 2010, 38（2），p.76-187.
12) 法務省．離婚を考えている方へ：離婚をするときに考えておくべきこと．https://www.moj.go.jp/MINJI/minji07_00011.html，（参照2023-06-02）.
13) 厚生労働省．"第1編人口・世帯 第2章人口動態"．厚生統計要覧（令和4年度）．https://www.mhlw.go.jp/toukei/youran/indexyk_1_2.html，（参照2023-06-02）.
14) 野沢慎司ほか．ステップファミリー：子どもから見た離婚・再婚．角川新書，2021.

📎 重要用語

少子高齢化	核家族化	ライフコース
ワーク・ライフ・バランス	ファミリーライフサイクル（家族周期）	M字型（労働）曲線
近代家族	ライフステージ	ライフステージ
小家族化	長寿化	共同養育

◆ 学習参考文献

❶ 落合恵美子．21世紀家族へ：家族の戦後体制の見かた・超えかた．第4版，有斐閣，2019.
　　「家族の戦後体制」をキーワードに戦後日本の家族の変容を考察し，「女性の主婦化」や，子ども数の減少と画一化などを指摘している．

❷ 永田夏来ほか．入門 家族社会学．新泉社，2017.
　　家族社会学の入門書．現代的なトピックスとこれまでの家族社会学の知見を結び付けて解説している．

9 地域社会と健康

学習目標

◉ 健康や安心・安全など，さまざまな生活課題解決が地域社会に期待される背景を理解する.

◉ コミュニティ（地域性と共同性）に関する理論と方法論を理解する.

◉ 私たちの健康や生活に対してコミュニティがもつ機能を理解する.

◉ コミュニティによる社会課題解決の実践事例から，今後の地域社会のあり方を考える.

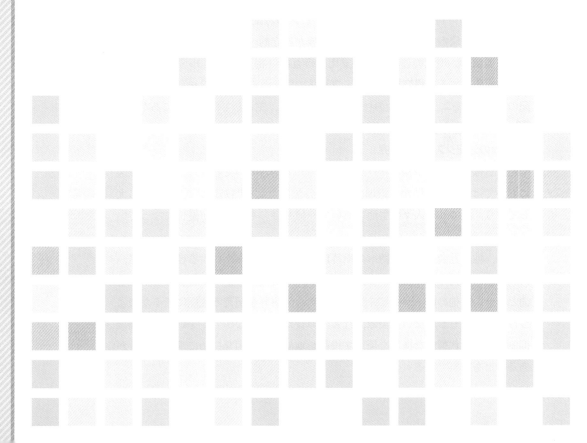

1 なぜ地域社会が重要なのか

1 地域社会に対する期待とその社会的背景

私たちの生活にとって，地域社会はどのような意味をもつのだろうか．地域社会には，健康や生きがい，幸福，防災，防犯，教育，子育てなど，私たちの生活課題全般の解決に対して大きな役割が期待されている．これは，家族の力や病院・施設といった専門機関だけでは十分に解決・予防できない課題に対して，地域社会における社会関係やその環境が，大きな役割を果たすことが明らかにされてきたためである．

1 地域社会のさまざまなスケール

地域社会とは，一定の地理的範囲における，人々の生活や社会関係の集積である．「ご近所さん」のような小さな範囲で暮らす人々の関係から，小学校区や中学校区のような中規模の範囲における友人・知人，専門機関とのつながり，市町村程度の範囲における公的サービス・民間サービスを通じた関係に至るまで，大小さまざまなスケールがある．それぞれのスケールで形成される社会関係の機能について具体的に見ていきたい．

2 サービス・資源の獲得

身体に不調をかかえる，身体の動きがままならなくなる，長期間の療養が必要となる，乳幼児の子育てや家族の介護サービスが必要になるなどの場面を考えてみよう．私たちはどのように必要なサービス，資源を獲得するのだろうか．

社会学者の町村は，生活者の**財・サービスの分配システム**を四つに分類した．介護を家族内で担うように個人や家族が自立的・自足的に財・サービスを生産する**自助**，地域の住民同士が支え合う互酬（**相互扶助**），市場でサービスや商品を購入する**市場交換**，政府・自治体の財・サービス供給を利用する**再分配**の四つである[1]．地域社会の社会関係の機能は，主として相互扶助にあたる．

3 相互扶助の役割への期待

a ほかの分配システムの補完

私たちはこうした多様なサービスを利用して生きていくわけだが，近代社会においては，相互扶助から市場交換や再分配による専門処理システム*が拡大しており，必ずしも人々の生活において地域社会のもつ役割が優位になっているわけではない．

また，地域社会の相互扶助への期待は，家族機能の縮小による自助の困難，財政難による再分配機能である公助の縮小，市場交換によって発生する格差解消といった，他の財・サービス分配システムの限界を超える機能にあるかのようにみえるかもしれない．実際，社会保障費が高まるなかで，それを一定程度抑制し，その代替的な機能を果たす役割を地域社会の相互扶助に求める動きがあることも事実である（図9-1.a）．

用語解説＊
専門処理システム
伝統的な村落社会で見られた住民同士の共同による「相互扶助システム」に対して，専門機関によって生活課題が解決されるシステム．

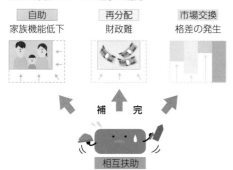

a　ほかの分配システムの縮小を補完

自助	再分配	市場交換
家族機能低下	財政難	格差の発生

補　完

相互扶助

b　固有の強みを発揮しながら分配サービスをつなぎとめる

強み

公共性
個人や家族より
広い範囲

自助　　　再分配

共同性
一方的に与え
られるのではなく
ともに行う

相互扶助

互酬性
個人の利益を追求
するのではなく
互いに提供し合う

市場交換

図9-1　相互扶助の役割

b 固有の強みの発揮

　では，地域社会への期待には，このような消極的な理由だけでなく，積極的な意義はないだろうか．地域社会の相互扶助には，他の分配システムと比較して，①家族という私的領域に限定されない**公共性**，②行政サービスでは提供が難しい**共同性**，③市場の競争原理とは対照的な**互酬性**の三つの強みがある．これは，地域社会の相互扶助特有の強みということができる．

　この強みを生かしつつ，地域社会という単位の中で，行政による再分配，市場サービスによる交換，家族と個人の自助をつなぎとめるネットワークと社会関係を生み出すことにより，多様な社会課題解決が可能になる（図9-1.b）．

2 地域社会への期待と地域包括ケアシステム

　地域社会の相互扶助に対しては，健康の増進や介護予防，孤立や孤独の防止，高齢者の社会参加，防災，教育など広範な社会的課題への効果に対する期待が寄せられている．こうした地域社会への期待の中でも，実践的にも政策的にも中心的な位置を占めるようになっているのが，**地域福祉**の領域である．2000（平成12）年に制定された社会福祉法第1条で「地域福祉の推進」がうたわれて以降，地域で暮らす人々のさまざまな課題に対し，地域の人々と専門機関が協働しつつ取り組む地域社会づくりが目指されるようになっている．

　広範な福祉的ニーズ・生活課題を，地域住民の参加による相互扶助，専門機関の連携によって進めていく上で，政策的には**地域包括ケアシステム**＊が推進されてきた．中学校区という一定の範囲を設定した上で，その地域における，地域住民の参加，相互扶助，そして地域の諸団体や関連機関の連携によって，医療，介護を中心とした課題解決が期待されている（図9-2）．

3 地域共生社会

　近年では，介護・高齢者福祉領域に限定されない地域社会形成の柱として，**地域共生社会**をキーワードとした諸施策が打ち出されている．

用語解説＊
地域包括ケアシステム

介護・高齢者福祉領域を中心に，「団塊の世代が75歳以上となる2025年を目標に，重度な要介護状態となっても住み慣れた地域で自分らしい暮らしを人生の最後まで続けることができるよう，住まい・医療・介護・予防・生活支援が一体的に提供される地域の包括的な支援・サービス提供体制」である．

plus α
地域福祉の推進

2017（平成29）年に改正された社会福祉法第4条では，地域住民が，地域の福祉団体と連携して地域の生活課題を解決することによって，地域福祉を推進することが求められるようになった．

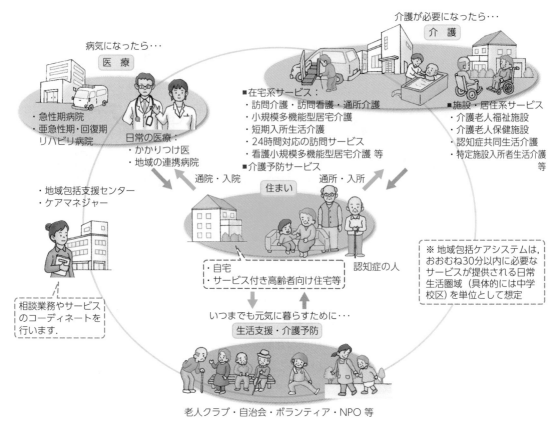

病気になったら…

医 療

介護が必要になったら…

介 護

・急性期病院
・亜急性期・回復期
　リハビリ病院

日常の医療：
・かかりつけ医
・地域の連携病院

■在宅系サービス：
・訪問介護・訪問看護・通所介護
・小規模多機能型居宅介護
・短期入所生活介護
・24時間対応の訪問サービス
・看護小規模多機能型居宅介護 等
■介護予防サービス

■施設・居住系サービス
・介護老人福祉施設
・介護老人保健施設
・認知症共同生活介護
・特定施設入所者生活介護
　　　　　　　　 等

・地域包括支援センター
・ケアマネジャー

通院・入院

通所・入所

住まい

相談業務やサービス
のコーディネートを
行います．

・自宅
・サービス付き高齢者向け住宅等

認知症の人

※ 地域包括ケアシステムは,
おおむね30分以内に必要な
サービスが提供される日常
生活圏域（具体的には中学
校区）を単位として想定

いつまでも元気に暮らすために…

生活支援・介護予防

老人クラブ・自治会・ボランティア・NPO 等

厚生労働省．地域包括ケアシステムについて．2013．p.1．https://www.kantei.go.jp/jp/singi/kokuminkaigi/dai15/siryou1.pdf.
（参照2023-04-14）より一部改変．

図9-2　地域包括ケアシステムのイメージ

　地域共生社会の理念は，「人生における様々な困難に直面した場合でも，誰もが役割を持ち，お互いが配慮し存在を認め合い，そして時に支え合うことで，孤立せずにその人らしい生活を送ることができるような社会」，「制度・分野ごとの『縦割り』や「支え手」「受け手」という関係を超えて，地域住民や地域の多様な主体が参画し，人と人，人と資源が世代や分野を超えつながることで，住民一人ひとりの暮らしと生きがい，地域をともに創っていく社会」を目指すものである[2]．地域福祉分野の課題を中心にしつつも，生きがいづくりや多様性の尊重といったさまざまな生活課題を，地域住民の参加によって解決する力を高め，これに対応する地域社会づくりが目的とされる．

　その具体的な内容は，**図9-3**に示されているように，「すべての社会・経済活動の基盤」，そして「すべての人の生活の基盤」である地域社会の共同性を生かしつつ，さらなる組織化によって発展させることで，「支え・支えられる関係の循環」を目指すものである．ここでは，現代社会の諸課題に対して，地域の強み，すなわち，地域で暮らす人々が築き上げてきた相互扶助の強みをどのように発展させていくかが課題となる．

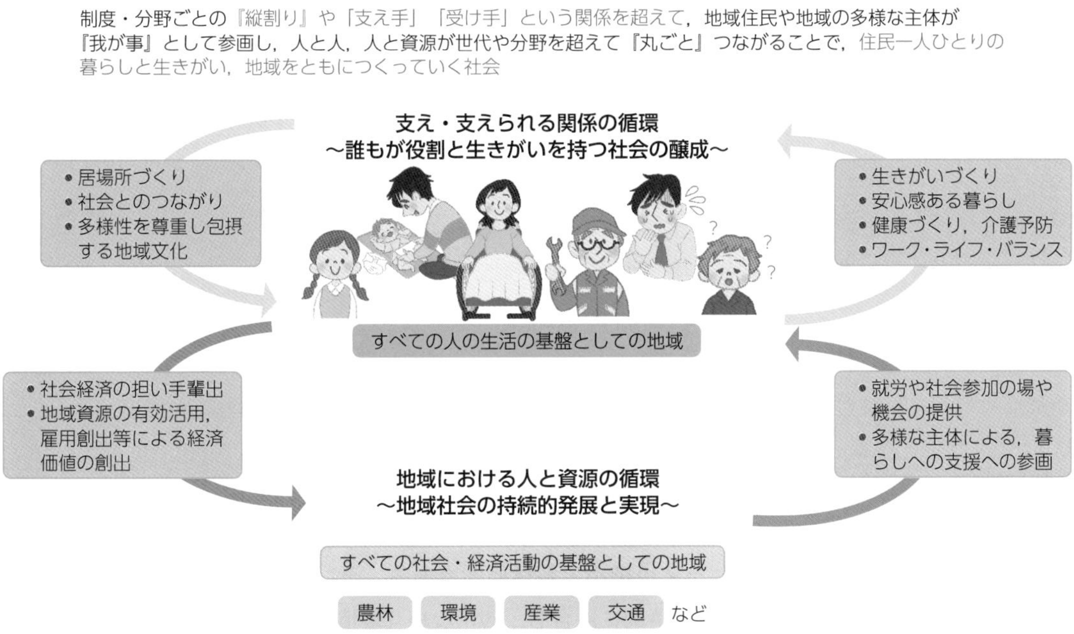

制度・分野ごとの『縦割り』や「支え手」「受け手」という関係を超えて，地域住民や地域の多様な主体が『我が事』として参画し，人と人，人と資源が世代や分野を超えて『丸ごと』つながることで，住民一人ひとりの暮らしと生きがい，地域をともにつくっていく社会

支え・支えられる関係の循環
〜誰もが役割と生きがいを持つ社会の醸成〜

- 居場所づくり
- 社会とのつながり
- 多様性を尊重し包摂する地域文化

- 生きがいづくり
- 安心感ある暮らし
- 健康づくり，介護予防
- ワーク・ライフ・バランス

すべての人の生活の基盤としての地域

- 社会経済の担い手輩出
- 地域資源の有効活用，雇用創出等による経済価値の創出

- 就労や社会参加の場や機会の提供
- 多様な主体による，暮らしへの支援への参画

地域における人と資源の循環
〜地域社会の持続的発展と実現〜

すべての社会・経済活動の基盤としての地域

農林 　環境 　産業 　交通 　など

厚生労働省webサイトを参考に作成.

図9-3　地域共生社会の概念

2 地域社会の変容とコミュニティ

1 地域コミュニティ

　前述の地域共生社会の理念は非常に明快である．しかし，実際に地域社会の力をどのように発揮させるのか，私たちの生活の基盤となる力をどのように導き出すかを考えた場合には，いくつか困難がある．大きくは，**高齢化**や**人口減少**が進み，地域社会における人々の生活領域での支え合いという**相互扶助**の基盤が弱まっていることである．

　こうした困難な状況の中で，相互扶助的な支え合いをベースにした地域社会関係の創出を目指すにあたり，まず地域社会関係についていくつか学んでいく．地域社会の社会関係を考える上で重要な概念に，**コミュニティ**がある．コミュニティの定義は多様であるが，その理論的基盤をつくった**マッキーバー**（MacIver, R.M.）は，特定の類似した関心・利害を追求するためにつくられる組織である**アソシエーション**と対比させ，コミュニティを，一定の地域において，自然発生的に形成される共同社会とした[3]（図9-4）．

　この定義に示されているように，コミュニティは，より包括的な地域生活の基盤となる共同社会の存在を指す．コミュニティの中でも「**地域性**」と「**共同性**」の両者を備えたものを特に**地域コミュニティ**

plus α

マッキーバー

著書『コミュニティ』(1917) によって，その後のコミュニティ研究に大きな影響を与えるとともに，ソーシャルワークの実践的な理論の構築にも貢献した．

コミュニティ

一定の地域において，自然発生的に形成される共同社会（マッキーバーの定義）

地域コミュニティ

コミュニティの中で「地域性」と「共同性」の両方を備えているもの

アソシエーション

特定の類似した関心・利益を追求するためにつくられる組織

図9-4　コミュニティの定義

と呼び[3]，一定の地域的範囲における人々との相互扶助，共同性を論じる上で必須の概念となったのである．

　コミュニティはインターネットでのつながりのように地域社会の範囲を超えたつながりも含まれるが，健康や福祉に関する機能の面で注目されるのは，地域社会という一定の空間を基盤とした地域コミュニティである．孤立や防災などに限らず，地域福祉分野を中心とした多くの生活課題を，地域住民の参加によって解決する力を高めることが要請され，これに対応する地域コミュニティのしくみづくりが求められている．コミュニティに関しては多くの研究が積み重ねられてきているが，コミュニティ概念の有効性を確認するために，まずは古典的研究から振り返ろう．

2 コミュニティの解体と地域からの解放

　コミュニティはどのような形で変化しているのか．これまでの実証研究で明らかにされてきたのは，コミュニティの**縮小**と**解体**傾向である．**テンニース**（Tonnies, F.）は，全人格をもって感情的に融合し，親密な相互愛情と了解に基づいた共同社会である**ゲマインシャフト**と，人々が互いに自己の目的を達成するために利害，打算に基づいて行動する利益社会である**ゲゼルシャフト**に分類する．コミュニティへの注目の背景にあるのは，ゲマインシャフトの喪失とその回復への希望である．しかし，実際にはコミュニティの親密性・共同性は大きく衰退し，ゲマインシャフト的な関係が縮小していることが指摘されてきた．個人の親密な関係を低下させることが明らかにされてきたのである．

　こうしたコミュニティの変容を，ワース（Wirth, L.）は，**都市化のプロセス***から説明している．都市化によって家族・仲間・近隣などの親密な関係による第一次的接触から，表層的で一時的な対面関係が中心となる第二次的接触が優位になることを指摘し[4]，コミュニティの親密な関係（ゲマインシャフト）が弱まるとしたのである（図9-5）．

　では，コミュニティの解体は不可逆的なものなのだろうか．この点についてウェルマン（Wellman, B.）は，コミュニティをめぐる理論を，次の**表9-1**のように整理している[5]．都市化によってコミュニティが喪失する「**コミュニティ喪失論**」，都市化にもかかわらず近隣コミュニティが存続する「**コミュニティ存続論**」，空間的な境界を超えてコミュニティが存在する「**コミュニティ解放論**」の三つに分類し，必ずしもコミュニティの解体・喪失が進まないというシナリオが提起された．

　日本の地域コミュニティの趨勢（すうせい）はどのようなものだろうか．日本で実施された大規模な調査

plus α

テンニース

著書『ゲマインシャフトとゲゼルシャフト』（1887）で著名なドイツの社会学者．

用語解説 *

都市化のプロセス

住民が相対的に同質的な村落社会から，都市部に人口が集中し，異質性の高い人々が集住して暮らすようになる過程．

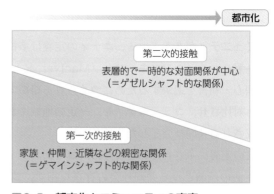

図9-5　**都市化とコミュニティの変容**

データの分析からは，「コミュニティ解放論」に沿うコミュニティ変容が進んでいることが明らかにされている[6]．つまり，親密な関係としての共同性は一定の地域空間から分散化し，**集合性と共同性との乖離**が進んでいるといえる．一定の地理的な境界の内部で住民の生活が自足的に完結する**包括的コミュニティ**から，地域で共通に直面する，個人では処理できないニーズを解決するために取り結ぶ社会関係である**限定的コミュニティ**[7]へとその特質が変化したのである（図9-6）．

表9-1　コミュニティ問題

コミュニティ喪失論	都市化によって親密な関係を基盤とした近隣コミュニティが喪失
コミュニティ存続論	都市化にもかかわらず近隣コミュニティが存続
コミュニティ解放論	空間的な境界を越えてコミュニティが形成

3 パーソナルネットワークとソーシャルキャピタル

1 パーソナルネットワークとソーシャルサポート

コミュニティの実態とその効果を詳細に分析してきたのが，人々が取り結ぶつながり（ネットワーク）に焦点を当てた**パーソナルネットワーク論**である．これまでの研究で，パーソナルネットワークが豊富であることが，人々の心身の健康に対して好影響を与えることが明らかにされてきた．パーソナルネットワークの中で，特に個人の生活課題に対する援助（**ソーシャルサポート***）機能をもつものを，**ソーシャル・サポート・ネットワーク**と呼ぶ．

ここで，日本でのパーソナル・ネットワーク研究の成果からみていこう．1993（平成5）年と2014（平成26）年の二つの時期に埼玉県朝霞市と，山形県山形市において実施された調査データの比較分析から，次の点が明らかにされている[8]．全体として血縁関係と地縁関係の減少が進み，特に男性において，ソーシャル・サポート・ネットワークの縮小が認められた（図9-7）．ま

用語解説*

ソーシャルサポート

①移動などの手伝い，見守りなどの道具的サポート，②悩みごとの相談などの情緒的サポート，③情報伝達を行う情報的サポート，④共に支え合うコンパニオンシップサポートに分けられる．

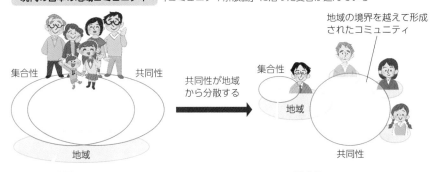

| 現代の日本の地域コミュニティ | 「コミュニティ解放論」に沿った変容が進んでいる |

包括的コミュニティ
一定の地理的な境界の内部で住民の生活は自給的に完結する

限定的コミュニティ
地域で共通に直面する，個人では処理できないニーズを解決するためには結束する

図9-6　包括的コミュニティと限定的コミュニティ

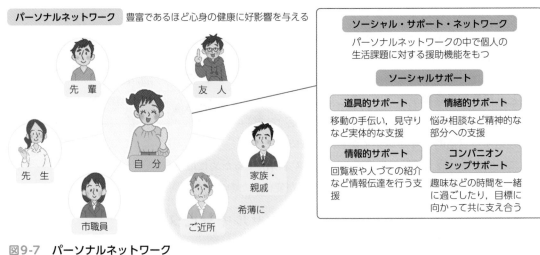

図9-7 パーソナルネットワーク

た，地縁関係にソーシャルサポートを頼ることができなくなるという傾向が認められたわけだが，コミュニティに関する議論に引きつけて考えると，コミュニティ解放論的な動向と，地域コミュニティがソーシャル・サポート・ネットワーク機能を失いつつあるという傾向が見えてきたのである．

2 地域コミュニティへの期待

前述のように，コミュニティの縮小と地域を超えたネットワークを形成するというコミュニティ解放が進んでいることが明らかになったが，地域コミュニティの重要性が失われたわけではない．世界的なコミュニティ研究の動向を整理したデランティ（Delanty, G.）は，小集団，近隣，小さな街のような，一定の空間に限られた地域コミュニティへの注目が高まっていることに注意をうながしている．職場や家族などの社会的領域から排除された人々を包摂する**セーフティネット***として地域コミュニティが重要になるというのだ[9]．

地域コミュニティへの期待は，脱地域化し，地域から解放された関係を，もう一度地域社会の共同性に埋め戻し，地域コミュニティの再生と公共性を目指す動きといえる．行政サービスを中心とした公的領域の縮小，家族など私的領域の機能低下によって「隙間」が生まれ，その「隙間」に対応する地域コミュニティの機能が重視される[10]．実際に，失業や疾病，障害などの課題に対して，職場や家族ではなく，地域コミュニティのソーシャル・サポート・ネットワークが重要な機能を果たす．地域コミュニティのつながりが失われた状態は健康への悪影響をもたらし，豊富な地域的なつながりは健康や，防災，防犯などに対して効果があることが明らかにされている[11]．

3 ソーシャルキャピタルの可能性

地域コミュニティのもつ効果を明確に概念化した**ソーシャルキャピタル論**からさらに検討していこう．

地域コミュニティにおける共同性の再生にあたっては，それがなぜ必要なの

用語解説 *
セーフティネット

失業など労働の問題，病気や介護，災害によってもたらされる社会生活のリスクから人々を守る社会保障制度であるソーシャル・サポート・ネットワークの総称．

か，そしてなぜ地域コミュニティでなければならないのかという点について検討しておかなければならない．地域コミュニティの意義については，ソーシャルキャピタル（社会関係資本）という概念からとらえられるようになっている．ソーシャルキャピタルとは，代表的な論者である**パットナム**（Putnam,R.D.）によると，「個人間のつながり，すなわち社会的ネットワーク，互酬性の規範およびそれらから生じる信頼性」という三つの要素によって構成される[12]．ソーシャルキャピタルが強いほど，人々の健康や防災活動などのパフォーマンスを高めることが明らかにされてきた[11]．

ソーシャルキャピタルには二つの類型がある．相対的に同質的な者同士の親密な結び付きである**結束型（ボンディング）**と，異質な者同士がつながる**橋渡し型（ブリッジング）**である．緊密な相互扶助が必要な場合は，親密だが関係が閉じられる傾向がある結束型ソーシャルキャピタル，情報力や柔軟な対応が必要な場合は，開かれた多様なネットワークをもつ橋渡し型ソーシャルキャピタルが重要な役割を果たすとされる（図9-8）．

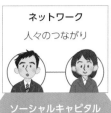
ネットワーク 人々のつながり

ソーシャルキャピタル

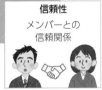
互酬性の規範 互いに助け合うという規範

信頼性 メンバーとの信頼関係

ソーシャルキャピタルの類型

結束型（ボンディング） 相対的に同質な者同士の親密な結び付き ex）仲良しグループのような閉じた関係

橋渡し型（ブリッジング） 異質な者同士のつながり ex）つながりが緩やかで入退出が自由な活動

図9-8　ソーシャルキャピタル

もっとも，ソーシャルキャピタルの強さは良い機能を発揮するばかりではない．強いソーシャルキャピタルは，メンバー以外を排除する排他性に向かったり，問題のある強固な関係を生み出したりするという両義性がある[12]．したがって，こうした負の側面を見極めつつ，良いソーシャルキャピタルを構築することが課題となる．この点については，後述の孤独・孤立の問題にかかわる地域コミュニティの実践から見ることができる．

4 孤独・孤立をめぐる課題と対策

1 孤独・孤立

地域共生社会推進のかぎとなるのは，地域社会での「つながり」であり，コミュニティの機能が重視される．しかし，実態としては，つながりの対極とみられる孤独・孤立の増加が明らかになっている[13]．

ここでいう孤独・孤立とは何か．**孤独**とは，つながりの欠如や喪失によって生じる好ましくない感情という主観的な概念であり，**孤立**とは，家族やコミュニティとほとんど接触がないという客観的な状況を示すものである．次に説明するように，孤独・孤立のいずれも深刻な悪化が明らかにされている．

plus α
パットナム
「ソーシャル・キャピタル」概念の有効性を世界的に広めたアメリカの政治学者．

1 孤独・孤立の現状

　日本における**高齢者の孤独・孤立**に関する実態調査が次々と報告されているが，各種調査の詳細な検討から，家族やコミュニティとほとんど接触がない深刻な孤立は，高齢者の2〜10%程度，孤立しがちな状況を含めると10〜30%とされている[14]．『令和3年版高齢社会白書』では，60歳以上の人で，家族以外の人と相談し合ったり，世話をし合ったりする親しい友人が「いずれもいない」と回答した割合は，日本が最も多く31.3%となっており，高齢者の孤独・孤立が重要な政策課題としてクローズアップされることになった[15]．

　孤独・孤立の問題は，高齢者に限定された問題ではなく，あらゆる世代に及んでいる．日本では，2021（令和3）年に国として初の孤独・孤立に関する全国規模の調査が実施された（図9-9）．この調査データから，実に約3分の1が孤独感を感じており，相対的に**若い世代の孤独感**の強さも明らかとなったのである[16]．

2 無縁社会と地域コミュニティへの期待

　前述のように，家族（血縁），地域（地縁），職場（社縁）などあらゆる関係が失われた**無縁社会***という言葉に象徴される孤独・孤立が進んでいる．また，2011（平成23）年3月11日に発生した東日本大震災以降，「つながり」，「絆」に対して強い関心が向けられるようになったことも国内での問題意識に影響している．孤独・孤立は「**関係性の貧困**」として焦点化され解決すべき問題となり，その解決策として地域コミュニティの力に注目が集まることになったのである．

2 孤独・孤立対策

　孤独・孤立に対して，日本では2021年2月に**孤独・孤立対策担当大臣**の役職が設けられ，孤独対策を政策として進めていくことが決まった．これは，イギリスに次いで世界で2番目の国家としての政策化である．具体的な施策としては，ひとり暮らし高齢者の社会参加支援から，比較的若い世代のひきこもり対策に至るまでさまざまな取り組みが進められるが，特に焦点化されるのが，究極の孤独・孤立問題である**孤独死対策**である．

1 孤独死

　孤独死には確定した定義はないが，一般的には，自宅で誰にも看取られず死亡し，生前の孤立状況が推測される死が孤独死とされている．また，どのくらい孤独死が発生しているのかという統一的な基準のもとでの調査データは存在していないが，諸データの分析から孤独死の増加が確認されている[13]．

2 孤独死対策

　孤独死対策は，主として**高齢者の対策**として進められ，地域コミュニティの「回復」によって解決することが目指されている．

　孤独死に対する取り組みを，**自助・互助・共助・公助・商助***[17]という分類

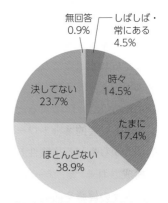

どの程度，孤独であると感じることがあるか.

内閣府官房孤独・孤立対策担当室．人々のつながりに関する基礎調査（令和3年）．より作成．

図9-9　孤独の状況

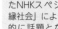

用語解説*

無縁社会

2010年1月に放映されたNHKスペシャル「無縁社会」によって，社会的に話題となった，孤独・孤立を示す概念．

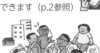
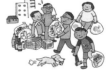

コンテンツが視聴できます（p.2参照）

●地域における高齢者の社会参加〈動画〉

用語解説*

商　助

医療・福祉にかかわる市場サービスではない，喫茶店や食品配送，新聞配達など商業的なサービスを利用した支援．

にしたがって整理しておきたい（図9-10）．自助としては個人が契約する**緊急通報システムの利用**がある．互助・共助としては近隣住民，町内会・自治会の**見守り活動**，介護保険サービスを用いた**訪問事業**，そして商助としては，**配食サービス，乳酸菌飲料配達時の見守り事業**が挙げられる．こうした活動をまとめるのが公助の取り組みである．国では，2007（平成19）年度に**孤立死防止推進事業**を予算化し，連絡相談窓口設置・緊急情報体制の整備，地域支援ネットワークの整備など積極的な取り組みを進めている．地方自治体レベルでは，**高齢者見守り体制整備推進事業**が実施され，緊急通報体制事業，見守り訪問員による訪問事業，配食サービス事業，安否確認を行う福祉電話事業などが実施されている．

この中でも重要なのが，地域コミュニティでの互助・共助の取り組みである．

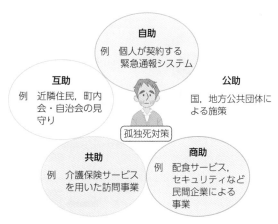

図9-10　孤独死対策

plus α

互助と共助の違い

互助・共助とも，地域コミュニティにおける相互扶助であるが，地域包括ケアシステムの制度的枠組みでは，互助が無償での近隣の支え合い，共助は介護保険制度など費用負担がある支え合いとされる．

事例❶

孤独死対策について，愛知県愛西市の取り組みについて見ていこう[18]．愛西市では，1990年代から孤独死の増加が認められた．もともと「高齢者の孤立の防止」，「孤立死の予防・早期発見」を目的として，老人クラブ等の地域活動支援，介護予防事業や介護保険サービス，緊急通報システム，乳酸菌飲料給付，配食サービスなどの事業を実施してきたが，公的サービスを拒否する，いわゆる**援助拒否**や，孤立を選択する層，近隣関係を希望しない住民に対する効果の限界といった課題が浮かび上がってきた．地域コミュニティのさらなる関係の強化が困難な中での取り組みが必要となったのである．

これに対して，愛西市は地縁関係に限定されないネットワークの構築を進めた．具体的には，地区住民，自治会，民生・児童委員，老人クラブ，市役所，警察署，消防署，社会福祉協議会，在宅介護支援センター，介護サービス事業者，郵便局，新聞販売店，牛乳販売店，乳酸菌飲料販売店など関連する機関を網羅的につなげる**見守りネットワーク**を構築したのである（**図1**）．

図1に示した孤独死予防ネットワークのねらいは，自治会や，専門機関，商業サービスの中で希望するサポートを選んでもらうという点と，無理して近隣関係とつながらなくてもよいという点にある．これにより，自治会や老人クラブなどと関係が薄く，また，そのような近隣関係とのつながりを望まない高齢者に対しても見守りが可能となる．近隣関係に限定されない，選択可能な無償の見守りネットワークとすることで，これまでの取り組みの限界に対応したものである．

この事業の中でも，ひとり暮らし高齢者の利用希望が特に多かったのが，新聞販売店，牛乳販売店，乳酸菌飲料販売店による**商助**としての見守りである．実際，自宅で倒れたのちに，乳酸菌飲料の無料配布サービスによって救助につながったケースも認められ，その有効性も証明されている．

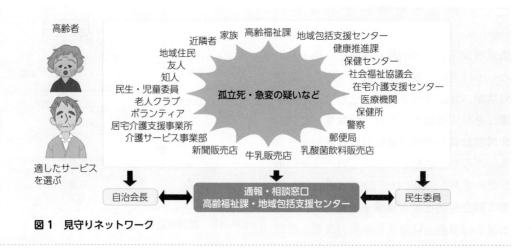

図1　見守りネットワーク

a 自治的コミュニティの構築

　事例❶で挙げた孤独死対策の含意について，**親交的コミュニティ**と**自治的コミュニティ**という二つの概念からさらに考えてみよう[19]．

　親交的コミュニティとは，都市化で失われる親密な**第一次的接触の再構築**を目指すものである．これに対して，自治的コミュニティは，生活問題の個人，世帯，専門機関の**生活問題処理能力の低下**を補う実践である．「近所づきあい」という地縁組織の親交的コミュニティによる見守りや，交流の場としての機能が果たせなくても，商業的サービスなどさまざまな組織とのネットワークをつくることで，ソーシャル・サポート・ネットワークとしての自治的コミュニティを生み出すことができる．地域コミュニティの解体は不可逆的な動きのように感じられるかもしれないが，自治的コミュニティを構築する愛西市の実践的方法は今後の対応の可能性を示唆するものである．

b サードプレイスの構築

　もう一つ，コミュニティの解体への対抗として，「場所」のもつ効果も注目されている．ここでいう「場所」とは，コミュニティを形成するサードプレイスである．**サードプレイス**は，アメリカ社会において「インフォーマルな公共の集いの場」が喪失されていることに対する解決策として，オルデンバーグによって提起された概念である．オルデンバーグによれば，第一の場である家，第二の場である職場に対して，第三の場であるサードプレイスは「インフォーマルな公共生活の中核的環境」となる[20]．

　サードプレイスは，あらゆる人を受け入れる地元密着型の社会空間であり，近隣住民を団結させる機能，来訪者を元からのメンバーと引き合わせる機能，コミュニティのためのリーダーをつくり出す機能，参加型娯楽の場を用意する機能をもつもので，居酒屋，公園，カフェや子ども食堂などが具体的な事例として挙げられている．こうした人々が集まる場をサロンとして構築することも，孤独・孤立を防止する，地域コミュニティ創出の有効な方法となる．

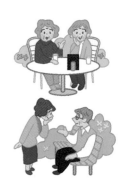

plus α

サロン

地域住民やボランティアが協働して企画，運営していく交流の場．各地域の社会福祉協議会が「ふれあいいきいきサロン」としてサポートしている取り組みも多い．

5 地域集団の諸相

■1 地域コミュニティの組織

地域コミュニティを集団という点から考えてみよう．地域集団は，人々が居住する一定の空間に組織され，包括的な機能をもった，自治会・町内会に代表される**地縁組織**と，特定の目的をもち，主体的に人々が参加し結成するボランティア団体，NPO法人*などの**テーマ型コミュニティ**に分類される．

|1| テーマ型コミュニティ

テーマ型コミュニティは，1995（平成7）年の阪神・淡路大震災時に，地縁組織の意義とともに，災害時における緊急時の人命救助にとって不可欠な活動であることが認識された．震災後の復旧・復興では延べ約137万人を超えるボランティア参加者がみられ，「ボランティア元年」と称せられたのである．2011（平成23）年の東日本大震災でも143万人のボランティアの参加があり，地域社会の中でテーマ型コミュニティのもつ重要な役割が定着したといっていいだろう．

a NPO法人

1998（平成10）年には，ボランティア活動をはじめとする市民の自由な社会貢献活動の発展を促進することを目的として，**特定非営利活動促進法（NPO法）**が施行された．法律制定後20年以上を経る中で，全国で5万を超える法人が認可されている．地縁組織の加入率低下が進む中で，NPO法人の開設数増加にみられるように，テーマ型コミュニティの活動の活発化が注目される．

NPO法人には，多様な機能が期待されている．その意義が明らかになった災害時の活動はもちろんだが，表9-2に示したように，保健・医療・福祉に関わる法人が最も多くなっている．健康や福祉を目的とした活動が多く，今後の生活の根本を支えるテーマ型コミュニティが，地域社会の基盤として欠かせないものとなっているのだ．

|2| 地縁組織

a 地縁組織とその現状

一方，**自治会・町内会**といった地縁組織については，地域で暮らす住民にとっても，行政にとっても重要な機能をもつことが再確認されつつある．組織の規模は大小さまざまであるが，全国で30万程度組織されている．その特徴について，表9-3にまとめた．

町内会・自治会は，一定の地域で組織され，原則任意加入ではあるが，自動加入が要請されることが多い．テーマ型コミュニティとの違いは機能の包括性であり，地域社会の親交から防災活動や福祉活動に至り多様な機能を発揮する．行政との関係では，下請け機関ではなく自治組織だが，行政から補助金を受ける団体が半数以上を占め，委員委嘱や広報誌の配布などの業務を請け負うことも多い．

表9-2　NPOの活動の種類

活動の種類	法人数	活動の種類	法人数
保健，医療または福祉の増進を図る活動	29,520	男女共同参画社会の形成の促進を図る活動	4,833
社会教育の推進を図る活動	24,665	子どもの健全育成を図る活動	24,393
まちづくりの推進を図る活動	22,433	情報化社会の発展を図る活動	5,600
観光の振興を図る活動	3,420	科学技術の振興を図る活動	2,819
農山漁村または中山間地域の振興を図る活動	2,938	経済活動の活性化を図る活動	8,944
学術，文化，芸術またはスポーツの振興を図る活動	18,259	職業能力の開発または雇用機会の拡充を支援する活動	12,847
環境の保全を図る活動	13,171	消費者の保護を図る活動	2,888
災害救援活動	4,319	前各号に掲げる活動を行う団体の運営または活動に関する連絡，助言または援助の活動	23,712
地域安全活動	6,313		
人権の擁護または平和の活動の推進を図る活動	8,899	前各号で掲げる活動に準ずる活動として都道府県または指定都市の条例で定める活動	318
国際協力の活動	9,211		

内閣府．内閣府NPOホームページ．https://www.npo-homepage.go.jp/about/toukei-info/ninshou-bunyabetsu（参照 2023-04-13）．

こうした多様な機能が期待される地縁組織だが，新しい住民の不参加，担い手の高齢化などの理由で縮小傾向がみられる．総務省「全国自治体調査」では，自治会・町内会への住民の世帯加入率が，2011（平成23）年度の平均77.6％から，2021（令和3）年度には71.8％へと減少した[21]．地域コミュニティの基盤である地縁組織の縮小傾向が，コロナ禍で一層加速したと考えていいだろう．1965（昭和40）年の総理府による「住民自治組織に関する世論調査」では，市部の

表9-3　地縁組織（町内会・自治会）の特徴

地域区画性と排他的独占	一定の区域の住民を組織し，一つの地域には一つの組織しか存在しない
世帯単位の加入	加入単位が個人ではなく世帯単位
任意加入	任意加入ではあるが，自動的に加入することが要請される
包括的機能	親睦，共同防衛，環境整備，福祉活動，見守りなど多様な機能
行政補完機能	行政の末端組織ではないが，委員委嘱など行政の補完的機能を果たす
地域代表性	地域の代表として公共的な役割をもつ

86.0％，町村部で96.2％がなんらかの地縁組織に加入していたことから判断すると大幅な減少である．

　もっとも，町内会・自治会加入率の低下など，地域社会における関係性の希薄化が進んでいるが，地縁組織の重要性そのものが減少しているわけではない．地域包括ケアシステム導入によって，地域福祉分野における，自治会など地縁組織への期待があり，実質的に地域コミュニティを機能させるためには不可欠の要素であり続けている．地縁組織の加入率の低下や活動の停滞に向けて，地縁組織への参加促進とテーマ型コミュニティとの協働による地域コミュニティの活性化が課題となる．

b 地縁組織への参加促進と協働

　地縁組織縮小の最大の要因は，2節で説明した都市化である．都市化によって，住民の流動性，異質性が高まることで，地域コミュニティへの参加の減少と，近隣関係の親交と自治的機能が弱まることが明らかにされてきた[8]．都市

plus α

外国人人口の増加

1990年の入管法改定施行以降，「日系」のルーツをもつ南米出身者が増加した．近年は，主としてアジア諸国からの技能実習生が多く居住する，地域社会の多文化化が進んでいる．

化が一層進む中で，1990年代からは外国人人口の増加など，より多様な住民
層が地域で居住することに対応した，地域社会での**共生**[＊]が課題となっている．

外国籍住民の増加が進む中で，自治会加入と活動が進んだ愛知県西尾市の県営A団地の事例をみていこう[18]．
自動車産業が集積し，ブラジル人口が日本で最も多い愛知県では1990年代から南米系住民を中心に外国籍住民
の増加がみられた．特に公営住宅に居住する層が多く，A団地では全世帯の6割を外国籍住民が占めている．

通常，こうした地域では，地縁集団への参加がみられず，地縁組織の衰退が進むことが予想されるはずである．
しかし，この団地では外国籍住民の自治会加入率が100％であり，役員経験も31％に認められた．ペルー人住民
が自治会長に就任するなど，リーダーとしても機能している．

こうした自治会加入と活動が進んだことにはいくつか理由がある．A団地では，1990年代当初に，**ゴミの問題**
や**騒音**，**違法駐車**など多くの問題が発生したが，当時の自治会長を中心に，自治会役員の補助として日本語がで
きる外国籍住民の役員である**通訳・翻訳委員**を新設し，言語的障壁の解決を目指し
た．特に大きな問題となっていたのがごみ分別の問題であり，ごみ出しルールのポ
ルトガル語翻訳を実施し，**西尾市環境課**によるごみカレンダー，ごみ袋への外国語
表記につなげている．その後，外国籍住民から自治会役員，班長を選出するしくみ
を整えた．自治会副会長にブラジル人住民が就くよう依頼し，自治会費集金係も外
国籍住民が務めるしくみが作られたのだ．また，外国籍住民が参加のため，活動内
容も大きく変えている．毎月一回の役員会は，必ずポルトガル語の通訳を入れる形
で実施される．住民構成としては高齢化が進み，自治会役員の担い手不足が課題と
なっているが，外国籍住民の参画による自治会活動の維持が目指されている．

こうした活動を基盤に，外国籍住民が主体となった防災を考える外国籍住民のグ
ループが形成された．これは自治会を基盤としたボランティア団体であり，地域の
自主防災会や学校，災害救護・防災活動を行う地域赤十字奉仕団との協働で防災活
動を進めており，地縁組織とテーマ型コミュニティとの協働としても注目される．

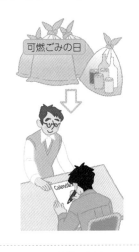

6 コミュニティ形成の方法と今後の展望

1 コミュニティをつくる

コミュニティの基盤が弱まる中で，どのようにコミュニティを創出するかが
課題となっている．地域コミュニティの側での工夫はもちろんだが，コミュニ
ティを支援する政策も重要である．振り返ってみると，1969（昭和4）年に
政府が設置した国民生活審議会コミュニティ問題小委員会による報告書『コ
ミュニティ：生活の場における人間性の回復』で，コミュニティの促進がうた
われ，1970年代からのコミュニティ政策につながっていく．1971年にスター
トした旧自治省による**モデル・コミュニティ政策**は，都市化によって弛緩した
地域住民のつながり・連帯感を，**コミュニティセンター**[＊]を中心に，新たに組
織した住民の管理・運営に委ねることによって回復することを目指し，全国
83地区で事業を展開した[22]．自治会を中心とした旧来の地縁組織とは異なる
地域リーダーの台頭を期待するものであった．

これ以降も，地域コミュニティへの「地域参加」の促進によって**市民セク**

ターの活動を充実させることで活性化を目指す施策が進められてきた．その中でも地域コミュニティに**権限と予算を分配**する，**地域内分権**によるコミュニティ政策が注目された．地域コミュニティへの資源分配と自治を前提とした地域集団再編の動きであり，こうした政策が進められる背景には「**平成の大合併***」がある．このような地方自治体の合併が進み自治体が広域化し，地域自治への行政の働きかけが弱まる状況においては，地域コミュニティに自助的な解決を負わせることなく，一定の財政的資源の分配を行うことが必要となる．そうした問題解決の仕組みの一つに，**地域自治区***制度がある．以下で，地域自治区制度による地域コミュニティ再編について，愛知県新城市（しんしろ）の事例からみていくことにしたい．

事例❸

　愛知県新城市では，2012（平成24）年に地域自治区制度が設置されている．10の地域自治区は，基本的に中学校区の範囲で設置され，**予算（資源）**と**地域代表制（正統性）**，**意見表明権（権利・機能）**の三つの機能をもつ．この中でも特に重要なのが地域コミュニティへの権限と予算の分配であり，以下の二つの地域コミュニティ支援制度が設けられている[18]．

①地域自治区予算　地域協議会で予算の使い道を審議し，市が実施．

　全体で7,000万円の地域自治区予算の枠内で，各地域自治区の地域協議会において，地縁組織やテーマ型コミュニティの代表が審議し，その答申をもとに行政が事業を行う．これまで地域の定住促進，防災対策，子どもの教育支援を中心とした事業が行われている．

②地域活動交付金　地域協議会で団体に配布する活動助成を決定．

　予算規模は3,000万円で，地域協議会に提案された事業の計画を審査し，活動のための交付金により地域集団を支援する．これまで，主として地域のボランティア団体，NPO法人などテーマ型コミュニティの活動のための予算として活用されている．

　以上の二つの制度をもとに権限と予算の分配を行い，地縁組織とテーマ型コミュニティの協働のしくみがつくられていることが特徴的だ．地縁組織の活動停滞や，地域コミュニティ活動の停滞に対して，すべてを地域コミュニティに委ねてしまうのではなく，公助による支援から活性化させるしくみをつくっている点に注意したい．

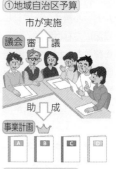

①地域自治区予算
市が実施
議会　審　議
助　成
事業計画
A B C D
②地域活動交付金

2　コミュニティソーシャルワーク

　これまで，政策的なコミュニティ支援として，補助金，交付金という「資源」の観点から見てきた．もう一つ期待されるのは，専門職という「人」による支援である．コミュニティ資源が少ない地域では，地域コミュニティの形成を自然なプロセスに委ねることは困難である．地域コミュニティ形成の基盤，資源など強みが欠けるという問題に対して，地域コミュニティの機能を活性化させる人的資源としての役割を果たしているのが，**コミュニティソーシャルワーカー**の実践である．

　コミュニティソーシャルワーカーは，主に社会福祉協議会に配置される専門職で，生活に困難を抱えるクライエントへの個別支援とともに，地域コミュニ

ティでの課題解決，社会資源創出などの地域支援を行う．高齢者の社会的孤立，若者のひきこもりなど，さまざまな社会的課題に対して，社会的ニーズを地域の課題に引きつけて，地域コミュニティで解決を目指す専門職として注目されている．

2020（令和2）年の国勢調査で平均年齢が最も若い（40.2歳）自治体となった愛知県長久手市の事例について見ていこう[18]．

平均年齢が若く，移住者が多い長久手市だが，**自治会加入率は53.8％**で愛知県内最低の水準であり，人口増加とともに進行する地縁関係の希薄化と地域コミュニティの停滞が課題となっている．こうした課題に対して，長久手市では地域共生ステーションを拠点とした地区社協，まちづくり協議会による地域コミュニティづくりを進めている．

地域共生ステーションは小学校区ごとに住民が地域づくりに参加する拠点となる施設で，この拠点をベースに，地域づくりに関わる地域集団や地域住民が協働を進めることを目的としている．地域共生ステーションには地域の悩みごとを包括的に把握し，地域での解決につなげる専門職であるコミュニティソーシャルワーカーを配置している．

こうした基盤の中で，コミュニティソーシャルワーカーによるさまざまな**コミュニティワーク**＊が行われている．コミュニティソーシャルワーカーは，担当小学校区の全戸訪問（**アウトリーチ**），ひとり暮らし高齢者や75歳以上高齢者世帯の見守り，虐待や見守りが必要な人の早期発見を担う地域のアンテナ役を目指している．その上で，高齢者を中心に，日常生活での見守り，声掛けを行う「ご近所パートナー」の養成，地域福祉学習会やサロンなど早期発見のための交流の場（サードプレイス）づくりを行い，そこで発見されたケースに対しては，各種相談機関につなげ，継続的に面接を行う実践を進める．このように，コミュニティソーシャルワーカーがコミュニティ資源を創出し，地域コミュニティによる課題解決力を高めている点が重要である．

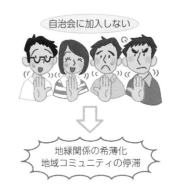

自治会に加入しない

地縁関係の希薄化
地域コミュニティの停滞

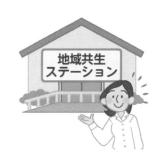

地域共生
ステーション

こうした専門職配置の意義は，地域参加の少ない住民層の参加と地域コミュニティ形成にある．具体的には，地域住民のエンパワメント，サロン活動など地域住民の交流の場づくり，見守りの場として地域コミュニティを創出することが可能となる．ここに，コミュニティ資源に富んでおらず，強みがない条件においても，地域コミュニティを形成する方法の一端を見出すことができる．

今後，「地域共生社会」推進において，決して潤沢ではないソーシャルキャピタルや自治的基盤のなかで，地域コミュニティに課題解決を求める動きが強まることが予想される．そのなかで，コミュニティソーシャルワーカーという人的資源による地域コミュニティ形成はますます重要となるだろう．

3 地域社会とコミュニティの今後

これまで，健康やその基盤となる安心・安全な生活を営む上で，重要な機能

用語解説＊
コミュニティワーク

地域住民が生活課題の解決を主体的に取り組むことを支援し，また，地域コミュニティの資源を創出，関係機関との調整をし，地域コミュニティのネットワーク化を図るソーシャルワークの実践手法の一つ．

をもつ地域社会の役割について説明してきた. 前提として確認しておくべきことは, ソーシャルサポートとしての地域コミュニティ, ソーシャルキャピタルなどの意義が明らかとなる一方で, 地域社会の相互扶助機能が弱まっているという矛盾だ. 悲観的なトーンで語られがちであるが, 地域コミュニティの理論や実践的方法論から学ぶべきことも多い. 本章で紹介したコミュニティ理論と, 事例で示した実践手法から, 家族や専門機関に限られない, そこで暮らす人々を中心にした地域コミュニティを生み出す可能性もみえてきたのではないだろうか.

　今後の私たちの健康や, 安心・安全の基盤としての地域コミュニティ構築は大きな可能性をもっている. 地域看護を中心とした多くの生活課題に対して, 地域社会に関わる理論と方法論を活用した実践を進めてほしい.

■ 引用・参考文献

1) 町村敬志ほか. "都市生活の基盤". 都市の社会学：社会がかたちをあらわすとき. 有斐閣, 2000.
2) 厚生労働省. 「地域共生社会」の実現に向けて. 2013.
3) 船津衛ほか. 現代コミュニティとは何か. 恒星社厚生閣, 2014.
4) ワース, L. "生活様式としてのアーバニズム". 近代アーバニズム. 松本康編. 日本評論社, 2011.
5) ウェルマン, B. "コミュニティ問題：イースト・ヨーク住民の親密なネットワーク". リーディングス ネットワーク論. 野沢慎司編. 勁草書房, 2006.
6) 赤枝尚樹. 現代日本における都市メカニズム：都市の計量社会学. ミネルヴァ書房, 2015.
7) 今野裕昭. インナーシティのコミュニティ形成：神戸市真野住民のまちづくり. 東信堂, 2001.
8) 石黒格ほか. 変わりゆく日本人のネットワーク：ICT普及期における社会関係の変化. 勁草書房, 2018.
9) デランティ, G. コミュニティ. 山之内靖ほか訳. NTT出版, 2006.
10) 田中重好. 地域から生まれる公共性：公共性と共同性の交点. ミネルヴァ書房, 2010.
11) 稲葉陽二ほか. ソーシャル・キャピタルからみた人間関係：社会関係資本の光と影. 日本評論社, 2021.
12) パットナム, R.D. 孤独なボウリング：米国コミュニティの崩壊と再生. 柴内康文訳. 柏書房, 2006.
13) 石田光規. 孤立不安社会：つながりの格差, 承認の追求, ぼっちの恐怖. 勁草書房, 2018.
14) 斉藤雅茂. 高齢者の社会的孤立と地域福祉：計量的アプローチによる測定・評価・予防策. 明石書店, 2018.
15) 内閣府. 令和3年版高齢社会白書. 2021.
16) 内閣官房孤独・孤立対策担当室編. 人々のつながりに関する基礎調査（令和3年）調査結果の概要. 2021.
17) 金子勇編著. 変動のマクロ社会学：ゼーションの理論の到達点. ミネルヴァ書房, 2019.
18) 松宮朝. かかわりの循環：コミュニティ実践の社会学. 晃洋書房, 2022.
19) 園部雅久. 都市計画と都市社会学. 上智大学出版, 2008.
20) オルデンバーグ, R. サードプレイス：コミュニティの核になる「とびきり居心地よい場所」. 忠平美幸訳. みすず書房, 2013.
21) 地域コミュニティに関する研究会編. 地域コミュニティに関する研究会報告書. 総務省, 2022.
22) 和田清美. 現代コミュニティの社会設計：新しい≪コミュニティ形成・まちづくり≫の思想. 学文社, 2021.

重要用語

相互扶助	コミュニティ	コミュニティソーシャルワーク
地域共生社会	孤独・孤立対策	
ソーシャルサポート	地縁組織	

◆ 学習参考文献

❶ 稲葉陽二ほか. ソーシャル・キャピタルからみた人間関係：社会関係資本の光と影. 日本評論社, 2021.
　ソーシャル・キャピタルに関する豊富な実証研究の成果が示されており, その広範な応用可能性を学ぶことができる.

❷ 和田清美. 現代コミュニティの社会設計：新しい≪コミュニティ形成・まちづくり≫の思想. 学文社, 2021.
　コミュニティに関するさまざまな理論と方法論がコンパクトに整理されている必読の書.

10 国際社会と健康

- ◖ 現代の国際社会について多様な側面から理解できる.
- ◖ グローバリゼーションの概念や影響を理解できる.
- ◖ 世界の人口動態や文化の多様性を踏まえ，外国人材の受け入れなど，現代社会の動向を理解できる.

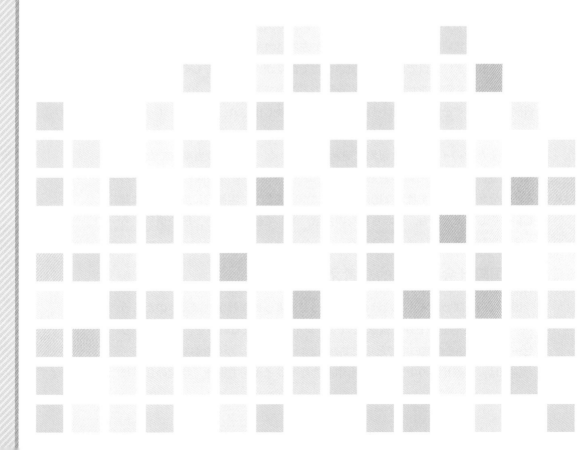

1 現代の国際社会：グローバリゼーション

1 絶え間なく変化する国際情勢と日本

　国際情勢を眺めても日本の動向に関心を向けても，現代の社会は変化に満ちている．地理的にみて遠方から日本に向けて若干の例を挙げていくと，多くの戦死者に加えて，数百万人もの避難民を生み出したロシアによるウクライナ侵攻という2022年の惨事は記憶に新しい．国益が前面に押し出されることで，人道的価値を志向する国際規範の遵守が危ぶまれれば，人々の生命や健康，安心な暮らしは脅威にさらされる．現代の国際社会では，市民の政治参加や報道の自由を制限する専制主義国家がその存在感を高めており，世界の平和が脅かされている．

　ウクライナ侵攻の前年には，アフガニスタンからのアメリカ軍の撤退に伴い，武装勢力タリバンが国土を制圧し，政権を崩壊させた．中東・西アジア地域でいえば，シリア危機やイスラム教スンニ派の過激派によるイスラム国の樹立の宣言など，2010年代に生じた出来事も思い出される．

　アジアに目を向けても，2014年はタイにおいて，2021年にはミャンマーで勃発した軍事クーデターなど，国内外の情勢は揺れ動いている．また，昨今の中国は海上覇権を積極的に追求し，隣国との軋轢を絶え間なく引き起こしている．その隣国の一つ，日本では，第二次安倍自民党政権が集団的自衛権の行使に向けた憲法解釈の変更を試み，多くの市民の抗議を招くことになった．

　ここで述べたいのは，絶え間なく起こるこうした出来事個別の内容ではなく，人々の現状認識は，時事問題によって左右されやすく，主観的に形成される傾向をもつという点である．現実の社会で混乱が沈静化してもそうでなくても，人々の気を引く新たな出来事が世界のどこかで生じれば，そのニュースが新聞紙面の多くを飾り，テレビ画面に生々しく映し出され，インターネットで集中的に取り上げられる．そのようにして私たちの国際社会のイメージはつくられ，またそのイメージは頻繁に更新されていく．出来事の当事者でなければ，世界的な大事件も時の経過が記憶を風化させていく．国際社会はもちろん，自分たちが暮らす身近な国内の社会についてさえ，客観的に描くことは難しい．そして実際にも，私たち自身の**生活**，そして**健康**さえも，国際情勢からさまざまな影響を受け得るのである．

ここに小さな図解あり

➡ 社会をとらえる視点については，1章参照．

2 国際社会の基本的な考え方

　国外国内を問わず変化し続ける社会を，どのように理解すればよいのだろうか．やや古典的であるが，国家というプレイヤーの振る舞いを，**グローバリゼーション**という潮流の中でとらえてみるという方法は，今もなお有効である．

　国家は，国際社会の中で，今でも中心的なプレイヤーである．特定の領域に

対する支配権や，人間に対する強制力を伴った排他的権力の発動という観点から，国家に比類する組織を挙げることは容易ではない．その意味では，国家を国際社会における基本単位とする17世紀に成立したウェストファリア体制*は，現代社会においても成立している．考えてみれば，近年の国際情勢上の動向は，国家がその多大な影響力を他の国家や非国家主体に行使した結果か，あるいは，その国家権力を獲得しようとする闘争により生じている．

　領土に関わる問題は，前者の典型である．後者の典型は，クーデターを含む反政府運動であろう．それは既存の政治体制への挑戦であり，その権力を強引に奪い取ろうとする行為である．それが成し遂げられれば，正規の行政機関や軍隊の指揮権を手中にできる．強大な政治的権力を備える国家への執着は，国家が国際社会の唯一ではないが最重要なプレイヤーであり続けていること，あるいはそのことが自明視されていることの背景であろう．

　その一方で，次節に述べるように，その国家をも巻き込むグローバリゼーションという潮流を無視することはできない．国家は，国境に囲まれた領土と，そこに暮らす自国籍をもつ国民と，その国民が選ぶ，または信を置く政府・為政者によって成立している．そのため私たちにとっては，国境や国籍や国民といった「国」と不可分な概念はなじみのものであって，あえてその意味を問おうとする機会は少ない．しかしグローバリゼーションは，その意味を再考させる．というのも，グローバリゼーションは，国家と国家を区切る国境の透過性を高めるとともに，国籍や国民の再解釈を迫る，そのような現象として見なされているからである．以下では，そのグローバリゼーションを鍵概念として，現代の国家や社会について考えてみよう．

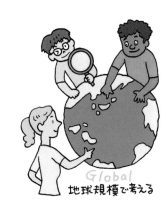

用語解説 *

ウェストファリア体制

主権国家を単位とする近代の国際政治の基本的枠組み．カトリックとプロテスタントの間で起こった宗教戦争（三十年戦争）の後，1648年に結ばれたウェストファリア条約はローマ・カトリック教会を中心とした宗教から政治的領域を切り離し，国家間の相互内政不可侵という原理を確立した．

2 グローバリゼーションの諸相：モノ・カネ・ヒト・情報の越境

1 国境を越えるモノ

　現在の国際社会を特徴付けるグローバリゼーションは多義的な用語である．ここでは，「異なるさまざまな要素が国境を越える現象一般」と定義しておきたい．国境を越える何かを媒介として遠隔地間の相互作用が活発になっている状況にこそ，グローバリゼーションの本質が最もシンプルな形で表れていると考えるからである．

　まずは，モノ（商品）の越境に着目してみよう．一般に国際貿易と呼ばれるこの現象は，二度の世界大戦期には当然ながら停滞したが，歴史的には一貫して拡大基調にある．新世紀に入ってからは，2008〜2009年の世界的金融危機，そして2020年以降の新型コロナウイルスの感染拡大（パンデミック）に

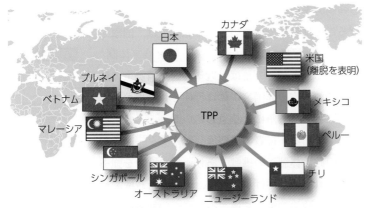

産業競争力会議（第3回）における内閣官房提出資料．TPP協定交渉の現状．一部改変．
https://www.kantei.go.jp/jp/singi/keizaisaisei/skkkaigi/dai3/sankou1.pdf,（参照2023-04-04）.

図10-1　TPP交渉への参加国

より貿易額が大幅に減ったが，減少幅は後者のほうが少なく，回復も早かった．長期的にみれば，過去20年で世界の貿易は倍以上に増えている．モノやサービスの越境は各国の経済活動に不可避であり，その停滞は国民の生活に甚大な影響を与える．なお1990年，貿易額は世界全体GDPの20％以下であったが，2019年は約45％にまで伸びている．その中でも開発途上国からの輸出や途上国への輸入の割合は，ますます増えている．

国際通貨基金（IMF）によれば，ブラジル，ロシア，インド，中国といった国々の経済成長がその傾向を説明しており，2022年現在，全4カ国がGDP上位15カ国に入っている．**TPP**（環太平洋連携協定：Trans-Pacific Partnership）などに代表されるように，各国が取り組む貿易自由化のためのルールづくりが進めば，モノの国際移動はますます活発化するであろう．

2　国境を越えるカネ

モノに加えて，カネ，すなわち資本もまた容易に国境を越える時代が到来している．その指標の一つは，**FDI**＊（海外直接投資：Foreign Direct Investment）である．

FDIの規模は急増している．国連貿易開発会議（UNCTAD）の統計によれば，1980年には7,000億ドルほどであったFDI残高は，景気変動の影響を受けながらも，1990年には3倍の2.1兆ドルに達していた．2020年は，その20倍近くに増えている．今日の為替レートで計算すると，日本円で4,000兆円を超える金額である．なお，日本の世界に対するFDI残高は200兆円を超えている．逆に，海外から日本に対する投資残高はその8分の1程度であり，対GDP比で5％台にとどまっている．OECD（経済協力開発機構）加盟国では最も低く，日本への投資がいかに進んでいないかがわかる．

カネの越境には，**ODA**（政府開発援助：Official Development Assistance）

plus α

BRICs

ブラジル（Brazil），ロシア（Russia），インド（India），中国（China）の4カ国はその頭文字にちなんでBRICsと呼ばれることがある．これに南アフリカ（South Africa）を加え，BRICSと称することもある．

plus α

TPPの登場と参加国

TPPの起源は，2006年5月にシンガポール，ブルネイ，チリ，ニュージーランドの4カ国の間で結ばれた自由貿易協定である．2010年には，米国，オーストラリア，ペルー，ベトナム，マレーシアも参加した．その後は日本も含め交渉に参加する国が増えていたが，2017年1月に，米国のトランプ政権がTPPからの離脱を表明した（図10-1）．残る11カ国で交渉が続けられ，2018年3月には協定の署名式が行われた．2023年にはイギリスが加盟している．

用語解説 ＊

海外直接投資（FDI）

海外直接投資の典型例としては，外国企業の株式の取得など，国籍以外での事業展開に向けた現地での経営権の獲得などが挙げられる．昨今，日本企業による外国企業の吸収合併，すなわち越境M&A（Mergers and Acquisitions）の動きが目立っている．

という形態もある．2010年代における途上国へのFDIの規模は平均して6,000億ドル程度であるが，ODA費はその半分にも満たず，後者の規模が圧倒的に小さいことがわかる．

別に注目したいのは，**低・中所得国への海外送金**の額である．その規模はFDIに及び，ODAをはるかに超えている．ODAを凌ぐほどに拡大したのは1990年代の後半であり，2022年には6,500億ドル近くに達した．海外に渡った出稼ぎ労働者から母国へと送られるお金は，母国に残す家族の生活や子どもの教育，不動産購入や起業準備など，さまざまな用途で使われている．投資，国際援助，民間レベルでの送金といったさまざまな形態によるカネの国際移動とその活発化は，グローバリゼーションの欠かせざる一面といえよう．

3 国境を越えるヒト

この海外送金に密接に関わるのが，すでに明示している通り，国境を越える人の移動である．国際交通技術の発達は，長期にわたり，人間が国境を越える上での利便性を高めてきた．特に，航空機の商業化が進んだ1970年代からは，国境を越える移動費用が低下し，人の国際移動を促進した．こうした物理的な条件の変化に加え，1990年代以降には，後述するインターネットの普及が，見知らぬ土地への移住に対する心理的負担を軽減している．

その間，**移住産業**も発展を遂げた．国連人口部の推計によれば，1990年に約1.5億人の規模であった国際移民の数は，その後，先進国を中心に増加し，2010年には2億人に届いている．2020年には2.8億人に達しているという（**図10-2**）．

OECDによれば，2001年から2010年の間，先進国での人口増加分に占める移民の割合は40％に上った．高齢化がさらに進む将来の先進国社会では，**外国出身の働き手への依存**が不可逆的に強まる可能性が高い．楽観できない側面もある．2022年のサッカーワールドカップの開催地であったカタールは，国民よりも移住労働者が多い国で知られている．そのカタールで，ワールドカップの開催が決定してから，数千人の移住労働者が死亡しているとの報道がある．われわれの娯楽が，人々の生命や健康の犠牲の上に成り立っているとしたら，それを安易に享受できるだろうか．また，越境した人間は，移住先で働き，長く暮らす中で，永住権や国籍を取得することも多々ある．人の越境が活発なグローバリゼーションの時代には，外国出身者が常に外国人とは限らない．一市民として社会を構成するメンバーにもなる．

こうした現状は，程度が違うとはいえ，日本でも同様に観察される（**図10-3**）．2001年に起こった9.11米国同時多発テロ事件や，2002年に発生したSARS（重症急性呼吸器

コンテンツが視聴できます（p.2参照）

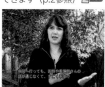

●外国人が受診するとき〈動画〉

plus α

移住産業の発展

ビザの取得から渡航手段の準備，移住先での住居や仕事のあっせんなどが広く商業化され，人の国際移動の規模を今後さらに拡大させることが予想される．

10

国際社会と健康

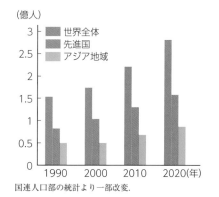

（億人）

■ 世界全体
■ 先進国
■ アジア地域

3
2.5
2
1.5
1
0.5
0

1990　2000　2010　2020（年）

国連人口部の統計より一部改変．

図10-2　世界の移民数

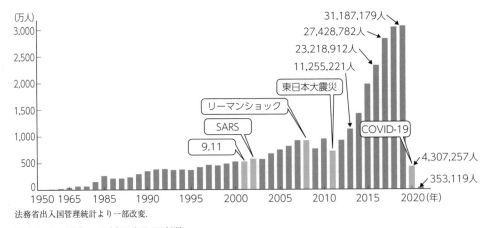

法務省出入国管理統計より一部改変.

図10-3　日本への外国人入国者数

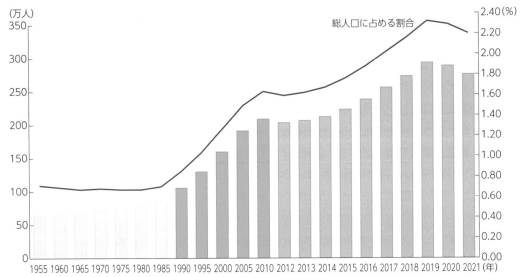

注1）本数値は，各年12月末現在の統計.
注2）1985年末までは，外国人登録者数，1990年末から2011年末までは，外国人登録者数のうち中長期在留者に該当し得る在留資格をもって在留する者及び特別永住者の数，2012年末以降は，中長期在留者に特別永住者を加えた在留外国人の数.
注3）「総人口に占める割合」は，総務省統計局「国勢調査」および「人口推計」による各年10月1日現在の人口をもとに算出.
出入国在留管理庁編．2022年版出入国在留管理．p.24.

図10-4　日本における在留外国人数と総人口に占める割合の推移

症候群）の広まり，2008年秋のリーマンショック[*]に端を発する世界的な経済危機などが，来日者数を抑制したことは事実である．さらには，2011（平成23）年3月の東日本大震災の影響がことさら大きく，海外からの渡航者数を急激に減らした．その後，時を経て持ち直し，2013年には史上初めて来日者数が1,000万人台に届き，増加の一途をたどっていたが，2020年は新型コロナウイルス感染症の影響で激減している．一方で，先に述べた経済危機や震災により，日本に滞在する外国人の数は短期的には減ることもあったが，歴史的にみれば明らかな増加基調を示す（**図10-4**）．なお，2022年末時点では，日本に在留する外国人の数は300万人を超えている．

用語解説[*]
リーマンショック

米国の証券会社および投資銀行であったリーマン・ブラザーズの破綻が引き金となって起こった世界同時不況を指す．低所得者層を対象とした住宅ローン（サブプライムローン）商品を同社が多く抱えていたこと，そこに住宅バブル崩壊が起こり，経営危機に直面したとされている．

4 国境を越える情報

　最後に，情報の越境について言及しておこう．インターネットや衛星放送通信システム等の普及といった **IT**（情報技術）革新の影響により，国境を越えるコミュニケーションのあり方は変わり，共有される情報の量とスピードは劇的に増している．2010年代初めの「アラブの春*」の背景には，Facebook（現在Meta）に代表されるソーシャルメディアの活用があったともいわれている．インターネットを媒介することで反政府運動の展開が他国へと広がっていった事実は否めない．

　ちなみにインターネットユーザーの数は，1990年時点では500万人以下であったが，現在では50億人に届き，なおも増え続けていくことが予想される．従来とは別の形でコミュニティやネットワークが形成され，人と人との関係を変えている．ITの進歩はさらに，**クラウドファンディング***のような資金調達の方法を可能とするなど，市場構造や経済活動のしくみにも変化をもたらしている．

用語解説*
アラブの春
2011年初頭から2012年にかけて中東・北アフリカ地域の各国で起こった政権打倒を掲げた民主化運動.

➡ 情報社会については，11章1節p.193参照.

用語解説*
クラウドファンディング
群衆（crowd）と資金調達（funding）を組み合わせた造語. インターネットを通じて不特定多数の人から資金を集めること. 少額の資金提供者を多く集めることにより，目標額の達成をめざす. ソーシャルファンディングとも呼ばれる.

5 グローバリゼーションの負の側面

　グローバリゼーションは，前述したような越境現象で説明することもできるが，私たちがよく知るのは，グローバリゼーションにちなむさまざまな課題である．例えば，地球温暖化など気候変動に代表される自然環境問題は，グローバルな課題にほかならない．新型コロナウイルスなど感染症のまん延の予防や抑え込みは，人類にとってのグローバルな挑戦である．

　また，後述するように，グローバリゼーションは，国境を越えて利益を追求する経済活動が「底辺への競争（Race to the bottom）」を生み出し，各国の労働条件を損ない格差を助長するといったことを連想させる．現代に生きる人々の生活やその安全の条件は，暮らしている国や社会の中だけで決まっているわけではない．

3 グローバリゼーションについての解釈

1 ネオリベラリズムとその反動

　グローバリゼーションを特徴付けるヒト・モノ・カネ，そして情報の越境は，ビジネスの国際化とも密接に結び付いている．その主要なプレイヤーは，国境を越え複数の国で営利活動を展開する**多国籍企業**である．多国籍企業は，国境を越える商行為の自由化を求め，グローバリゼーションという潮流に勢いを加えている．

　国家による規制よりも市場による調整，すなわち制約なき利益追求活動を通

じた富の配分を好むこうした考え方は，**ネオリベラリズム**と呼ばれる思想ないしはイデオロギーにも通じる．ネオリベラリズムとは，税率を下げ，政府の公共支出を削減し，国家の果たす役割を最小限に抑えることを是とし，市場原理に基づく自由競争を重要視する考え方である．

こうしたネオリベラリズムの実践は，社会全体に深刻な弊害をもたらしているという指摘が後を絶たない．金融の自由化や国際化を含む全般的な規制緩和が地域間の経済格差や世界の貧困を助長し，また，一部の富裕層が所有する膨大な投機マネーが，世界経済の安定性を脅かしている，といった懸念である．

このような認識の高まりは，特に1990年代後半以降，経済界や富裕層に対する抗議活動・運動にも発展する．この種の運動はインターネットを利用した前述のソーシャルメディア等を通じて，日本を含む複数の国や都市に飛び火している．私たちは，超富裕層が増える一方で，健康的な生活を送ることが困難な人々が多く取り残されている格差社会に生きているのである．

2 グローバリゼーションと市民社会

1 グローバルコンパクトの発足

グローバリゼーションを推し進める企業は，その活動範囲の広さゆえに，地球環境に負荷をかけ，人々の雇用環境にも作用する．グローバリゼーションの時代に顕著に現れた前述の懸念は，1999年，当時の国連事務総長であったコフィー・アナン氏が世界経済フォーラムにおいて提唱した**グローバルコンパクト***に結び付いている．アナン氏は，「人間の顔をしたグローバリゼーション」というモットーのもと，このグローバルコンパクトをベースとして，持続可能な成長を企業に呼びかけたのである．2000年7月にはニューヨークの国連本部で正式に発足し，2023年現在では世界160を超える国から2万以上の団体がグローバルコンパクトに署名している．

グローバルコンパクトの試みは単なる一事例であり，もちろん国連や他の国際機関は，上に述べた人権や環境を含む多様な課題解決のために多数の事業を展開している．また，国境を越えて活動する多くのNGOの働きかけも目立つ．その背景には，感染症，貧困，難民など，現在の国際社会には国家が単独で解決できない，すなわちグローバルな課題が多く，その深刻さも増してきたという現実があるだろう．

2 市民社会組織の発展

NPOを含む**市民社会組織**の発展は，グローバルな課題が山積している現代において，着目したい傾向である．日本では，1998（平成10）年に**特定非営利活動促進法（NPO法）**が成立しており，現在約5万のNPO組織が存在している（**図10-5**）．2017年をピークに減少傾向ではあるが，多くの市民社会組織が国際的な活動に従事しており，今後いっそう活躍の場を広げていくことが予想される．ただし市民や企業からの寄付の文化が日本では欧米社会ほど根

plus α
2011年9月の抗議活動・運動

"We are the 99%（われわれは99％の側だ）" あるいは，"Occupy Wall Street（ウォール街を占拠せよ）" といったスローガンをもとに盛り上がりをみせた．アメリカにおいて上位1％の富裕層が資産を増やし続けている一方で，アメリカを含む世界の経済格差や貧困問題が解決されていないことを訴え，さらに，こうした課題を放置している政府の姿勢を批判するものであった．

用語解説 *
グローバルコンパクト

国連のグローバルコンパクトは，人権の保護，不当な労働の排除，環境への対応，そして腐敗の防止という四つの分野で，企業が主体的に関わっていく取り組みである．

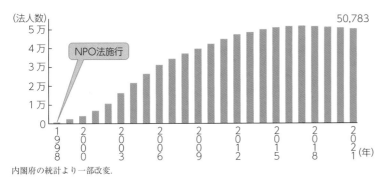

内閣府の統計より一部改変.

図10-5　NPO法人数の推移

付いておらず，財政基盤の脆 弱 さは変わっていない．社会的課題をビジネスの手法をもって解決しようとする**ソーシャルビジネス***が今の日本では注目され，着実に成果を上げているようにもみえるが，NPOと同様の弱みをもつといわれる．NPOや社会的企業に対する資金提供や経営支援を行う**ベンチャーフィランソロピー***の充実が，日本における市民社会組織の今後の活躍にとって，一つの鍵になるだろう．

　グローバリゼーションの深化が，国家の手に余るグローバルな課題をつくり出しているとすれば，市民社会組織の使命や機能もまたグローバル対応にならざるを得ない．グローバリゼーションは，国家と市民社会組織の役割分担や協業のあり方を問う現象でもある．

3　グローバリゼーションについての留意点

　これまで述べてきたグローバリゼーションには，誤解されやすい側面もある．例えば，グローバリゼーションは，現代に現れた新しい特異な現象とはいえない．メディア研究で知られるマクルーハン（McLuhan, H.M.）[2] は，「グローバル・ヴィレッジ」という概念によって，グローバル化される社会のイメージを約50年前に描いていた．ラジオなどのメディアを通じて越境的な情報共有が可能となった時代を，インターネットが普及する以前に，グローバル・ヴィレッジという用語で示したのである．

　さらに世界史をさかのぼると，第一次世界大戦前の国際社会では，国家による貿易の管理が今よりも緩く，国家間の人の行き来にも現在ほどの法的制約は課されていなかった．

　また，国家とグローバリゼーションは，単なる対抗関係やゼロサムゲーム*では説明できないという点にも留意したい．例えば，国際競争によって駆逐されることを恐れる企業や産業は，自国政府に対して，高い関税障壁や外国資本の参入防止措置を求め，政府はそれに応答することもある．国内の経済主体を保護せず憂き目にあわせれば，為政者への支持率を下落させかねない．このような国家の振る舞いは，貿易の自由化をめぐる交渉にも現れている．

一般論として述べれば，先進諸国は経済活動の自由化を進め，近年では知的財産権*の保護も重視し，国境を越えるビジネス環境を整備してきた．自社の商品を世界中で生産，販売したい多国籍企業は，貿易や資本の移動を制限する諸制度の規制緩和や撤廃を政府に訴え，政府はそのような要請をおおむね聞き入れてきたといえるだろう．しかしその動機は，国内の企業を肥やし，雇用や税収の増加につなげたいという国益追求の意識とも当然つながっている．したがって，国家とグローバリゼーションの間柄は，対抗関係というよりはむしろ，共存あるいは依存関係と呼んだほうが妥当な場合もある．

日本経済の復活を強く意識し，日本そして日本企業の国際競争力の強化を重視するアベノミクスの成長戦略（〜2020年）には，外資の誘致に加えて，後述する外国人材の受け入れ拡大が含まれていた．グローバリゼーションそのものとさえいえる，海外からのカネとヒトの流入は，日本社会や日本人の生活をどのように変えていくのだろうか．

用語解説 *

知的財産権

知的創造活動によって生み出されたものに対する創作者の権利．日本では知的財産基本法により特許権，実用新案権，育成者権，意匠権，著作権，商標権などの知的財産に関して，法令により定められた権利，または法律上保護される利益にかかる権利とされている．

4 日本における外国人材の受け入れ

1 EPAに基づく外国人看護師・介護福祉士候補生の受け入れ

グローバリゼーションの諸相の一つであり，EPA（経済連携協定）にも関連があるのが，ヒトの越境である．より大きな付加価値を生み出すために海外に移動するモノやカネ，すなわち製品や資本に比べると，移民や移住労働者といったヒトの国際移動には多くの制約が課される．受け入れ側の政府は，自国の経済や社会にとって望ましい外国人のみを積極的に迎え入れる一方で，そうではない外国人の入国と滞在を抑制しようとするからである．その判断は原則的に受け入れ国に委ねられている．

ここでは，インドネシア，フィリピン，そしてベトナムから日本が受け入れている外国人看護師および介護福祉士候補生の事例を紹介しておこう．日本は，上の三カ国と締結したEPAに基づき，2008（平成20）年以降にインドネシアから，翌年にフィリピンから，そして2014（平成26）年にはベトナムから，看護および介護分野の労働者の受け入れを始めている（図10-6）．この計画の内容には各国で若干の違いや例外規定もあるが，原則的には，日本で正規の看護師として働くのであれば**3年**以内に，介護福祉士であれば**4年**目に国家試験に合格する必要がある（図10-7）．この試験に合格すれば日本での定住の道が開けるが，そうでなければ帰国するしかない．

ただし，このEPAスキームによる外国人看護師や介護福祉士の受け入れは，経済外交の一環として認められたものであり，人手不足の解消策として導入されたものではない．制度的特徴としては，すでに述べたように，試験を受験す

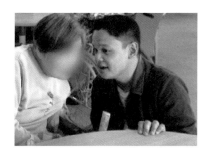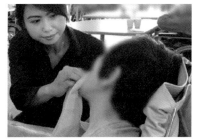

図10-6　介護施設で働く外国人介護福祉士

るまでの滞在期間や受け入れ上限が設けられている．また，日本に渡航し就労できる看護師候補生に選ばれる条件として，**母国での資格**や**実務経験**を当初から求めている．

　このようなハードルの高さもあり，制度発足後10年以上を経ても，日本が受け入れた候補生は約9千人にとどまる．受からなければ帰国しなければならない国家試験の合格者は，さらに少ない．2023（令和5）年の試験を突破した候補生は，看護で22.4％，介護で65.4％であった．2023年には大幅な改善をみせたが，過去には合格率の低さもあって，政府は，当初の滞在期間を延ばして帰国猶予を設けたほか，試験問題に関して外国人に配慮した問題の整備を進めた．具体的には，漢字にふりがなを付す，疾病名に英語を併記する，日本語をわかりやすい表現に改善する，試験時間を延長するなどである．

　こうした措置の効果は皆無ではなかったが，全体の制度設計に不備があるのだろうか，少なくとも複数年間日本で学び働き試験をくぐり抜けたせっかくの合格者も，その2割が帰国しているという．働く側の人々と雇う側の日本人，両者が相互に期待するものに齟齬（そご）があるのかもしれない．

2　背景としての高齢社会

　日本社会を支える外国人材の受け入れについて，第二次安倍自民党政権は，**外国人技能実習制度***の拡大運用を決めた．この制度は，日本の産業技術の国際移転を表向きの目的としているが，実際には，一定期間に限り外国出身者を低賃金で雇用するしくみとして利用されている．中国や東南アジア諸国が労働者の供給源であり，2022（令和4）年現在の日本では約34万人もの技能実習生が働いている．

　2018年には法改正により，**特定技能***という資格が導入された（2022年は7.3万人）．人手不足を理由として，外国人材の正面からの受け入れに舵を切ったのである．制度趣旨は異なるが，技能実習と特定技能の両方において，介護分野での労働者の受け入れが認められている．外国人材受け入れ拡大の背景にあるのは，周知の通り，人口減少を伴う日本社会の急速な高齢化である．今後少なくとも半世紀の単位でみれば，その傾向は不可逆的である．医療や年金な

10

国際社会と健康

> **用語解説***
> **外国人技能実習制度**
> 開発途上国における経済や産業の発展の担い手を育成することを目的に，18歳以上の外国人を日本企業に受け入れる制度のこと．最長3年間の受け入れが可能で，日本の産業や職業における技能・技術，知識の習得を支援する．なお2015（平成27）年3月に政府は，技能実習制度の管理監督機関の強化や実習期間の延長を盛り込んだ法案を国会に提出し，2017（平成29）年11月に技能実習法が施行された．

> **用語解説***
> **特定技能**
> 中小企業における人手不足の深刻化が日本の経済・社会基盤の持続可能性を損なうという懸念から，即戦力となる外国人の受け入れを推進するために新たに設けられた在留資格．現在は14業種で認められており，日本語試験と技能試験に合格することが条件付けられている．技能実習の2号を修了した外国人は無試験で特定技能へと移行できる．滞在上限は原則5年である（特定技能1号の場合）．

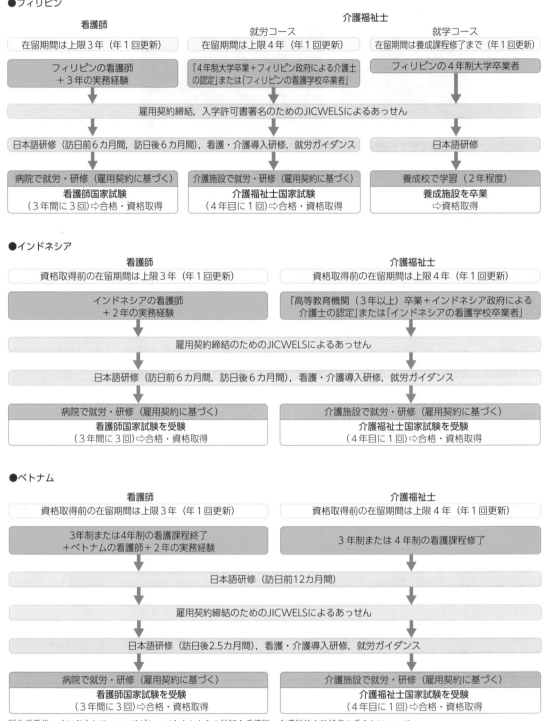

●フィリピン

看護師	介護福祉士	
	就労コース	就学コース

看護師
在留期間は上限3年（年1回更新）

フィリピンの看護師
＋3年の実務経験

就労コース
在留期間は上限4年（年1回更新）

「4年制大学卒業＋フィリピン政府による介護士の認定」または「フィリピンの看護学校卒業者」

就学コース
在留期間は養成課程修了まで（年1回更新）

フィリピンの4年制大学卒業者

雇用契約締結，入学許可書署名のためのJICWELSによるあっせん

日本語研修（訪日前6カ月間，訪日後6カ月間），看護・介護導入研修，就労ガイダンス

日本語研修

病院で就労・研修（雇用契約に基づく）
看護師国家試験
（3年間に3回）⇨合格・資格取得

介護施設で就労・研修（雇用契約に基づく）
介護福祉士国家試験
（4年目に1回）⇨合格・資格取得

養成校で学習（2年程度）
養成施設を卒業
⇨資格取得

●インドネシア

看護師
資格取得前の在留期間は上限3年（年1回更新）

インドネシアの看護師
＋2年の実務経験

介護福祉士
資格取得前の在留期間は上限4年（年1回更新）

「高等教育機関（3年以上）卒業＋インドネシア政府による介護士の認定」または「インドネシアの看護学校卒業者」

雇用契約締結のためのJICWELSによるあっせん

日本語研修（訪日前6カ月間，訪日後6カ月間），看護・介護導入研修，就労ガイダンス

病院で就労・研修（雇用契約に基づく）
看護師国家試験を受験
（3年間に3回）⇨合格・資格取得

介護施設で就労・研修（雇用契約に基づく）
介護福祉士国家試験を受験
（4年目に1回）⇨合格・資格取得

●ベトナム

看護師
資格取得前の在留期間は上限3年（年1回更新）

3年制または4年制の看護課程終了
＋ベトナムの看護師＋2年の実務経験

介護福祉士
資格取得前の在留期間は上限4年（年1回更新）

3年制または4年制の看護課程修了

日本語研修（訪日前12カ月間）

雇用契約締結のためのJICWELSによるあっせん

日本語研修（訪日後2.5カ月間），看護・介護導入研修，就労ガイダンス

病院で就労・研修（雇用契約に基づく）
看護師国家試験を受験
（3年間に3回）⇨合格・資格取得

介護施設で就労・研修（雇用契約に基づく）
介護福祉士国家試験を受験
（4年目に1回）⇨合格・資格取得

厚生労働省．インドネシア，フィリピン，ベトナムからの外国人看護師・介護福祉士候補者の受入れについて．
https://www.mhlw.go.jp/stf/seisakunitsuite/bunya/koyou_roudou/koyou/gaikokujin/other22/index.html，（参照2023-04-12）．

図10-7　EPAに基づく外国人看護師・介護福祉士の受け入れのしくみ

どの社会保障制度を現段階の水準で維持することは，年を経るごとに困難さを増すであろう．

海外に目を向けると，医療機関を支える外国出身者の割合は，欧米では二桁に達している．高齢化が進む先進国には，看護，介護分野の労働需要は増える一方，国内供給が限られるため，何もしなければ医療体制はおのずと逼迫し，海外出身の若い働き手が増えやすい．

国立社会保障・人口問題研究所の推計（2017年）によれば，約1億2,700万人を数える日本の人口は，2053年に1億人を割り，2065年には9千万人を割る．つまり今後の50年間で，およそ3分の1の人口が日本から減る．大まかにいえば，戦後半世紀強をかけて増えた人口規模が，これからの半世紀ではぼそっくり失われようとしている．

しかし高齢化という点で，過去と未来の状況はまるで異なる．今から50年前の老年人口の全体に占める割合は7％ほどであったが，仮に日本の人口構造が上述の推測通り推移すれば，50年後にはその割合が40％近くまで上昇し，1.3人の現役世代が1人の高齢者を支える時代が出現する．日本の経済社会や私たちの暮らしはどのような形で存続し得るのだろうか．

3 外国人材の受け入れをめぐる近年の政策展開

歯止めがかからない高齢化に応答するかのように，外国人の受け入れをめぐる昨今の日本の政策は活発である．前述の通り，人手不足の解消を目的として講じられたわけではないが，EPAに基づく看護・介護分野での労働者の受け入れが2008（平成20）年から始まっている．同年には，2020年をめどに30万人の留学生受け入れを目指す「留学生30万人計画」が策定されていた．こうした政策的取り組みが，日本の人口が減少し始めた時期と符合していることを，すべて偶然で説明することはできない．後者の「留学生30万人計画」についていえば，少子化が数多くの大学経営を逼迫しており，定員を満たすべく海外からの学生の確保を急務とさせている．

2010（平成22）年には，アジアでは日本の取り組みが初となる「第三国定住」による難民受け入れプログラムが実施されている．これは，他国に設けられている難民キャンプで暮らしている人々を，永住を前提に日本に受け入れようとする試みである．2012（平成24）年には「外国人高度人材ポイント制*」が始動している．高度に専門的な知識や技術を有する外国人を招き，定着を促すしくみである．

2014（平成26）年には家事労働分野で外国人を日本へと呼び入れる構想が発表され，2015（平成27）年に関連法案が成立している．当初は「国家戦略特区*」に指定された関西圏のみで運用可能という地域的な限定を設けていたが，現在は関東圏においても展開されている．また前述の通り，2018年の法改正により日本の人手不足を補うべく，「特定技能」という資格が新設された．

用語解説*
外国人高度人材ポイント制

高い能力・資質を有すると認められた外国人に対し，ポイント制を活用した出入国管理上の優遇措置を講じた制度．高度人材が行う活動は「学術研究分野」「高度専門・技術分野」「経営・管理分野」の三つに分類されており，それぞれの活動に応じて，学歴・職歴・年収・研究実績などの項目ごとにポイントが設けられている．そのポイントの合計が一定の点数（70点）以上に達した外国人が高度人材と認定され，優遇措置を受けることができる．

用語解説*
国家戦略特区

産業の国際競争力の強化，および国際的な経済活動の拠点の形成を図ることを目的に，地域を限って規制緩和を実施し，日本経済全体の活性化を目指す制度．「世界で一番ビジネスがしやすい環境」を創出するのがねらい．

内閣府が，これまで半ばタブー視されてきた「移民」という言葉を用い，出生率の回復とともに，年間20万人の受け入れによって日本の人口減少を一定程度とどめることができるとの推計を示したのは2014年のことであった．日本政府は，永住を前提に外国人を受け入れる「移民政策」の導入に否定的である一方，政府の成長戦略の中では，50年後も人口を1億人規模で維持することを政策目標として掲げている．その方策として，有能な外国人をターゲットにしている．グローバリゼーションと不可分な人の国際移動の活発化は，とどまる気配がない深刻な高齢化と相まって，日本社会を「多文化社会」へと変えていくのだろうか．

5 多文化化する社会への理解

1 世界の人口動態

1 先進国における人口動態

　高齢化という課題を抱えているのは日本だけではない．他の先進国も，人口動態の変化を経験している．国連人口部の統計によれば，2015年から2020年における世界全体の合計特殊出生率（女性が生涯に産む子どもの数）は，2.47であった．ただし先進国に限ってみれば1.64であり，国の人口を均衡させる人口置換水準（日本では2.07）を割っている．G7（先進七カ国）をみると，アメリカ，イギリス，フランスなどは人口置換水準に若干及ばない程度であるが，日本，カナダ，イタリアの合計特殊出生率は1.5に届いていない．ドイツはその中間に位置する．

　日本の合計特殊出生率は，2020（令和2）年に1.34と5年連続低下したが，韓国，台湾，香港，シンガポールといったアジアにおける先進国の合計特殊出生率は，この数値よりもさらに低く，高齢化が急速に進んでいる．現在の傾向が続けば，先進国では，2050年頃に人口減少への転換期を迎えるとされている．その時期には高齢化率が25％に達する**超高齢社会**が到来すると予測され，同時期の従属人口（14歳までの年少人口と65歳以上の老年人口の合計）は，全体の40％を超えると推計されている．

2 開発途上国における人口動態

　2022年に80億を超えた世界人口の8割以上が集中する開発途上国にとって，人口動態上の問題は，先進国が直面しているそれとは異なる．およそ半世紀前，開発途上国の合計特殊出生率は6近くであった．2015～2020年では2.59に減っている．ただし，アフリカ大陸や東南アジアの一部にある最貧国ではいまだに4.5近くであり，人口爆発が続いている．

　一方で，アジアやラテンアメリカの開発途上国の中には，先進国と同じく，人口置換水準を割り込んでいる国も少なくない．巨大な人口を擁する中国で

も，**一人っ子政策**の影響により，急速な高齢化は避けられない．開発途上国の高齢化は先進国以上のスピードで進んでおり，2050年には高齢化率が14%を超え，いわゆる**高齢社会**に移行すると推計されている．

生産年齢人口の厚さが，その国の社会保障や福祉を支えていると考えると，老年世代の相対的な増加は，税金や社会保険料の納入額の減少を招く．開発途上国の高齢化は，現在でさえ十分とはいえない公的なセーフティネットを，さらに脆弱なものとする可能性が高い．

2 文化の多様性とそれに伴う対立

1 国境を越えるもの

モノ・カネ・ヒト・情報が越境するに伴い，それに付随する文化や宗教も国境を越えることになる．越境する側，そしてそれを受け入れる側にも共に，相手の文化や宗教を理解し尊重するという姿勢が重要となってくる．しかし実際には，世界各地で文化や宗教の相違に起因する摩擦が生じているのも事実である．近年の日本においても，**ヘイトスピーチ***という言葉が，新聞やテレビなどのマスメディアで取り上げられることが多くなっている．

文化の多様性に伴う対立として，ここではイスラム社会を例に考えてみよう．

2 グローバリゼーションの時代に生きるということ

現在，イスラム社会への注目が高まっている背景には，イスラム原理主義過激派と見なされている勢力と，アメリカを中心とする西側諸国との長年の不和と対立がある．2001年9月11日に発生した同時多発テロにより，その摩擦は軍事衝突に至るまで高まり，民間人を含む多数の死傷者と難民を生み出したのが，アフガニスタンにおける紛争である．

ヨーロッパに渡ったイスラム系移民と，受け入れ側の社会における軋轢や亀裂も広がっている．イスラムの教義が西欧の価値観と相いれないと考える人が少なくないためである．そのような感情が排他的な嫌悪感として表出し，暴力的な事件へと結び付くこともある．

イスラム教徒はムスリムともいい，アジア・太平洋地域，そして中東とアフリカ全土に多く暮らしている．アジアではイスラム国家であるインドネシア，パキスタン，バングラデシュのほか，イスラム国家ではなくとも，人口大国であるインドには1億人以上のムスリムが生活している．

国境を越えるイスラム教徒の増加は，紛れもなくグローバリゼーションの一側面である．むろん，人の国際移動はその属性にかかわらず活性化している．その現象が，私たちが生きていく未来にどのようなシナリオを準備しているのか，今なお不透明であるとしか表現できない．ただ，確かに言えることは，人種や民族，言語，宗教の違いを超えた共生社会のあり方を否応なく問うのがグローバリゼーションであり，私たちはそのグローバリゼーションの時代に生きているという事実である．

用語解説 *
ヘイトスピーチ

一般には「憎悪表現」と訳される．明確な意図に基づく対象への差別的発言や，差別的行為を陽動する言動などを指す．日本では2016年にヘイトスピーチ解消法（本邦外出身者に対する不当な差別的言動の解消に向けた取組の推進に関する法律）が成立している．

6 SDGs

1 MDGsからSDGsへ

　5章でも触れたが，2015年9月にニューヨークの国連本部で開催された「国連持続可能な開発サミット」で採択されたのが，「我々の世界を変革する：持続可能な開発のための2030アジェンダ」，いわゆる**SDGs**（Sustainable Development Goals：**持続可能な開発目標**）である（図10-8）．SDGsは，17の目標と169のターゲットから構成させ，そのキーワードである「**誰一人取り残さない**（leave no one behind)」という言葉はよく知られている．

　このSDGsには，前身として位置付けられるものがある．それが**MDGs**（Millennium Development Goals：**ミレニアム開発目標**)」である．MDGsとは，2000年9月に開催された「国連ミレニアム・サミット」が採択した国連ミレニアム宣言をもとにした国際目標であり，国連組織や政府が主導的にまとめていた．MDGsは，貧困や飢餓の撲滅のほか，初等教育の完全普及の達成や，ジェンダー平等推進と女性の地位向上などを含む8の目標と21のターゲットを掲げ，2015年を達成期限としたのであった．

　開発途上国の経済，社会，そして人間開発に主眼を置いたMDGsの取り組みは，貧困問題の解決といった点で一定の成果を生み，社会の改善に寄与したものと認められるが，その評価がなされた2010年代半ばに私たちが目にしたのは，にもかかわらず残されたさまざまな課題であった．それは，顕著な経済・社会格差，気候・環境問題，紛争などであり，開発途上国に必ずしも限定できない，人間が生きる世界全体の「持続可能性」を損なう問題として認識さ

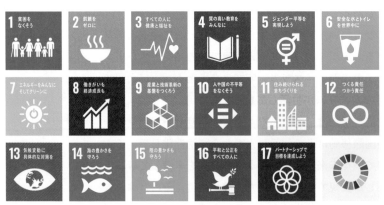

図10-8　持続可能な開発目標（SDGs）

れた.

　したがってSDGsでは，MDGsで位置付けられていた社会課題を継承しつつも，より広範な取り組みを展開している．17の目標には，自然環境に関係する要素だけでも，目標13の「気候変動（気候変動に具体的な対策を）」，目標14の「海洋資源（海の豊かさを守ろう）」，目標15の「陸上資源（陸の豊かさも守ろう）」などに細分化され，さらには，目標8の「成長・雇用（働きがいも経済成長も）」や，目標11の「都市（住み続けられる街づくり）」など，開発途上国，先進国に暮らしているかどうかにかかわらず，私たちのwell-beingに直接関わる課題が加えられている．

　SDGsは，その策定において，国連機関や政府関係者だけではなく，企業や研究者，市民など多様なアクターが参加していることも特徴的である．実施のプロセスにおいても同様である．世界の「持続可能性」という問題の前には，誰しもが当事者として参画しなければならないという認識が，SDGsでは重視されているためである．またSDGsには，「変革する（Transforming）」という姿勢や意思が埋め込まれている．持続可能性の向上に対して積極的に働きかけていく必要性が意識されているのである．

2 日本における取り組み

　SDGsは，前述の通り，先進国にとっても達成を目指すべき目標群であり，MDGsと比べてもより普遍的な性格をもつ．日本を例にとってみよう．日本政府は2016（平成28）年に総理大臣をトップとするSDGs推進本部を設置し，同年にはSDGs実施指針を策定（2019年に改定）するなど，熱心な取り組みをみせている．

　2017年以降は毎年アクションプランを作成し，自治体や企業とも連携を試みている．ただし日本は，SDGs達成度において2022年時点で19位であり，アジア諸国の中では最上位ではあるものの，トップの水準にはほど遠い．

　項目別にみると，目標5の「ジェンダー」といった項目ではポイントが低いことがわかる．長年指摘され，国内外で批判的に語られながらも埋まることがない男女間の社会格差の存在は，SDGsの指標でも明らかである．

➡ 男女の社会格差については，8章3節p.139参照.

　また，目標10の「不平等」においても，日本のパフォーマンスは芳しくはない．日本における所得格差は拡大傾向にあり，その格差は，教育や雇用，情報へのアクセスといったさまざまな局面でも影響が出るだろう．このような格差の再生産は，単に懸念されているだけではなく，実際に生じていることである．日本の所得格差は，税制度や社会保障制度による再分配機能により緩和されてはいるが，世界的にみて大きい．

3 SDGsと経済活動

　17の目標の達成の目途は，先進国と途上国で異なることは想像に難くない

が，日本の状況からもわかるように，先進国間でも違いがある．そこには，国や社会の特徴が，また，克服すべき課題や弱点が現われているともいえるだろう．つまり，SDGs達成のための政策的なアプローチも，国ごとに異なるということでもある．

また，SDGsは，国や政府だけではなく，企業の経済活動における指針や行動計画としても有効である．企業が利益を追求するのは当然としても，持続可能性を犠牲にしてよいわけはなく，むしろ現代の企業は，その活動を通じて，SDGsの達成に貢献することが望まれている．

日本においても，日本経済団体連合会が2017年に「企業行動憲章」を大幅に改定しており，その憲章において「持続可能な社会の実現を牽引する役割を担う」ものとして，企業を位置付けている．SDGsを意識した経営事業の例は枚挙に暇がなく，そのことが企業価値の向上につながるとの考えは定着しつつある．もっとも，公正な競争や適正な取引に従事する，人権を尊重する経営を行う，従業員の健康や安全に配慮する，環境問題に取り組む，といったSDGsの理念とも親和的な「企業行動憲章」の原則は，逆にみれば，このような原則が必ずしも常に十分に順守されていない現実の裏返しかもしれない．

SDGsが企業活動に対して作用するのであれば，そこで働く人々の考えや行動規範に対しても，またしかりであろう．SDGsを意識した行為は，生産者・労働者に求められ，ひいては，消費者・購買者にも期待されている．つまり人々の暮らしにおいて，SDGsと無縁なものは少ない．そのSDGsは，2030年までの国際目標である．私たちは，その時，何を達成できているのだろうか．持続可能な世界は到来しているのだろうか．

7 ユニバーサル・ヘルス・カバレッジ（UHC）

1 UHCの考え方と国際社会の取り組み

1 UHCとは

ユニバーサル・ヘルス・カバレッジ（Universal Health Coverage：**UHC**）とは，「すべての人が適切な予防，治療，リハビリ等の保健医療サービスを支払い可能な費用で受けられる状態」[7]と定義される．UHCは，SDGsで掲げられた17の目標と169のターゲットのうちの一つである（➡p.186 図10-8）．

健康領域の目標3は「あらゆる年齢のすべての人々の健康的な生活を確保し，福祉を促進する」[8]と掲げられ，九つのターゲットとその他の指標をモニターしながら，2030年まで，国際社会で取り組んでいる．その中で，UHCは，「人々の健康を守る体制づくり」として位置付けられている．UHCは，目標3のターゲット8として「すべての人々に対する財政リスクからの保護，質の高い基礎的な保健サービスへのアクセス及び，安全で効果的かつ質が高く

安価な必須医薬品とワクチンへのアクセスを含む，ユニバーサル・ヘルス・カバレッジを達成する」[9] を掲げ，グローバル指標を設定し，国際社会で取り組んでいる．

2 国際社会の取り組み戦略

UHCを推進するために，国際社会では，達成度の評価指標（インデックス）をモニターし，戦略を見直しながら取り組んでいる．UHCの評価指標は，四つのテーマに分け，14の基本的サービスがアクセスできる対象人口の割合をみる指標として設定されている（表10-1）．この14指標を一定の方法で計算し，1から100のスケールで評価している．2000年の評価指標は45であったが，2021年には68と改善し[10]，日本はインデックス80以上と報告されている[11]．加えて，家計支出または所得に占める健康関連支出が大きい人口の割合も重要な指標である．

各国の指標は毎年WHOに報告され，国際社会でのUHCの取り組みは「World health Statistics」として情報共有され，WHOの総会で加盟国や関連国際団体の間で，SDGsの再評価や活動方針の見直しが行われ，SDGsの達成に向けて取り組まれている．

表10-1　UHCの四つのテーマと14指標

テーマ	指標
生殖，母性，新生児，および小児に関する保健サービス	1．家族計画 2．妊娠と出産 3．小児予防接種 4．小児の治療
感染症の管理	5．結核治療 6．HIV/AIDSの治療 7．マラリア予防 8．水と衛生
非感染症疾患	9．心血管系疾患の予防 10．糖尿病の管理 11．タバコ規制
サービスキャパシティーとアクセス	12．病院へのアクセス 13．保健人材 14．健康危機対応

外務省．JAPAN SDGs Action Platform. SDGグローバル指標．https://www.mofa.go.jp/mofaj/gaiko/oda/sdgs/statistics/goal3.htmlを参考に筆者作成．

2 世界のUHC推進における日本の貢献

日本では，1958（昭和33）年に国民健康保険法が制定され，3年後には全国の市町村で国民健康保険事業が始まり，以前からUHCを達成してきた．すべての国民はそれぞれの公的医療保険組合に加入し，働く人は本人および事業主が保険料を支払い，医療が必要なときに，医療費の一部が保険組合から支払われるシステムを構築した．この国民皆保険制度によって，平均寿命最長の国の一つになった．

この実績と経験を基盤に，2016（平成28）年5月に開催されたG7伊勢志摩サミットで「世界のすべての人々が基礎的保健医療サービスを受けられること（UHC）」の推進を含む，保健システム構築に向けたグローバルヘルスへの貢献を表明した[12]．国際協力機構を通じて，UHC達成への貢献活動が進んでいる．

3 国際社会のUHC推進における看護の役割

国際社会は，UHCの推進により，限られた保健財源と資源の中で，健康増進，疾病予防および疾病の回復とリハビリテーションサービス，緩和ケアなどについて，国民が最大限のサービスを受けられるような医療・保健改革の実施

を迫られている.

　UHCでは，訓練を受け，動機付けられたヘルスワーカー（看護・助産・保健職）が重要な要素であると明記され，評価指標の一つである．WHOの看護・助産開発センターが策定した「2021～2025年の看護・助産ためのグローバル戦略」[14] では，UHCならびにSDGsの達成のために必要な教育によって求められる質と数の看護・助産職を確保する方向性と政策を提言している.

■ 引用・参考文献

1) 世界貿易機関（WTO：World Trade Organization）. World Trade Report. 2022.
2) マーシャル・マクルーハンほか. グローバル・ヴィレッジ：21世紀の生とメディアの転換. 浅見克彦訳. 青弓社, 2003.
3) 経済協力開発機構（OECD）. https://www.oecd.org, （参照2023-04-04）.
4) 国際通貨基金（IMF）. https://www.imf.org/external/japanese/, （参照2023-04-04）.
5) 国連人口部. United Nations, Department of Economic and Social Affairs, Population Division, World Population Prospects. https://population.un.org/wpp/, （参照2023-04-04）.
6) 国連貿易開発会議（UNCTAD）. https://unctadstat.unctad.org, （参照2023-04-04）.
7) 厚生労働省. ユニバーサル・ヘルス・カバレッジ. https://www.mhlw.go.jp/stf/seisakunitsuite/bunya/0000202658.html, （参照2023-04-07）.
8) 外務省. JAPAN SDGs Action Platform. SDGsとは？. https://www.mofa.go.jp/mofaj/gaiko/oda/sdgs/pdf/SDGs_pamphlet.pdf, （参照2023-04-07）.
9) 外務省. JAPAN SDGs Action Platform. SDGグローバル指標. https://www.mofa.go.jp/mofaj/gaiko/oda/sdgs/statistics/goal3.html, （参照2023-04-07）.
10) WHO. The Global Health Observatory. SDG Target 3.8.Achieve universal health coverage（UHC）, https://www.who.int/data/gho/data/major-themes/universal-health-coverage-major, （参照2023-04-07）.
11) WHO, The World Bank. Tracking Universal Health Coverage：2021 Global Monitoring Report.
12) 外務省. 国際保健のためのG7伊勢志摩ビジョン. https://www.mofa.go.jp/mofaj/files/000160313.pdf, （参照2023-04-07）.
13) 国際協力機構. 保健医療：どんなときでも人々の健康を守る体制づくりを. https://www.jica.go.jp/activities/issues/health/index.html, （参照2023-04-07）.
14) WHO. Global strategic directions for Nursing and Midwifery 2021-2025. https://www.who.int/publications/i/item/9789240033863, （参照2023-04-07）.

重要用語

BRICs	グローバルコンパクト	SDGs
FDI	市民社会組織	ユニバーサル・ヘルス・カバレッジ
移住産業	特定非営利活動促進法（NPO法）	（UHC）
多国籍企業	外国人技能実習制度	
ネオリベラリズム	ヘイトスピーチ	

◆ 学習参考文献

❶ D. ハーヴェイ. ネオリベラリズムとは何か. 本橋哲也訳. 青土社, 2007.

❷ D. ヘルド. グローバル化とは何か：文化・経済・政治. 中谷義和監訳. 法律文化社, 2002.

❸ 内藤正典. ヨーロッパとイスラーム：共生は可能か. 岩波書店, 2004, （岩波新書）.

❹ M. B. スティーガー. 新版 グローバリゼーション. 櫻井公人ほか訳. 岩波書店, 2010.

❺ 細谷千博監修. 国際政治経済：「グローバル・イシュー」の解説と資料. 有信堂, 2008.

❻ 高柳彰夫ほか編. SDGsを学ぶ：国際開発・国際協力入門. 法律文化社, 2018.

11 情報社会の発展と健康

◑ 情報技術の発展の歴史と現状を理解する.

◑ 情報技術の医療・福祉領域への応用がもたらす成果と課題を理解する.

◑ 現代人の情報行動の特性を理解する.

◑ 看護師に求められるメディアリテラシーを知る.

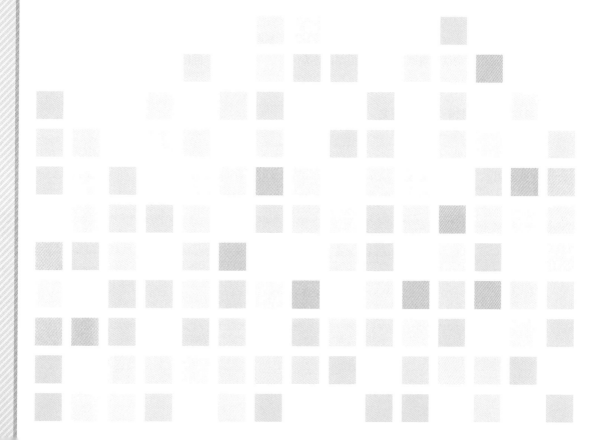

1 情報技術と社会

ここでは，**情報技術**，特に**コンピューター**と**インターネット**の発展の歴史を概説する．また，その発展に伴って変遷してきた法律についても紹介する．

1 情報技術の発展の歴史

本項では，情報技術，特にコンピューターとインターネットの発展の歴史を概説する（表11-1）．

■1 コンピューター・インターネットの誕生

世界で初の実用的な電子式コンピューターは，第二次世界大戦中にアメリカで開発が始まり戦後の1946年に完成したENIAC（エニアック）といわれている．ENIACの開発の動機は，大砲の弾道計算に要する莫大な手間の削減である．

インターネットは，同じくアメリカのARPANET（アーパネット）から始まった．当時ARPA*では，各地のコンピューターをネットワーク化し，計算資源と研究成果を共有するという構想が生まれた．これがARPANETの開発動機であった．

こうした経緯を経てコンピューターは誕生し，その後に「計算機」としての利用からビジネスや個人的利用へと拡大していった．インターネットも，大学・軍事・科学の世界に限られた利用から，次第に開放されていった．

■2 日本でのインターネットの普及

インターネットの普及を促した要因はいくつかある．通信プロトコルとして**TCP/IP***が採用されたことや，**ハイパーリンク***の仕組みが応用されたことなどである．日本では，**Windows95**を搭載したパソコンの発売が，パソコンとインターネットの普及を促した（図11-1）．当時，インターネット接続のための通信料金は従量制であり負担が大きかった．その後は，**回線速度の向上**

表11-1 情報技術の発展の歴史

年	事 項
1946	世界初の電子式コンピュータ（ENIAC）開発される
1969	アメリカ国防総省，ARPANETを開発．4台のコンピュータを結ぶネットワーク
1973	ARPANETがイギリス・ノルウェーの大学とも接続され国際間のネットワークとなる
1983	ARPANETから軍事ネットワークが切り離される 通信プロトコルとしてTCP/IPが採用される
1986	日米のネットワークが接続される
1987	インターネットの商用サービスが始まる
1989 （平成元年）	ハイパーリンクの仕組みがインターネットに応用される ベルリンの壁の崩壊，米ソ首脳会談で冷戦終結が宣言される
1995	Windows95・Internet Explorer（IE）を搭載した一般向けパソコンと，それを用いたインターネットへの接続が普及し始める．「テレホーダイ」が始まる
2008	iPhone発売

用語解説 *
ARPA

アメリカ国防総省の機関の一つ，高等研究計画局の略称．最先端技術の軍事利用を専門に研究する機関であった．現在もDARPA（国防高等研究計画局）と名前を変え，さまざまな研究を行っている．

plus α
インターネットは戦争が生んだのか

「日本のインターネットの父」と呼ばれる村井純は，戦争のためにインターネットが開発されたという説は誤りであると指摘している[1]．

用語解説 *
TCP/IP

インターネットの通信プロトコル（約束事）．送信側は，データをパケットに分割して送る．受信側は，パケットが届いたら受信の連絡を返し，パケットを正しい順番で組み立て直す．送信側は，一定時間以内に受信の連絡がこなければパケットを再送する．データが小分けにされるのでネットワークの通信能力が低くても時間をかければ大きなサイズのデータを送れること，ある送信者がネットワークを使っていない瞬間に別の送信者がネットワークを使えること，再送の基準が確実であるため通信の確実性が高いことなどが利点である[2]．

用語解説 *
ハイパーリンク

Webサイト上の指定された文字列をクリックすると，紐付けられた別のWebサイトに自動的に移動できる機能．

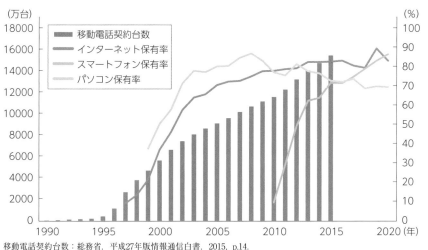

移動電話契約台数：総務省．平成27年版情報通信白書．2015．p.14．
そのほか：総務省情報通信統計データベース．通信利用動向調査より作成

図11-1　インターネット・情報通信機器の世帯保有率の推移

や**定額制**の普及を背景にインターネットの普及率は爆発的に向上した．近年では，**スマートフォン**の普及が特筆に値する．

　以上のような，サービスの面，ユーザー側の機器の面に加えて，通信回線の速度・容量の加速度的な増強（**ブロードバンド***化）という技術の面など，複数の面で発展があった．現在では，インターネットは電気や水道のように当たり前のインフラ*となった．

2　情報技術の発展と情報の共有がもたらしたもの

　情報技術の発展と情報の共有が，各領域にもたらした恩恵と課題について概説する（**表11-2**）．

1　情報技術・情報共有の恩恵

　例えばコンビニエンスストアのレジでは，売れた商品のデータのみならず，売れた日時や購買者の年齢層などが記録されている．そのデータは，商品開発や流通の効率化に活かされる．情報共有が容易でデータ保管に必要な面積が小さい，店舗と本部のように離れたところにいる複数の人が同じデータを見られるなどの利点がある．

　また，SNS*やGoogleドライブなどを使うと，一般人同士でも，異なる時間に離れた場所にいても，同じ事柄（例えば特定の飲食店の評判や共同で作成するレポート）についての情報共有や双方向的なやりとり，共同制作が可能である．これにより，**居住地**や**病気・障害の有無**が障壁でなくなる．

　ほかにも，電子ファイル上の**文字の読み上げソフト**や**翻訳機能**が障害者やその国の言語になじみのない人の行動の自由を増やし，**オンライン会議システム**が家事・育児と職

plus α

年齢階層別インターネット利用率

総務省「通信利用動向調査」によれば，2022年段階の年齢階層別インターネット利用率は6〜12歳と60代では85%以上，13〜59歳で95%以上となっている．しかし，70代では約65%，80歳以上では約30%となっている．モバイル端末全体の世帯保有率は97.5%であるが，個人のインターネット利用率は84.9%にとどまる．

用語解説*

ブロードバンド

（超）高速インターネットアクセスを可能とするネットワークのこと．文字中心のやりとりから，画像や音声，映像のやりとりが可能な通信性能への飛躍を意味する．

用語解説*

インフラ

infrastructure（基盤，下部構造）に由来する言葉で，主に生活や経済活動に必要な基盤となる設備や施設を指す．例えば，道路や公共交通機関，水道や電気・ガス，通信回線，学校・病院などの施設がインフラにあたる．

用語解説*

SNS

ソーシャル・ネットワーキング・サービスの略．オンラインで，登録者同士が交流することを主な目的としたサービス．

11

情報社会の発展と健康

表11-2　情報技術発展の功罪

恩恵：主に紙との比較	課　題
・アクセシビリティの向上 ・双方向性の向上 ・情報共有の容易性 ・情報の保管面積の節約	・セキュリティ ・デジタルタトゥー ・「匿名性」への誤解 ・依存性の高さ ・デジタルデバイド ・著作権案件

業の両立の支えている．東日本大震災の際，電話回線が寸断された地域でSNSが救助要請に役立ったことなどもある．

2 情報技術・情報共有の課題

まず，**セキュリティ**の課題がある．セキュリティ確保にはゴールがなく，維持コストが常にかかり続ける．ソフトウエアのアップデートや，悪意のあるユーザーがシステムの脆弱性をついてくるたびに，更新が必要になる．ひとたび情報の漏えい（不適切な共有）が起こると，紙の場合に比べて拡散の速度が速く，また範囲が広く，半永久的に記録がインターネット上に残る．

次に，**SNS**に関連する課題がある．SNSは頻繁あるいは常時のログインを要求して，ユーザーの行動や思考のパターンのデータを吸い上げると同時に，**依存性**を高める性質をもっていることが知られている．少数の情報企業のもとに個人情報が蓄積することは，ユーザーの行動や思考の自発性・自由をいつの間にか制約するかもしれない．また，「**匿名性**」についての誤解や承認欲求に基づく安易な投稿，**フェイクニュース**の頻発も，無用なコストを発生させている．

ここで挙げた恩恵と課題は実は表裏一体である．情報技術の発展と情報の共有を押しとどめることはできないし，すべきでもない．そのため，恩恵の最大化と課題の最小化を，個人の努力や心掛けではなく現実的なしくみ（システムやルール）の構築によって推進するべきである．

3 情報技術と医療・看護に関する法

本項では，1項でみた情報技術の発展や2項でみた人々の生活への影響を受けて，医療・看護領域の実践に関する法律・通知などがどのように移り変わってきたのかについて概説する．

基本的には，技術が法に先行する．慎重な管理が求められる**医療データ**においても，インターネットを用いた診療やデータの保存・共有が，それらの技術の発展とともに許容されるようになっていった（**表11-3**）．それらの背景には，**少子高齢化による医療需要の相対的な増加**がある．限られた社会資源で医療・福祉を提供するために，**オンライン診療**や**電子カルテ**などの，医療・福祉の情報化が許容あるいは促進されている．それは，医療・福祉を必要とする人が，施設ではなく**地域**で暮らしやすくなる力にもなる．

a 遠隔医療

「D to P with N（患者が看護師といる場合のオンライン診療）」（例：医師と，患者宅にいる患者と訪問看護師）・「N to N」（例：遠方にいる専門看護師と，へき地にいる一般看護師）などの遠隔医療は，これまでの代表的な看護師の働き方とは異なる．そうした働き方に備えて，例えばオンライン会議における注意事項や患者情報をオンラインでやりとりする際の注意事項などの具体的な事項も習得することと，法の動向と情報化の進展について一定の知識をもち，かつそれを常にアップデートし続けることが必要である．

コンテンツが視聴できます（p.2参照）

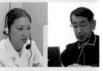

●遠隔看護－テレナーシング〈動画〉

表11-3　医療・福祉分野における情報技術と法律・通知等

年	事 項
1989	地域における医療及び介護の総合的な確保の促進に関する法律施行
1997	「情報通信機器を用いた診療（いわゆる「遠隔診療」）について」通知：「例えば，離島・僻地の場合」に遠隔診療をしても差し支えないとされた
1999	「診療録等の電子媒体による保存について」通知：「保存義務のある情報の真正性・見読性・保存性が確保」されれば，カルテ等の電子媒体による保存が認められた
2001	「保健医療分野の情報化にむけてのグランドデザイン」：電子カルテなどの医療のIT化の推進の方向性が示される
2002	「診療録等の保存を行う場所について」通知：医療機関内ではなく安全なWeb上で保存してもよいとされた
2003	「地域包括ケアシステム」提唱
2005	「医療情報システムの安全管理に関するガイドライン」策定
2006	レセプト（診療・調剤報酬明細書）のオンライン化が認められる（2011年以降，原則としてすべてのレセプトがオンライン化）
2012	「社会保障・税一体改革大綱」において在宅医療の推進が提示される
2014	地域における医療及び介護の総合的な確保を推進するための関係法律の整備等に関する法律施行
2015	1997年の通知における「離島・へき地」はあくまで例示であることが強調された通知が出される
2017	「情報通信機器を用いた診療（いわゆる「遠隔診療」）について」通知 「医療・介護関係事業者における個人情報の適切な取扱いのためのガイダンス」通知
2018	「オンライン診療の適切な実施に関する指針」策定 平成30年度診療報酬改定：情報通信機器を用いた診療である「オンライン診療料」等を創設（D to D・D to P・D to P with Nのオンライン診療）
2019	「国民の健康づくりに向けたPHRの推進に関する検討会」設立
2020	2018年の指針や診療報酬改定を受けて総務省が作成したモデル「遠隔医療モデル参考書-オンライン診療版-」において，遠隔医療の具体例が示される（D to D, D to N, N to N）
2022	「オンライン診療の適切な実施に関する指針」改正

P：患者　D：医師　N：看護師

2 医療の世界における情報技術の活用の諸相

1 医療の世界における情報技術の応用例

　2023（令和5）年4月時点での，医療の世界における情報技術（病院情報システム）の応用例の一端を，1型糖尿病患者Aさんの例を用いて概説する．

事例❶

　Aさんが1型糖尿病について，再診と血糖値などの検査，眼底検査を予約して通院する場合を想定する．大学病院の**再来受付機**に診察券を通すことで，電子カルテシステムにAさんが来院したという情報が伝わり，予約されていた検査がオーダーされ，それを可視化した紙が発行される．Aさんは再来受付機から出てきた診察券と紙を持って検査部門に行き，採血・採尿をされる．紙コップや血液の容器には**バーコード**が貼られ，検査結果が電子カルテシステムに入力される．

　検査を終えたAさんは，次に眼科に行き眼底検査と眼科の医師の診察を受ける．その後に糖尿病内科の外来カウンターに着き，到着確認機に診察券を入れる．待合室の順番表示モニターには，診察の順番や検査の終了など

11

情報社会の発展と健康

の変数を反映して患者の番号が表示されている．診察室に呼ばれ，医師は電子カルテシステム上の検査データと，眼科の医師が入力した眼底検査結果と所見を見ながらAさんに今後の過ごし方の指示を出す．そして，次回来院日に応じた量の薬の処方箋が発行され，Aさんは在宅医療物品受け取りコーナーで所定の器具を受け取り，会計システムが一瞬で計算してくれた金額をデビットカードで払い，病院を後にした．

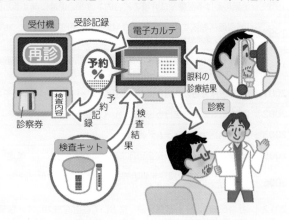

Aさんは帰りの電車の中で，自宅近所の薬局にLINEで処方箋を出した．薬がそろったら薬局からLINEで連絡がくるため，それを確認して受け取りに行く．その後は，自動的に電子化された**レセプト**（診療・調剤報酬明細書）が病院と薬局から審査支払機関に送られて保険請求の正当性が審査され，正当であれば保険者*に情報が送られて，病院・薬局に支払いがなされるはずである．

ほかにも，**マイナンバー連動保険証**など，医療の世界における情報技術適用領域は増えている．病院情報システムは医療の質と効率性を向上させ，同時に標準化も促している．帰宅後にも検査データが電子デバイスで見られるような環境が整えば，**PHR***としての完成度はさらに上がるだろう．

a 情報管理とリスク

Aさんの例からわかるように，病院情報システムは高度に活用されているが，**個人情報漏えい事故**も増えている．品川らの研究[3]によれば，看護職者が起こしやすい個人情報漏えい事故は，「置き忘れ，紛失」「不適切な持ち出し，意識的な開示，目的外使用，過剰な情報提供」「誤送付・誤配布・郵送中の事故」の順に多いという．品川らは，「電子カルテへの不正アクセス」が近年出現し始めたことや，看護研究の必要性から**個人情報の利活用**が増えることで，事故も増えかねないことに**警鐘**を鳴らしている．これも，PHRとしての完成度の向上の障壁の一つである．

2 糖尿病臨床における情報技術の活用

本項では，**持続グルコースモニタリングとインスリンポンプ**（以下，ポンプ）を活用している，架空の1型糖尿病患者Bさん（40代男性）の姿を紹介する．情報技術が，慢性疾患と共に生きる人のことをどのように支えているのか，本人がどのようなメリットや負担を感じているのかについて，具体的に感じてもらいたい．

用語解説 *
保険者
保険会社や職場・自治体の健康保険組合など，保険事業の運営者．この保険者と契約を結び，保険料の納付や給付を受ける人を被保険者という．

用語解説 *
PHR
Personal Health Recordの略称．個人の健康診断結果や服薬歴など生涯にわたる健康等情報を，電子記録として本人や家族が正確に把握するためのしくみ．医療機関の垣根を越えて個人に紐づいた情報とすることで，生活習慣の改善等の行動変容や健康増進，医療従事者との円滑なコミュニケーションなどが効果として想定されている．

1 Bさんの1日

a 起床

Bさんが朝に目を覚まして最初にすることは，血糖値を反映している**グルコース値**の確認である．といっても採血するのではなく，体に着けた**センサー**にスマートフォンを近付けて読み取るのである．

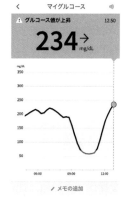

この測定方法の利点は，測定の8時間前からのグルコース値の変動のグラフがスマートフォンで見られることである．また，現在グルコース値が上昇中なのか下降中なのか，そのどちらでもないのかが矢印マークで表示されることである．これは，糖分補給（以下，補食）などの対処が必要な「低血糖」の基準値である70mg/dLを少し上回る値，例えば85mg/dL程度であった際に，それが上昇中の85mg/dLであれば補食は不要，下降中の85mg/dLでかつそのあとに会議や移動があれば補食が必要と判断できる．この判断は，指先や耳朶からの血を使って血糖測定器で単一時点の血糖値しか把握できなかったかつてとは異なり，常時接続で継続的にグルコース値をモニタリングし，それを手軽なデバイスで確認できるからである．

b 朝食

Bさんは慌ただしく食事をしながら，腰につけたポンプの設定を確認する．この日の朝食の糖質量とその後の運動量がいつも通りなら設定はそのまま，違う場合はインスリンの増減が可能である．また，注射の形で一度に打つよりも，長い時間をかけて徐々にインスリンを体内に入れるポンプのほうが人体の自然なインスリン分泌に近い．

c 出勤

ポンプを確認しながら子どもの保育園の連絡帳アプリを操作し，軽く夕飯の仕込みをしたBさんは，保育園を経由して職場に向かう．子どもから繰り返し抱っこを要求され「低血糖気味かもしれない」と思ったときや，途中で低血糖になるわけにはいかない大事な会議，顧客と立て続けに会う場合などには，念のためスマートフォンでグルコース値を確認する．

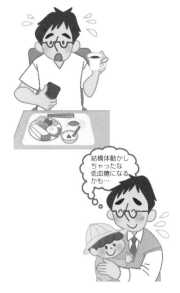

結構体動かしちゃったな低血糖になるかも…

ちなみにこのモニターは，一定の低血糖や高血糖になるとアラームや振動で知らせてくれる．Bさんの場合，低血糖は感覚的にわかることが多い．そのため，この機能によって血糖値の異常を知るのは，高血糖のときのほうが多いという．

d 昼食

Bさんは，昼食の前にもグルコース値を確認した．この日は美食家の上司が決めたお弁当を食べながらのランチミーティングがあったため摂取糖質量が多く，かつ午後は会議の連続で全く体を動かさない見込みのため，グルコース値は正常だったものの，ポンプを操作してインスリンの追加打ちをした．

しかし，結局血糖値が予想よりも高くなり，最後の会議の最中に高血糖を知らせるアラームが鳴ってしまった．

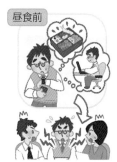

昼食前

ⓔ 夕食・就寝

夕食は久々に会う職場の同期との飲み会になった．Bさんは，前半はサラダや唐揚げや刺身など糖質が少ないものばかり食べていたため，ポンプを操作し，速効型のインスリンの量を減らした．しかし若干計算を誤ったか，夜中に高血糖になり寝室にアラームが鳴り響いた．Bさん自身はいい気分で熟睡しており，アラームに最初に気付いて起きたのは家族であった．「早く止めてほしい」とせがまれて起こされ，追加打ちをして事なきを得た．

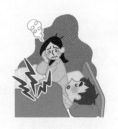

Bさんの暮らしぶりからは，医療器具としての情報技術が，**慢性疾患**と共に生きる人の生活に溶け込んでいることがわかる．ここではポンプに焦点を当てたが，糖尿病領域ではほかにも，自己注射したインスリンの量や時間を，自動的に記録してスマホのアプリに無線で送る「スマートインスリンペン」や，簡単な操作で血糖値・血圧・食事内容・薬などの各種データをグラフ化できるアプリの「シンクヘルス」など，さまざまなデバイスやアプリがある．いずれも，患者本人による**見やすさ**や，医療者との**情報共有・対話のしやすさ**を向上させている．

急性疾患から慢性疾患への**疾病構造の転換**や**高齢化・長寿命化**は，病院における治療から地域・生活の場における健康づくりの比重を高める[4]．しかし，すべての領域の専門医がすべての地域にいるわけではなく，在宅医療・訪問看護を受ける患者も多い．こうした状況は，1節2項で紹介した，**遠隔医療のニーズ**を高めている．そのニーズを満たすには，前述した通り，情報共有・対話のしやすい設計であることが重要である．

plus α
**インスリンポンプ
開発当初の障壁**

インスリンポンプの開発当初，体に着けているポンプと離れたところにある測定器の間の通信に使われる周波数がすでに携帯電話等で用いられていたため，法的理由で使えなかった[5]．医療器具・技術の普及には，ただ医療器具・技術として有用であればよいのではなく，社会の中の他の領域との調整を考えることも必要である．

plus α
Apple Watch外来

2023年4月時点では，循環器領域で実施されている診療形態．患者はApple Watchを用いて心電図を常時測定し，異常があった際にアプリを経由して心電図を医療機関に送って，オンライン診療をしてもらうなどの利用方法がある．

plus α
CPAP

Continuous Positive Airway Pressure．睡眠時無呼吸症候群（OSA）の患者のための持続陽圧呼吸法のこと．この療法においては，患者が装着した機器が測定したデータがインターネット経由で常時医療機関に送信される[6]．

🖊 コラム　　SNSと医療—コロナ禍を経て

インターネット上の情報を鵜呑みにしてはいけない，とよくいわれる．しかし，**新型コロナウイルス感染症（COVID-19）**への対応を探る際に，医師たちがインターネット上の情報をかなり参考にしていたこともわかっている．

対応を行った医師たちへのオンラインインタビューを継続的に行っている共同研究によると，地域で**プライマリ・ケア***に従事する医師たちも，当初はコロナを対岸の火事のように感じており，危機感をもちはじめたのはクルーズ船における集団感染のころだったという．そのころ，医師たちは公的機関の情報だけでなく，（面識の有無に関係なく）信頼できる医師がSNSで発信する情報を自らの意思決定の根拠の一つにしていた．また，自ら発信していた医師もいた[7]．

医師たちが用いたSNSの代表格は，**Facebook（fb）**であった．2020（令和2）年の総務省の調査によると，fbの全年齢での利用率は31%であるが，30代は48%，40代は39%である．インタビュー協力者の医師たちは30〜40代がほとんどで，fbユーザーの多い年代であった．

✂ SNS利用の利点・欠点

一口にSNSといっても，特性は多様である．世代・年代によってどれを好むかも

異なる．情報漏えいや不適切利用を避けるしくみの構築や努力をしつつ，SNSの利用が思わぬ効果を生む可能性も認識するべきである（特に職場で上位の立場になった際には）．正しく使うことができれば，インターネット上の情報は非常に心強く，かつ多くの人の力になる．

3 人々の情報行動・情報技術の活用のあり方

ここでは，一般の人々の情報行動・情報技術の活用の実態について概説する．

1 情報行動の実態と情報化の負の側面

ここまでは，どちらかというと情報（化）の光の面をみてきたが，本項では，人々の情報行動の実態や情報化の負の側面について概観する．

情報行動とは，コミュニケーションやメディアの利用など，人間が情報と関わる行為全般のことである．ここには，口頭のコミュニケーションも含まれる．

1 うわさ話・流言

情報行動の負の側面の一つに，**うわさ話・流言**がある．その古典的な例に，1973（昭和48）年の「豊川信金事件」がある．これは，「（どこであれ）信用金庫（勤務）は（強盗に襲われる可能性があるから）危ないらしい」という電車内での若者同士の会話が発端になり，知人同士・店頭での会話を介して豊川信用金庫の経営に不安をもった人々が，同信金に預金を引き出しに訪れ，大騒動に至ったという事件である．同年には，オイルショックに伴うトイレットペーパーの買い占めも起きている．

社会心理学者の関谷は，流言が流行しているということは，ある「流言を信じるにたる心理が共有されているとみなす」べきで，「あらゆる災害や災禍などの危機で繰り返し，似たような流言が観察される」と指摘している[8]．東日本大震災のときの「有害物質を含んだ雨が降る」などの流言や2020年にCOVID-19により起きたマスクやトイレットペーパーの買い占めのことを思えば，この指摘は妥当である．残念ながら，情報技術の発展は，現状こうした流言・うわさ話の発生を防ぐ力はないようである．

2 バイアス（偏り）

不安や善意に基づく上記の事件と異なり，技術の介在によって認知や行動に**バイアス**が生じる例もある．その最たる例が，検索エンジンなどがこれまでの検索履歴などから，その人が欲しがりそうな情報を検索結果の上位に表示する機能である．Webショッピングなどでみられる「この商品を買った人はこんな商品も買っています」も同様である．この機能は便利な一方で，自分にとってなじみのある情報にばかり触れることで，それ以外の情報の存在に気付きにくくなる．またそれ以外の情報が取るに足らないものであるかのように誤認し

コロナ禍での買い占め

COVID-19の蔓延が本格的になった2020年，マスクの買い占めが発生した．発端はSNS上の誤情報であったが，人々を駆り立てたのは誤情報そのものではなく「誤情報によって品薄が起きるのでは」という不安であったのではないかと考えられている．総務省の調査では，流言の情報入手先として，最も回答が多かったのはテレビであった．

リスクコミュニケーション

リスクへの評価や対応のために情報や認識を共有し，意思決定・合意形成を行う双方向的なコミュニケーション．感染症のように時間の経過で状況が変わる事象もあること，そのリスクが誰にとってのリスクかを意識しなければ不当な抑圧を生む場合があることなどに留意が必要である[9-11]．

plus α
フィルターバブル

自分にとって心地良い情報（の泡）に囲まれることで（フィルターに囲まれたかのように），それとは相容れない情報・考え方の存在に気付きづらくなる状態をいう．

かねない危険性がある．これは，現代人はいつの間にか視野が狭くなってしまうというリスクの中で生きていることを意味している．

❸ デジタルデバイドと健康格差

どの医療機関を受診するかを，Web上の口コミで決めることも，都市部では増えている．しかし，口コミがすべてが客・患者によるものとは限らず，事業者が検索時に自身の情報が上位に出るようにするためのテクニックもある．また，インターネット上の情報にアクセスすることに誰もが慣れ親しんでいるわけではない．

総務省の調査によると，低収入であればあるほどインターネットへの接続経験が乏しいという．インターネット上の情報は多くが無料で閲覧できるため，インターネットへの接続経験があることで経済格差の是正になる可能性がある一方で，逆の可能性もある．いずれにせよ，経済格差と入手できる情報の質や量には，一定の関係があることに留意するべきである．

2 高齢者の情報行動

ケアの対象になりやすい**高齢者**の情報行動は，どのようなものだろうか．

情報行動について，40～70代を対象に2018（平成30）年に実施された調査[13]によると，SNS利用は40～50代と60～70代の間に溝があること，テレビ視聴は60代以上で，新聞は70代で多いという．

ニュースの情報源としては，テレビ・ラジオ・新聞は40代から70代にかけて接触率が高くなっていくのに対して，PC・スマホ・「友人・家族」は低くなっていく．スマートフォンの利用率の高低の境目は50代であった．

健康情報は，60～70代ではテレビ・新聞が強く，友人・家族の口コミも大きな役割を果たす一方で，50代でマスメディアとネットとが拮抗し，40代でネット利用が優勢となる．健康関連情報の収集・信頼性判断・健康改善能力についての自己評価とメディア利用時間の関係を見ると，収集については弱い相関があるものの，判断・改善は相関がないようである．

より新しい調査である「令和4年版高齢社会白書」によると，65歳以上において，「インターネットで情報を集めたり，ショッピングをする人」は24%，「SNS（Facebook，Twitter，LINE，Instagramなど）を利用する人」は13%である．なお，情報機器を利用する頻度が高い人のほうが生きがいを感じる程度が高いようである．

2023年時点の日本の高齢者は，**テレビ・新聞**の利用が多い．しかし以前から情報機器に親しんでいた世代（橋元らの研究でいう40～50代）がこれから高齢化する．高齢者の情報行動は世代によって変わるため，遠隔医療の提案の際などには，その高齢者（や介助者）の**情報行動特性**を見極める必要がある．世代は一つの手がかりになる．

ヘルスリテラシー

健康に関する情報を入手・理解・評価し，治療や予防などの意思決定に活用できること．発信者が誰か，複数の情報を比べたか，その情報の提示の目的は何かなどを検討することで高めることができる．また医療従事者は，相手のヘルスリテラシーの度合いに応じた説明をする必要がある[12]．

インターネット利用率と収入の関係

総務省「令和4年通信利用動向調査」によると，世帯年収が600万円以上の世帯のインターネット利用率は90%以上だが，400～600万円未満の世帯は約87%，200～400万円未満の世帯は約76%，200万円未満の世帯は61%であった．

情報行動特性の推測

橋元の研究によると，事項によっては世代だけでなく学歴・収入も一定の影響を及ぼすと考えられる．

台湾の高齢者の情報行動

台湾の宗教研究者の藤野によれば，台湾の高齢者（2023年時点で80・90代）は，日本の高齢者よりもスマートフォンや文字メッセージアプリを積極的に使い，オンラインゲームで孫と遊ぶこともあるという．そのためか，コロナ禍でのオンライン礼拝にも比較的順調に順応したと報告している[14]．

4 現代の看護師に求められるメディアリテラシー

ここでは，現代の看護師に求められる**メディアリテラシー**として，1項で検索の代表的なテクニックを，2項で有益なWebサイトを紹介する．最後に5項で，1〜2項の知識を使いこなす上で理解しておいてほしい背景や考え方，残された課題について解説する．

1 検索のためのテクニック

1 ドメイン指定検索

ドメイン指定検索とは，あるドメイン内にあるWebサイトのみを見つけられる検索方法である．「語句 site:.（ドメイン名）」と入力する．

ドメインとは，インターネットに接続されているコンピューターに割り振られた数字（**IPアドレス**）を，人間にも覚えやすいように文字に置き換えたもののことである．URLの右端から，トップレベルドメイン*，セカンドレベルドメイン*というように狭まっていく．英語での住所表記と同じである．

ドメインの意味と階層構造を理解していると，ウェブサイトの**安全性**や**性質**がある程度判断できる（図11-2）．公式的という意味では政府機関の情報は信用でき，学術的という意味では学術機関の情報は信用できる．

ドメイン指定検索では，重層的なドメイン構造のうち，どこにあるウェブサイトを探したいのかを意識しながら行う．

2 有用なWebサイト

信頼できる情報源として代表的なものは，かつては**論文**や**書籍・事典**であった．しかし，情報の更新の速度が速い今の時代は，それらに加えて**Web上**にも信頼できる情報源がある．本項ではいくつかの信頼できるWeb上の情報源を提示する（表11-4）．

これらは，信頼できる情報源のごく一部である．各自で自分にとって使い勝手の良い信頼できる情報源を見つけてほしい．信頼できるかどうかの基準は，**科学的根拠**や**多面的情報源**に基づいている，**責任の所在**や**問い合わせ先**が明示されている，**更新頻度**が高い，などが満たされていることである．

●検索方法の種類
〈アニメーション〉

用語解説 *
トップレベルドメイン

ドメインの構成要素の一つ．国や地域を表すもの（例：日本は「.jp」），組織などを表すもの（例：「.com」）などがある．

用語解説 *
セカンドレベルドメイン

ドメインの構成要素の一つで，トップレベルドメインの下位に属する．学術機関を表す「.ac」や，政府機関を表す「.go」などがある．

plus *α*
ドメイン指定検索の注意点

ドメイン指定検索することで情報の正確性は向上するが，例えば学術機関の中でも極端な意見をもつ人がいたり，専門外の分野に言及している場合には不正確さが生じる場合もある．「常に全面的に信頼できるわけではない」と念頭に置くことは重要である．

11
情報社会の発展と健康

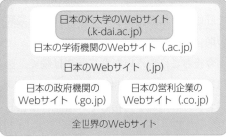

図11-2　**ドメインの重層構造**

表11-4 医療・福祉領域で有用なWebサイトの例

公的機関によるもの	● 厚生労働省 ● 国立感染症研究所　感染症に関する基礎・応用研究，情報発信，国際協力を行っている国立の研究機関. ● 外務省「世界の医療事情」　世界各地の駐在医務官（医師）が収集した医療・衛生情報. ● 独立行政法人 医薬品医療機器総合機構　医薬品等の副作用からの救済や医薬品等の質の向上のために業務を行う国立の機関. ● がん情報サービス　国立研究開発法人国立がん研究センターが一般向けにがん関連の情報を提供している. ● 情報処理推進機構　情報処理技術に関する研究・アウトリーチ機関. 情報セキュリティについての情報が充実している. よくある状況を想定した動画資料も豊富.
文献データベース	● 医中誌　国内の医学・看護学等の文献情報データベース. 本文閲覧には登録が必要（多くの大学は機関会員になっている）. ● Pub Med　アメリカの議会図書館のデータベースのうち，医学に特化したもの. 英語の医学文献検索の定番. ● 国立国会図書館オンライン　日本で出版された書籍・雑誌（一般誌含む）のデータベース. あいまいな語句からでも検索が可能.
その他	● 日本医学図書館協会　医歯薬・生命科学領域の専門図書館が中心になり，関連領域の情報流通に関する調査・研究・開発などを行っている. ● 国際医学情報センター　外国の論文の日本語抄録や医薬品の安全情報などが提示されている. ● 健康と病いの語り ディペックス・ジャパン　患者本人による病気について「語り」のデータベース（動画・音声が多数公開されている）. 医師らによる監修がなされているため，信頼できる生の声に触れることができる. ● ナースに役立つ種類のサイトとは？　看護情報学者・中山和弘氏が運営. 薬・教育・研究方法など，分野別のリンク集.

3 信頼できないWebサイト

「信頼できない」情報源についても触れる.

サプリメント・健康食品・化粧品の広告サイトに載っている情報は，虚偽，あるいは正しい情報のごく一部を，**自サイトに有利な形で切り取って掲載して**いる場合があり，注意が必要である. 一部のWebサイトのビジネスモデルは，人目を引く情報を掲載してアクセス数を稼ぎ，そこに掲載されている広告主にアクセス数を理由にしてより高い広告料を払わせるものである. そのため，過激な情報や「○○をやれば（やめれば）大丈夫！」といった安易な言い切りが掲載されやすい. そうした性質を理解して利用すべきである. 「まとめサイト」も同様である.

2015（平成27）年には，科学的根拠がないあるいは不明な医療・健康情報が掲載されたとあるWebサイトが問題になり，検索エンジンのGoogleは，「**医療アップデート**」という施策を行った. これは，「医療情報サイトの信頼性を評価し，信頼出来るサイトの検索結果順位を上げ，逆に信頼出来ないサイトの順位を下げるというもの」であった.

今後もこういういたちごっこは続く. 医療・身体についての情報は，非常に切実である. そこに付け込んでアクセス数を稼ぐためのWebサイトに，専門職および専門職を目指している読者が振り回されてはいけない.

plus α
広告サイトの表示

検索結果の上位に広告が表示されることも多い. しかしこれらは，広告費を支払い上位に掲載されているのであって，情報として適切だから掲載されているわけではない. 「広告・PR・スポンサー」など，注意喚起の言葉が入っているため（背景色が変えられている場合もある），そういった語が付けられている情報は見ないほうがよい. 見る場合は，前述の性質を理解して見るべきである.

plus α
SEO対策

検索において，自社のWebサイトが上位に表示されるようにするための一連の技術で，昨今のWebビジネスにおいては，専門の業者があるほどニーズが高い.

4 医療マンガ

　本項では，やや特殊な情報源として，**医療マンガ**の概要とそれへの期待について述べる．

　マンガには多くのジャンルがあるが，医療マンガというジャンルもある．そもそも「マンガの神様」と呼ばれた手塚治虫が，医療マンガの描き手であり医師でもあった．マンガと医療は親和性が高い．

　医療マンガとは医療従事者や患者が登場し，医療従事者や医療機関を舞台としており，生命を主題にしたマンガ作品である．そこには，医療現場が抱える社会的問題（科学の限界や職種間の葛藤など）や患者の不安や期待などが描かれている．そのため医療マンガは，医療従事者・患者・家族など多様な立場をつなぐコミュニケーションの要になりうる[15]．また，患者／医療従事者のものの見え方の違いを可視化・客観化するための一つの「鏡」としても，マンガを活用できる場合もある．

　自らが医師である小説家による医療小説も多い．これらも同様の効果を持つであろう．さらに，映像作品（ドラマ・映画）なども存在する．これらは音声・音楽などが加わることでより臨場感が増し，理解が促される．しかし，特定の疾患，職種・診療科へのイメージが画一化されかねないことに留意すべきである．

　どの表現方法であれ，「描かれていること」と「描かれていないこと」があることを忘れてはならない．

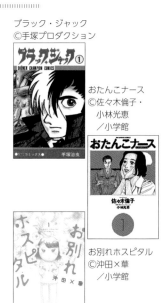

ブラック・ジャック
©手塚プロダクション

おたんこナース
©佐々木倫子・
小林光恵
／小学館

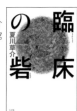

お別れホスピタル
©沖田×華
／小学館

臨床の砦
©夏川草介
／小学館

5 医療者の情報技術への関わり方

　情報技術・機器の発展は目覚ましい．そのため，人の役割と機器に任せる役割の区別を意識する必要がある．人の役割は，まず他者（患者や他職種）の要望や事情や感情を**聴き取ったり想像したり**して，**理解**しようとすることである．次に，その想像や理解に基づいて，情報機器を用いて最適な情報を正しい方法で探したり編集したりして，**提供する**ことである．情報機器の使用の起点には，今も人がいる．どんな方向を向いて情報を探すかは，今も人が決める．これは情報技術・機器が発展しても変わらない．

　電子カルテや遠隔医療の例や医師によるSNS利用の例などからわかるように，情報技術・機器の発展は，情報の共有を容易にした．それまでは特定の場所にある特定の紙や特定の人物に占有されていた情報が，時間・場所の制限を越えて共有されるようになってきた．**情報漏えい**や**視野狭窄**を避けるための有効なしくみを構築・更新しつつ，経済・人材の縮小に備えて，**共有のメリットを最大化**していく必要がある．さらに，医療機関と教育機関・行政機関・司法機関・患者団体・営利団体など，さまざまな主体・領域との効率的かつ安全な

連携・情報共有が図られていくべきである.

■ 引用・参考文献

1) 村井純. "第1章 技術の誕生と成長". インターネットの基礎：情報革命を支えるインフラストラクチャー. 角川学芸出版, 2014.
2) きたみりゅうじ. 図解でよくわかるネットワークの重要用語解説. 改訂3版, 技術評論社, 2009.
3) 品川佳満ほか. 看護職者が起こしやすい個人情報漏えい事故の原因に関する分析. 日本看護研究学会雑誌, 2018, 41 (5), p.1005-1012.
4) 猪飼周平. 病院の世紀の理論. 有斐閣, 2010.
5) 広瀬正和ほか. CGM + インスリンポンプ. Diabetes Frontier. 2011, 22 (6), p.591-595.
6) 渡部良雄ほか. CPAP. 日本内科学会雑誌. 2020, 109 (6), p.1073-1081.
7) 飯田淳子ほか. "パンデミック対策をローカライズする：日本におけるプライマリ・ケア医の実践". 新型コロナウイルス感染症と人類学. 浜田明範ほか編. 水声社. 2021.
8) 関谷直也. 〈虚実〉のコミュニケーションとしての「うわさ」「流言」「風評」. 哲学. 2022, 73, p.37-47.
9) 蝦名玲子. リスクコミュニケーション：平時と緊急時との

相違点. 公衆衛生. 2021, 85 (3), p.186-189.
10) 名嶋義直編著. リスクコミュニケーション：排除の言説から共生の対話へ. 明石書店, 2021.
11) 奈良由美子. 新型コロナウイルス感染症とリスクコミュニケーション：自らのコミュニケーション実践のいったんの振り返りとして. 危険と管理. 2021, 52, p.81-95.
12) 中山和弘. ヘルスリテラシーをめぐる日本の状況とコロナ禍における必要性. 生活協同組合研究. 2021, 544, p.17-24.
13) 橋元良明ほか. 中高年齢層の情報行動. 東京大学大学院情報学環紀要情報学研究・調査研究編. 2020, 36.
14) 藤野陽平. 台湾に学ぶアフターコロナのキリスト教会. キリスト教文化. 2020, 16, p.15-27.
15) 日本グラフィック・メディスン協会編. 日本の医療マンガ50年史：マンガの力で日本の医療をわかりやすくする. さいかす, 2021.
16) 太田勝正ほか編著. エッセンシャル看護情報学. 2022年版, 医歯薬出版, 2022.

📎 重要用語

デジタルタトゥー	PHR	バイアス	メディアリテラシー
デジタルデバイド	SNS	口コミ	
遠隔医療	うわさ話・流言	情報行動	

◆ 学習参考文献

❶ 橋元良明編. 日本人の情報行動2020. 東京大学出版会, 2021.

❸ 吉田みつ子. 看護倫理：見ているものが違うから起こること. 医学書院, 2013.

❸ 夏川草介. 臨床の砦. 小学館, 2021.

12 生命倫理と健康

学習目標

- 生命倫理（バイオエシックス）の成立と価値観の多様性への対応を理解する.
- 生命科学の進展により，新たに登場した技術と人間性の調和を考える.
- 着床前診断や出生前診断への国際社会の対応を学ぶ.
- 新たな診断方法や治療法の発展に伴う生命倫理の問題を理解する.

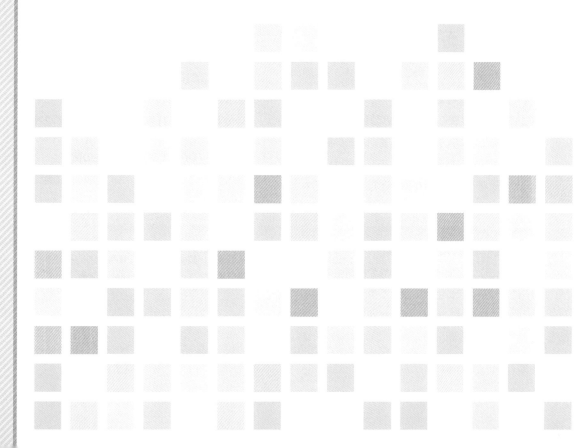

1 医療技術の発展と生命倫理

1 生命倫理学の誕生とその背景

　21世紀に入り，医学そのものが大きな変貌を遂げる中で，医療技術・生命操作と伝統的な人間観・価値観との間に生じる多くの難問について，具体的な判断の枠組みを示そうとする**生命倫理学**という学問分野が急速に拡大してきた．

　バイオエシックス（Bioethics）は，1970年代にアメリカで確立し，「生命倫理（学）」と訳されて，日本に輸入されたものである．これにより，従来の「医師の倫理的義務」を扱う「医学倫理」よりもはるかに広い，生命操作の倫理基準をめぐる問題をも包括した学問領域（生命倫理学）が誕生した．

plus α

バイオエシックス

ギリシア語bios（生命）とethike（倫理）からなる造語で，「生命に関する倫理学」という意味である．今日用いられている意味で"Bioehics"という言葉を広めたのは，1971年に設立されたジョージタウン大学ケネディ倫理研究所の研究者たちで，彼らが1978年に出した『バイオエシックス百科事典』が契機となっている．

▶背景①生命科学の飛躍的発展

　医療技術と人間性との新しい接点を探るこの倫理的試みが登場した背景にあるのは，第一に，当時のアメリカを中心としたバイオテクノロジーなどの生命科学の飛躍的発展である．1970年代のアメリカでは，医学，バイオテクノロジーなどの生命科学に膨大な研究費が振り向けられ，脳死からの臓器提供，体外受精による子ども（**試験管ベビー**）の誕生，出生前診断などが実用化（臨床応用）されていき，大きな成果を上げると同時に，こうした技術のもたらす倫理問題にも注目が集まるようになった．

▶背景②公民権運動の成果

　第二に，1960年代以来の公民権運動が一定の成果を上げ，人種差別や性差別などの撤廃に向けた制度づくりが進んでいたことが挙げられる．医療の現場では，患者が弱者としてとらえられるようになり，患者の権利を擁護する必要性が説かれるようになった．

▶背景③患者のQOLの考慮

　第三に，医療技術の進歩や公衆衛生の発展などにより，すぐに生命に関わる重大な疾患や感染症などを除けば，治療の観点だけではなく，患者のQOLをも考慮することが求められるようになってきたことがある．たとえば，糖尿病と診断され入院治療を勧められた患者が，仕事を続けながらの外来での治療を強く希望する場合や，宗教上の理由などにより，特定の医療（輸血や手術など）を拒否するケース，あるいは，数カ月の延命よりもQOLを優先させ，入院治療よりも在宅で普段通りの生活を送ることを選ぶといった場合である．

　このような場合，医療者は，救命義務や医学上の最善の利益と患者の自己決定権，SOLとQOLのどちらを優先するべきかという倫理的ジレンマに直面することになる．医療者には，患者側の価値観の多様性と向き合い，生きがいの個別性を尊重する姿勢が求められることとなった（表12-1）．

表12-1　バイオエシックス誕生の背景

①バイオテクノロジーなどの生命科学の飛躍的発展
　（1970年代アメリカ）
　脳死からの臓器移植
　体外受精（試験管ベビー）
　出生前診断

②1960年代以来の「公民権運動」の成果
　患者の人権蹂躙→「患者の権利」

③患者のQOL（Quality of Life）の考慮
　価値観の多様性，生きがいの個別性を尊重する姿勢

**1950年代の
臓器移植**

免疫抑制剤が登場する以
前の臓器移植（1950年
代）は，同一の遺伝情報
をもつ一卵性双生児間で
の移植に限られていた．

SOLとQOL

SOLはSanctity of Life
の略で，「生命の神聖さ」
「いのちの尊さ」という
意味であり，医療・看護
の領域においては「可能
な限り治療・延命する」
という考えにつながりや
すい．QOLはQuality of
Lifeの略で，「生命の質」
「生活の質」と訳され，
これはその人生を生きる
本人にとっての幸福度，
満足度を意味する．前者
が普遍的な価値観である
のに対して，後者のQOL
は各人それぞれに多様で
ある．

> ✏ **コラム**　　**宗教上の理由による治療拒否**
>
> 　1993（平成5）年，宗教上の理由から「手術中いかなる事態になっても輸血しな
> い」という免責証書を交わしたにもかかわらず，輸血されたとして，患者が輸血した
> 医師と国を相手に計1,200万円の損害賠償を求めて提訴した．一審の東京地裁の判決
> は，原告（患者）敗訴であったが，二審の東京高裁では原告が逆転勝訴し，最高裁も
> また，高裁の判決を踏襲して，**患者側の勝訴**に終わった．
>
> 　この判決は，輸血についての十分な説明を怠った医師の**インフォームドコンセント**
> 違反と，個人の信念や価値観に基づく**自己決定権**を公に認める日本初の判例となっ
> た．本人のQOLを生命よりも優先するというこの判例は，医療界に大きな影響を与
> え，インフォームドコンセントや患者の自己決定という考え方を急速に広めた．

2 生命倫理学の確立

1 ビーチャムとチルドレスの倫理原則

　現在，**医療者の倫理原則**として最も広く意識されているのは，先のケネディ
倫理研究所のビーチャム（Beauchamp, T.L.）とチルドレス（Childless, J.F.）
が提唱した四原則である（**表12-2**）．彼らは刊行した『生命医学倫理』の中
で，医療従事者が臨床の場面で迫られる倫理的判断を念頭に置きながら，**自律
尊重，無危害，善行，正義**の四つの基本原則を提示した．また，医療従事者の
倫理的ジレンマをこれら四原則のもとに整理し，学問分野としての生命倫理学
の理論的な基礎を築いた．

　この倫理原則は，看護倫理の理論化が試みられる際にも，ケアリングの倫
理，徳の倫理，フェミニズムの倫理などと並び，看護倫理において適切な基盤
であると考えられ，今日でもそのようなアプローチが散見されている．日本の
「看護者の倫理綱領」の中でも，この倫理原則に表現され
ている自律尊重や無危害，恩恵，公平などが看護者にとっ
て重要な責務であるとうたわれている．

2 フライとジョンストンの倫理原則

　さらに，フライ（Fry, S.T.）とジョンストン（Johnston,
M.J.）は，上記の四原則に加えて，**誠実**（嘘をつかない，
信頼関係を維持する）と**忠誠**（約束を守る，守秘義務）と
いう二つの原則を提示して，看護実践の倫理においては，
四原則と誠実・忠誠の原則，そしてケアリングが求められ
るとした[1]（**表12-3**）．

表12-2　生命倫理学の四原則

1．自律尊重（respect for autonomy）
2．無危害（non-maleficence）
3．善行（beneficence）
4．正義（justice）

Beauchamp, T.L.，Childress, J.F. Principles of
Biomedical Ethics. Oxford University Press，1979.

表12-3　フライとジョンストンの倫理原則

四原則（自律尊重，無危害，善行，正義）
✚
誠実（veracity），忠誠（fidelity），ケアリング

---

2 生殖医療技術の発展と生命倫理：着床前診断

診断および治療方法の発展に伴い，さまざまな倫理的問題が起こりつつあ

る．以下，生殖医療技術の発展に伴う問題，遺伝子治療の発展に伴う問題，臓器移植および延命治療に伴う問題について概説する．

1 試験管ベビーの誕生と生殖医療技術の発展

1978年に世界初の体外受精児（試験管ベビー）ルイーズ・ブラウンが誕生すると，子どものできないカップルのための生殖医療技術が急速に普及し始め，人工生殖による妊娠・出産を希望するカップルが増加するようになった．日本国内での体外受精児の出生数も年々増加傾向にあり，日本産科婦人科学会の報告によると，2020（令和2）年に国内の医療施設で44万9,900件の**体外受精**が実施され，6万381人の子どもが生まれたという[2]．体外受精で出生した子どもの割合は約14人に1人となった．

体外受精とある程度は並行して，精子のみならず，受精卵や卵子の**凍結技術**も進展をみせた．これまで精子の凍結に比べて卵子の凍結は困難であり，凍結した卵子による妊娠率も高くはなかったが，培養液の開発等によって，かなりの精度で凍結することができるようになった．

近年，加齢に伴う卵子の老化によって，女性の生殖能力が低下することが知られるようになったが，凍結技術の進歩によって，まだパートナーがいない女性や仕事を優先したい女性が，若いうちに卵子を凍結しようとしたり，すでにある**精子バンク**のように，卵子の売買（卵子バンク）が普及したりする可能性がある．このことは，子どもをつくるということが，夫婦間のプライベートな営みであるという従来の価値観，家族観を覆す前例のない事態をもたらす可能性がある．極端な例を想像すると，オンラインショップで自分好みの精子と卵子を購入して，出会ったこともない男女の子どもが，別の夫婦の子どもとして生まれるケースも出てくるかもしれない．もし精子と卵子を買い，それを受精させて代理母に出産してもらった場合，当事者夫婦とは遺伝的にはまったく関係のない子どもが生まれることになる．

また，異性のカップルのみならず，同性カップル，すなわち，ゲイやレズビアンのカップル（あるいは同性婚夫婦）でも，養子とは違った方法で自分たちの子どもをもてるようになるかもしれない．すでにレズビアンカップルでは，精子バンクを利用してカップルのどちらか，あるいは双方が，子どもを産んだケースがある．さらに，iPS細胞の登場（➡p.214参照）によって，その技術を応用すれば，いずれは女性や無精子症の男性でも，体細胞から精子をつくって，自分と遺伝的つながりのある子どもをもうけることができるようになるかもしれない．2023年現在，マウスを使った実験では，iPS細胞で精子をつくることに成功している．

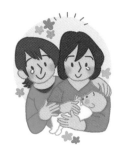

2 着床前診断

遺伝子解析技術と体外受精の技術とが結びつき，受精卵や生まれる前の胎児

plus α

体外受精とコロナ禍

日本における体外受精児の出生数は年々増加傾向にあるが，2020年は前年より減少しており，これには新型コロナウイルス感染症の流行が影響しているのではないかと推測されている[3]．

について，病気等を診断する着床前診断や出生前診断も可能となった．

　着床前診断とは，受精卵の段階で子どもの病気や性別，白血球の型などを診断できる技術で，診断に基づいて子宮に移植する胚（受精卵）を選べば，重篤な遺伝性疾患をもつ子どもの出生を回避したり，性別の希望をかなえたり（男女産み分け），兄姉の移植治療に必要な遺伝的形質を備えた子どもを誕生させたりすることができる．

　具体的には，体外受精によってできた受精卵を子宮に移植する前（着床前）に，細胞分裂（四分裂または八分裂）の段階で，受精卵から一部の細胞を取り出し，遺伝子や染色体の変異を検査する技術である．遺伝性疾患の因子や染色体の変異等が見つかった場合には，その胚を子宮に移植せずに廃棄し，健康な胚のみを子宮に移植して，病気の子の出生を回避する．

　1990（平成2）年，最初の着床前診断が報告され，1992年に最初の子どもが生まれ，1990年代には，デュシェンヌ型筋ジストロフィー＊をはじめ多くの遺伝性疾患を対象とした着床前診断が行われるようになった．

3 デザイナーベビー

　同じ技術は**デザイナーベビー**や男女の産み分けにも利用されている．例えば，受精卵を調べて，病気のために移植を必要とする子どもとHLA型（白血球の表面抗原の型）が適合する胚を子宮に戻して誕生させれば，病気の子どもを救う**ドナーベビー**（ドナーとなる赤ちゃん）を産むことができる．つまり，兄や姉を助ける「救世主きょうだい（弟妹）」を誕生させることができるのである．このようなケースは，倫理委員会の審議等を経て，すでにいくつかの国で実施されている．

　また，着床前診断についての法規制が存在しないアメリカなどでは，「女の子が欲しい」とか「今度は男の子が欲しい」など，親の希望する性別のニーズを満たすために，この技術を使って，**男女の産み分け**が行われている．家を継いでもらうためや，一方の性の子どもが続いた際にファミリーバランスを考慮する目的など，男女産み分けのニーズは強く，着床前診断を用いた男女の産み分けが認められていない日本でも，かつて産み分けを望む日本人夫婦がタイへ渡り，この技術で産み分けをしているケースも報道された[4]．

PGD

着床前診断は，着床前検査，受精卵検査とも呼ばれるが，国際的にはPGD（pre-implantation genetic diagnosis）という通称が用いられている．

コンテンツが視聴できます（p.2参照）

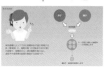

●着床前診断と出生前診断
〈動画〉

**デュシェンヌ型
筋ジストロフィー**

X染色体上に存在するジストロフィン遺伝子の変異が原因で起こる筋ジストロフィー．筋ジストロフィーの中でも多くみられるタイプであり，遺伝の場合と突然変異の場合がある．発症するのは主に男性で，小児期から症状が現れはじめる．

コラム　　救世主きょうだいか，スペア部品か

　2003年，難病の長男を救うため，イギリス在住の夫婦がアメリカへ渡って，白血球の型が一致する受精卵（ドナーになれる子ども）を選んで産んだ．ジェイミーと名付けられたその子の臍帯血を利用して，兄の病状は軽快した．家族は喜んだが，このことが知られると，「デザイナーベビーではないか」，「子どもは部品ではない」などという批判も相次いだ（朝日新聞2014年6月1日）．フランスでは，このような子どもを「救世主きょうだい」とは呼ばず，「**医薬品としての子**」と呼んでいる．

表12-4　着床前診断に関する各国の対応

	アメリカ	イギリス	フランス	ドイツ	日 本
法　律	連邦法なし	2008年HFE法（ヒトの受精およびヒト胚研究に関する法）	生命倫理法（1994年）	胚保護法（2011年改正）	法律なし*3
遺伝性疾患児の出産回避	○	○	○	○*2	（○）*4
男女産み分け	○	○医学的理由	○医学的理由	×	×
HLA型適合の選択*1（ドナーベビー）	○	○	○	×	×

＊1　臍帯血（へその緒の血液）移植を必要とする長子のドナーとなりうる胚の選択.
＊2　着床前診断を行った者は，原則的に罰せられるが，子に重篤な疾患が生じるリスクのある場合などに，妊婦の書面による同意の上で診断を認める（第3ａ条）.
＊3　学会の「見解」が事実上の規制.
＊4　重篤で不治の疾患に限り，当該機関の倫理委員会および学会の許可が必要.

4 「いのちの選別」に対する各国の対応

　遺伝子解析や高度の生殖医療技術は，文字通り「いのちの選別」につながることから，スイス，オーストリア，アイルランドなどでは法律によって禁止されている. 遺伝子診断を全面的に禁止していたドイツでは，2011年に胚保護法を改正し，子どもに重篤な遺伝性疾患の生じるリスクのある場合に限って，例外的に認めるようになった. イギリス，フランスなどでは，ドナーベビーや，遺伝性疾患の発症リスクのない女児のみを産むための医学的理由による男女産み分けが認められている. 連邦法の存在しないアメリカでは，親の性別のニーズを満たすための男女産み分けを含めた着床前診断が多数実施されており，世界中の着床前診断の4分の3以上がアメリカで行われているともいわれる（表12-4）.

　アメリカ同様，法整備のない日本では，日本産科婦人科学会が1998年に初めて発表した「**着床前診断に関する見解**」が事実上のガイドラインとされており，「重篤な遺伝病」に限って導入された. そして，実施に際しては，当該機関の倫理委員会の許可と学会の認可を要するとした. 要件が厳しいこともあり，初めて着床前診断が承認されたのは2004（平成16）年だった. 2006年には，染色体転座による習慣性流産*が，診断の審査対象に含まれるようになった.

> **plus α**
> ### 海外での産み分けの費用
> 日本人夫婦が，アメリカへ渡って，産み分けのニーズを満たすためには，診察や検査の費用，渡航費，滞在費を合わせて一回450万から500万円（タイのおよそ倍額）の費用がかかるとされている.

> **用語解説＊**
> ### 染色体転座による習慣性流産
> 染色体転座とは，染色体の一部が切断され，再結合あるいは交換が起こって位置を変える現象で，染色体の構造異常の一つである. カップルの一方が染色体均衡転座の保有者である場合は，受精卵に染色体不均衡（不均衡型転座）が生じやすく，流産を3回以上繰り返す習慣性流産となることがある.

3 生殖医療技術の発展と生命倫理：出生前診断

1 出生前診断

　すでに着床し，子宮の中で育っている胎児を調べる技術が，**出生前診断**（prenatal diagnosis）である. 生まれてくる子どもの健康状態，障害や遺伝性の病気の有無を，胎児の段階で調べる検査技術，および検査結果に基づく診

断行為の総称である（表12-5）．

1 出生前診断の目的

　最初から病気の胚を廃棄し，正常胚のみを子宮に戻す着床前診断とは異なり，出生前診断では，病気や障害があると診断されても，妊娠を継続して出産するという選択肢が残されている．そのため，出生前診断には二つの側面がある．

　まず，出生前診断には，胎児の病気を早期に発見し，胎児期に治療を行ったり（**胎内治療**），必要に応じて高度な医療機関で分娩できるように**医療連携**したりと，胎児を治療を要する一人の患者と見なして対処するという目的がある．

表12-5　**主な出生前診断の種類**

	非確定／確定	対象疾患	リスク（安全性）
超音波検査*（NTなど）	非確定検査	ダウン症候群（21トリソミー）13・18トリソミー	非侵襲的
母体血清マーカー（クアトロテスト）検査*		ダウン症候群18トリソミー開放性二分脊椎	非侵襲的採血のみ
NIPT*（新型出生前診断）		ダウン症候群13・18トリソミー	
羊水検査	確定検査	染色体疾患全般	腹部に穿刺流産率約0.3％
絨毛検査		染色体疾患全般	腹部に穿刺流産率約1％

＊　上の三者は，非侵襲的（流産等のリスクなし）だが，非確定検査であり，これらの検査結果のみで判断することはできない．

　他方，この診断には，カップルに産むか産まないかの選択をしてもらうための情報提供という意味合いも含まれている．例えば**母体血清マーカー検査**＊は，ダウン症候群や神経管不全などの障害をもつ胎児であるかどうかを判定するために開発された検査である．

2 普及の背景

　出生前診断が普及した背景には，**晩婚化**や**少子化**がある．晩婚のために母体が高齢になると，胎児にダウン症候群などの染色体変異が発生する確率が急激に高まる．また，晩婚化や経済的不安から少子化が進んだことで，親の子どもに対する期待感が高まり，**パーフェクトチャイルドシンドローム**，つまり「完璧な子ども」を求める親が増えたことなどが影響している．

　また，母体血清マーカー検査や超音波断層法が普及したことによって，出生前診断が特殊な診断技術ではなく，母体への侵襲度がより小さく，安全で手軽に受診できる検査になったという点も挙げられる．

2 新型出生前診断

　2012（平成24）年8月末に日本で広く報道されたのが，**新型出生前診断**である（表12-5）．新型出生前診断，新型出生前検査，新出生前診断など報道機関により呼称も異なるが，これらはすべて俗称であり，正確には**無侵襲的出生前遺伝学的検査**（non-invasive prenatal genetic testing：**NIPT**），あるいは**母体血細胞フリー胎児遺伝子検査**（maternal blood cell-free fetal nucleic acid〈cffNA〉test）という．妊婦の採血だけで安全に検査が受けられ，ダウン症候群（21トリソミー）を含む3種類のトリソミー（通常2本ある染色体が3本あること）が検査対象となる．従来の検査に比べ精度も高いことから，受診を希望するカップルは少なくないとされ，安易な選択的中絶に

出生前診断の例

母体の血液を調べる母体血清マーカー検査，胎児の状況を確認する超音波検査，母体に穿刺し羊水や胎盤組織である絨毛を採取して行う羊水検査，絨毛検査などがある．

用語解説＊

母体血清マーカー検査

母体血液のタンパク質濃度などを測定して，染色体変異のリスクを評価する方法．妊娠15〜18週から可能になる．三つの血清マーカーを調べるトリプルテストと，四つの血清マーカーを調べるクアトロテストがあるが，主にクアトロテストが行われることが多い．

つながるのではないかと懸念されている.

　日本では，2013（平成25）年4月から，日本医学会によって認定された施設での検査が始まって以降，10万人以上がこの検査を受け，陽性と確定した妊婦の多数が中絶したと報じられている．また，無認可施設が増え，精度の検証が不十分な検査による，誤った結果に基づいて，中絶を考えるケースも出てきているという[5].

　診断技術が発達するにつれて，見つかる異常は増え，医療技術が進歩するにつれて，治療すべき疾患の範囲も拡大する．出生前診断の進展は，元気な子どもが欲しいというごく自然な親心から，技術があるのだから健康な子どもを産まなくてはという無言の圧力へと変わっていく可能性を含んでいる.

plus α

アメリカでの新型出生前検査

妊婦全体の約6割が何らかの出生前診断を受けるというアメリカでは，2011年秋以降，民間の検査会社が精度や分析時間が異なる新型出生前検査で市場競争を展開し，アメリカ国内だけで年間売上高6億ドル（585億円）にのぼる巨大市場に発展していった.

4　発症前遺伝子診断の発展と生命倫理

1　発症前遺伝子診断にまつわる生命倫理の課題

　遺伝性疾患の**発症前遺伝子診断**などの予測医療については，疾患の早期発見や予防につながるというメリットがある反面，診断と治療とのギャップという，これまでの医療では考えられなかった倫理問題が発生するようになってきた．診断は可能だが治療は不可能であり，しかも確実に死につながる病いの場合，このような病気の保因者にとっては，診断そのものが死刑宣告に等しいことになる．例えば，ハンチントン病*は，発症時期は主に30代後半から50代であり，それまでに目立った自覚症状はない．しかし，自分が将来，この病気を発症するかどうかは遺伝子診断によって，あらかじめ10代，あるいはもっと早い時期にはっきりと知ることができるのである．診断を受けて自分が発症するかどうかを知るか，それとも知らないまま生きていくことを選ぶか，というジレンマが生じることになる.

用語解説 *

ハンチントン病

遺伝性の神経変性疾患で，根本的な治療法がなく日本では指定難病である．不随意運動や細かい運動が難しくなるなどの症状がみられるほか，うつ症状や認知障害なども現れる．症状の進行には個人差があり，発症から十数年ほどで自力で生活することが困難になる.

2　ヒトゲノム・プロジェクトと生命倫理

　1980年代に計画された**ヒトゲノム・プロジェクト**が，2003年に解読終了を迎えて以降，遺伝子解析技術が進展することによって，3,000種類を超える疾患の遺伝子診断が可能となり，私たちの未来のカルテの一部を読む（疾患の発症前に，発症リスクを予測する）こともできるようになった（**表12-6**）.

　遺伝子診断が可能になることによって，ヒトゲノムの解析という基礎的な研究が，臨床の場面で大きな成果を上げていくことになった．例えば，ある遺伝病がどういう遺伝子の配列で表されているのかがわかれば，実際にその病気を発症する前に，その人が病気になるかどうかを予測できる．それに基づいて早めに手を打っておけば，病気の発症を予防できたり，極めて早い時期に治療したりということが可能になる場合もある.

実際に，遺伝子診断は，**家族性腫瘍症候群***などの場合に非常に役立つことがある．例えば，遺伝性の乳癌（BRCA1やBRCA2という遺伝子の変異）家系に生まれた人は，遺伝子診断を受けて自分の発症リスクを知っておけば，定期的に乳癌検査を受けて早期発見に努めることもできる．中には，まだがんでない乳房を，予防のために切除するという予防的外科手術（prophylactic surgery）*を選択する人も現れてきている．

同じ遺伝性の疾患をもつ家系の人の中で，この病気にかかる人とかからない人とを区別できるようになれば，発症リスクの高い人に，きわめて早期あるいは発症前になんらかの対応をすることによって，その人の予後やQOLを大きく改善できる可能性もある．その一方で，発症リスクのない人には，安心を与えることもできる．

表12-6　ヒトゲノムに関する出来事

年	出来事
1986	ヒトゲノム・プロジェクトを提言（米国）★
1988	パイロット・プロジェクトが発足（日本・米国など）★
1991	ヒトゲノム・プロジェクト開始（日本，アメリカ，イギリス，フランス，EC諸国）★
1993	ハンチントン病の原因遺伝子，ハンチンチンを発見
1994	家族性の乳癌原因遺伝子（BRCA1の変異）が同定される
1995	14番染色体上のアルツハイマー原因遺伝子（S182）を特定
1997	ヒトゲノムと人権に関する世界宣言 老化防止遺伝子を発見 クローン羊ドリーが誕生
2000	ドラフト・シークエンス（概要解読）終了★ クリントン米大統領（当時）が，ヒトゲノムの解読をほぼ終了したことを発表★
2003	ヒトゲノム全シークエンス（解読）完了★
2005	ヒトゲノム全遺伝子の機能解明★

★ヒトゲノム・プロジェクトに関する事項

さらに発症前診断は，**生活習慣病**の感受性診断と予防にも役立つことが期待されている．例えば高血圧・心筋梗塞・糖尿病などについては，関連する遺伝子が次々と発見されており，これらの病気の感受性（病気のかかりやすさ）がある程度，つかめることもある．診断を受けて，自分のリスクを把握しておくことができれば，食習慣や運動習慣を見直すなどの予防策を講じることも考えられる．

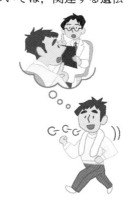

用語解説 *
家族性腫瘍症候群

遺伝的要因によって，特定のがんを発症する可能性が高い状態の総称．

用語解説 *
予防的外科手術

女優のアンジェリーナ・ジョリーは，乳癌の原因遺伝子を調べる発症前診断を受け，自分の乳癌の発症リスクが高いことを知って，まだがんの発症していない健康な乳腺を除去する手術（予防的外科手術）を受けた．

5　再生医療の発展と生命倫理

1　再生医療にまつわる生命倫理の課題

ES細胞（胚性幹細胞：embryonic stem cell）は，そのまま成長し続ければ，いずれ胎児となる可能性をもつ胚（受精卵）を壊して作成するため，ヒトの生命の始まりである胚を犠牲にするという倫理問題を有する（**図12-1**）．それに対して**iPS細胞**は，ES細胞と同等なものを胚を壊すことなく，成人の身

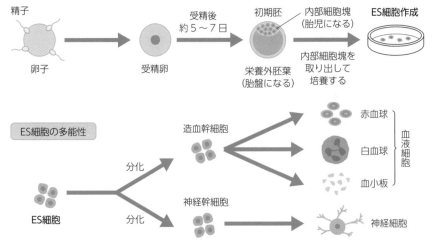

図12-1　ES細胞の樹立方法

体から容易に採取可能な皮膚等の細胞からつくることができるため，ES細胞のもつ上記のような倫理問題を回避できるという利点をもつ．他方，iPS細胞はそれを精子や卵子に分化させたり，それらを用いたクローン胚を作製することも，原理的には可能となる．このような技術がコンセンサスを得ないまま先走り，倫理や法が追いつけない状況が発生する可能性も懸念される．

2 iPS細胞による再生医療と生命倫理

　2006（平成18）年，山中伸弥率いる京都大学の研究グループによって，マウスの線維芽細胞（皮膚細胞）から，iPS細胞が初めてつくられた．**iPS細胞**（人工多能性幹細胞：induced pluripotent stem cells）とは，ヒトの皮膚などの体細胞に，多能性誘導因子を導入し，培養することによって作製される，さまざまな組織や臓器の細胞に分化する能力（**分化万能性**：pluripotency）と，ほぼ無限に増殖する能力（分裂増殖を経てもそれを維持できる自己複製能）をもたせた**多能性幹細胞**のことである．

　将来的にiPS細胞は，病気やけがなどによって失われた機能を回復させることを目的とした**再生医療**の場面に活用できると期待されている．例えば，事故等で脊髄を損傷し，神経が切断されてしまった場合，患者本人に由来するiPS細胞から神経細胞をつくり，患者に移植することによって運動機能を取り戻せたり，心筋梗塞の患者にiPS細胞からつくった心筋細胞を移植して心筋を再生させたり，肺や肝臓などの臓器をつくって患者に移植したりすることなどが考えられる（**図12-2**）．

　さらに，2023（令和5）年3月，大阪大学と九州大学などの共同研究で，雄のマウスのiPS細胞から卵子を作って，雄の細胞だけで子どもを誕生させることに成功した．哺乳類の雄の細胞から卵子を作ることができたのは，世界初だという[6]．将来，人に応用することができれば，男性同士のカップルや卵子

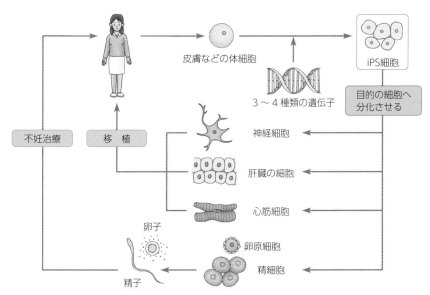

図12-2　iPS細胞による再生医療のイメージ

に問題があり不妊に悩む女性も，子どもをもてる可能性があるが，技術面や倫理的な問題のハードルは高い．

6 臓器移植と生命倫理

1 臓器移植にまつわる生命倫理の課題

　2009（平成21）年7月13日，「臓器の移植に関する法律の一部を改正する法律」（以下，**改正臓器移植法**）が成立し，2010（平成22）年7月17日から完全施行された．旧臓器移植法（1997〈平成9〉年）の下での移植件数の低迷，海外への渡航移植が困難となるという事態，国内における15歳未満の小児間の**臓器移植**が事実上不可能であったという状況を背景として，脳死臓器移植をめぐる倫理問題について必ずしも明るいとはいえない国会議員の自由投票によって決定された改正臓器移植法は，医療現場においてさまざまな混乱を招くことも懸念された．改正のポイントとして，本人の意思が確認できない場合には，本人が拒否の意思を示していない限り，**家族の意思**によって臓器提供を決めてもよいこと，一定の範囲内の親族への優先提供の意思表示が認められたこと，被虐待児からの提供を防ぐための措置を講ずるよう義務付けられたこと等が挙げられる．

　家族が本人の意思を代弁できるのか，また脳死患者本人の明確な意思表示のない状況で，混乱と動揺のさなかにある家族に対し，限られた時間の中で提供の可否を決定するというさらなる心的負担を課してしまうのではないか，といった批判もある．

脳死の移植件数

旧法下では，13年間に86例しかみられなかった脳死での臓器提供だが，改正後1年間で約60例となり，移植件数は増加した．その多くは，本人が書面での意思表示をしておらず，家族の移行によって提供が行われた．また，2022年に厚生労働省から発表された統計によると，15歳未満の臓器提供は46名である．さらに同年11月，脳死と判定された6歳未満からの臓器提供が25例となった[7]．

2 小児の臓器移植と生命倫理

改正臓器移植法により，15歳未満の子どもについても，本人の明確な拒否の意思がない限り，家族の決定により臓器摘出が可能となった（図12-3）．日本国内での小児間の移植に道を開くことになった反面，臓器提供についての本人の意思決定や表明が難しい小児の臓器提供を，親に決めさせる（脳死になったわが子の生死の決定を親に強いる）システムに疑問の声も上がっている．臓器移植法の改正後も，親が提供を望まないケースが多く，脳死の子どもからの臓器提供の事例は限られている．

また，親による虐待の証拠隠滅防止を図るため，**被虐待児**からの臓器提供は認めないとされているが，虐待の有無の見極めは困難であり，日本小児科学会の調査結果では，虐待が疑われた事例のうち，虐待と診断されるまでに1週間以上かかったケースも散見される．

3 移植医療を支える人材育成

改正臓器移植法の施行により，臓器提供の件数が増えるということは，救急医療現場の医療スタッフや，脳死患者の家族への説明を行う**移植コーディネーター**[*]の負担が増すことを意味している．しかし，これらの人材はいずれも不足しており，とりわけ移植医療の要となる臓器移植コーディネーターの数は限られ，新たな人材育成が急務となっている．さらに，改正臓器移植法では，本人の意思が不明であっても，家族の同意のみで臓器提供が認められるようになったが，提供を決めた家族が，その後「それで本当によかったのだろうか」と思い悩んだり，自責の念に駆られたりすることもあり，**ドナー家族**をケアする体制を早急に整えることが課題となる．

> **用語解説**[*]
> **移植コーディネーター**
> 移植を行う際に提供者（ドナー）・移植希望者（レシピエント）とそれらの家族の間に入り，移植に関する事柄を調整する仕事である．移植コーディネーターには専門の資格はないが，医師，薬剤師，看護師，臨床検査技師，臨床工学技士などの医療従事者の国家資格を取得しているかそれと同等の経験，知識が必要となる．

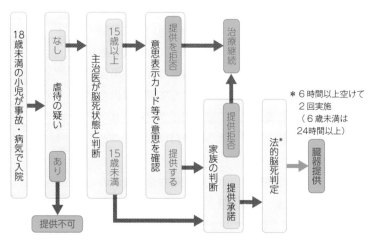

図12-3　小児の脳死臓器移植のプロセス

7 延命治療と生命倫理

1 終末期医療としての延命治療

　かつて，われわれの生命の「終わり」は自然に訪れるものであり，自発呼吸が止まれば，やがて心臓の鼓動が止まり，最後に脳の機能が停止するという「死の過程」を，そのまま受け入れていた．しかし，1950年代に人工呼吸器が使われ始めると，自発呼吸ができなくても機械の力を借りて，心臓を動かし続けることができるようになり，心肺蘇生や昇圧薬の投与，栄養チューブ，胃ろうや輸液など，さまざまな方法で，「自然」な状態ではすでに失われていたはずの生命を，つなぎとめることができるようになった．日本でも急性

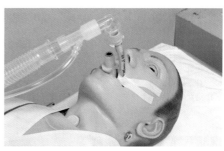

大阪府立呼吸器・アレルギー医療センター IRCU. はじめての人工呼吸器 パワーアップ版. メディカ出版, 2016, p.44.

図12-4　人工呼吸器装着時の様子

期病院では，救命のために，患者が人工呼吸器につながれ，経口摂取できない患者に対しては，IVH（中心静脈栄養）や経管栄養，胃ろうなどが用いられる（図12-4）.

　だが，回復の見込みの少ない患者や，延命だけが目的であるかのような状態で，長期にわたって人工呼吸器や栄養チューブ，胃ろうなどにつながれている患者の中には，このような状態では「生きている」というより，「生かされている」という感覚を強く感じる人もいる．さらに，本人の意識がない場合，このような**延命治療**をいつ中止するかを，誰が決めるのかという問題が出てくることになり，「死」の時期，あるいは人間の生死を，人為的な選択によって決定しなければならないケースが発生してきた．すなわち，医療技術の進歩によって，医療機器による生命維持（延命）という「前例のない状況」下での「前例のない倫理問題」が発生することになったのである.

2 尊厳死と生命倫理

　治癒の見込みがなく，死期が近づきつつある終末期に差しかかっていることを自ら知る患者が，薬や医療機器による延命治療を拒否し，自然な死の経過をたどることを希望する選択を，**尊厳死**という．死期の近い患者に対する延命治療はどこか不自然であり，人間の尊厳を損なうというイメージが，こうした呼称の前提となっていると考えられる.

　アメリカではすべての州で，終末期患者に延命治療を拒否する権利を認めている．日本では，厚生労働省による「**人生の最終段階における医療・ケアの決定プロセスに関するガイドライン**」（2007〈平成19〉年5月，改訂 2018〈平成30〉年3月）において，治療の差し控えや治療の中止，緩和ケアなどの終末期の決定（積極的安楽死を除く）について，医療者側から**適切な情報の提供**

 人生会議

厚生労働省が推進している，アドバンス・ケア・プランニング（ACP）の愛称．「もしものとき」に備えて，自分が大切にしていることは何か，どこで，どのような医療やケアを受けることを希望しているかについて考え，家族など信頼している人たちと話し合い，共有する取り組みを指す．11月30日は「いい看取り・看取られ」の語呂合わせから，「人生会議の日」とされている.

 安楽死

尊厳死とは異なり，患者本人の希望に基づき，医師による致死薬の投与で死を迎えるケースを（積極的）安楽死という．2023年3月現在，この安楽死が立法で合法化されているのは，ベネルクス三国とスペイン，カナダ，オーストラリアの一部の州などである.

217

と**説明**がなされ，患者本人による決定を基本とした上で進めることが最重要とされている．

■ 引用・参考文献

1) サラ・T・フライほか. 看護実践の倫理：倫理的意思決定のためのガイド. 片田範子ほか訳. 第3版, 日本看護協会出版会, 2010年.
2) 体外受精出生数, 初の減少 コロナ影響か 2020年は6万381人. 毎日新聞, 2022年8月12日.
3) 体外受精出生が初の減少 20年6万人超, コロナ影響か. 日本経済新聞, 2022年8月13日.
4) 男女の生み分け タイで90組. 読売新聞. 2012年7月16日.
5) 新型出生前診断, 無認定施設が2年で3割増 精度未検証 検査で中絶も. 毎日新聞, 2022年7月19日.
6) 雄細胞だけでマウス誕生, 哺乳類で世界初 iPSから卵子. 日本経済新聞, 2023年3月15日.
7) 6歳未満の臓器提供, 25例目 日本臓器移植ネットワークが発表. 朝日新聞デジタル, 2022年11月20日.
8) 小林亜津子. 生殖医療はヒトを幸せにするのか：生命倫理から考える. 光文社, 2014年.

🎣 **重要用語**

生命倫理学（バイオエシックス）	出生前診断	iPS細胞
試験管ベビー（体外受精児）	発症前遺伝子診断	臓器移植
精子バンク	ヒトゲノム・プロジェクト	延命治療
着床前診断	再生医療	尊厳死
デザイナーベビー	ES細胞	

◆ 学習参考文献

❶ 島薗進. いのちを"つくって"もいいですか？：生命科学のジレンマを考える哲学講義. NHK出版, 2016年.

iPS細胞と再生医療, 記憶を変えるという「医療」など, バイオテクノロジーの進展と, それがもたらすエンハンスメントについて, 平易な筆致と豊富な事例で語りかけてくれる.

❷ 河合蘭. 出生前診断：出産ジャーナリストが見つめた現状と未来. 朝日新書, 2015年.

日本でただ一人の出産専門フリージャーナリストである著者が,「出生前診断」により, 悩みに放り込まれてしまう人たちの現状と心情を克明に描き出している. 技術と人間性の接点という生命倫理の必要性が問われる場面を真摯な目線で捉えようとした, 貴重な一冊である.

❸ 小林亜津子. はじめて学ぶ生命倫理：「いのち」は誰が決めるのか. 筑摩書房, 2011, （ちくまプリマー新書）.

医療技術が発達した現在, 自分の「いのち」の決定権をもつのは誰か. 安楽死, 精子バンク, 人工妊娠中絶など, 生命倫理学が積み重ねてきたいのちの判断をめぐる「対話」に読者をいざなう入門書.

❹ 小林亜津子. QOLって何だろう：医療とケアの生命倫理. 筑摩書房, 2018, （ちくまプリマー新書）.

老いや病気はまだ遠いと考える10代, 20代の若い世代に, 医療現場で直面する「いのち」や「幸せ」「意思決定」について問いかける生命倫理学の入門書.

❺ 小林亜津子. 看護のための生命倫理. 改訂3版. ナカニシヤ出版, 2019.

安楽死, 減胎手術, 出生前診断, 病名告知など, 全30の事例と問題提起とで, 現場での判断力を育む, 看護学生のために書かれた生命倫理学入門. 日進月歩の医療事情に合わせ, バージョンアップした改訂3版.

※以下に掲載のない出題基準項目は，他巻にて対応しています．

必修問題

目標Ⅰ．健康および看護における社会的・倫理的側面について基本的な知識を問う．

大項目	中項目（出題範囲）	小項目（キーワード）	本書該当ページ
1．健康の定義と理解	A．健康の定義	世界保健機関〈WHO〉の定義	p.90
	B．健康に関する指標	世帯数	p.137
		婚姻，家族形態	p.136, 137
		出生と死亡の動向	p.135
2．健康に影響する要因	A．生活行動・習慣	ライフスタイル	p.51, 127
	C．社会環境	労働環境	p.130
		ワーク・ライフ・バランス	p.131, 136, 146

目標Ⅱ．看護の対象および看護活動の場と看護の機能について基本的な知識を問う．

大項目	中項目（出題範囲）	小項目（キーワード）	本書該当ページ
8．看護の対象としての患者と家族	B．家族形態の変化	家族の多様性	p.148
		構成員の変化	p.137

健康支援と社会保障制度

目標Ⅰ．社会生活を視点とした個人・家族・集団の機能や変化について基本的な理解を問う．

大項目	中項目（出題範囲）	小項目（キーワード）	本書該当ページ
1．社会・家族機能と生活基盤の変化	A．生活単位の変化	人口構造	p.137
		家族，世帯	p.137
	B．家族機能の変化	出生，死亡	p.135
		夫婦，子ども	p.138
		育児，介護	p.138, 141
		家事	p.139
		婚姻，離婚	p.148
	C．ライフスタイルの変化	雇用形態	p.131
		女性の労働	p.131, 139
		少子化，晩婚化，晩産化	p.135
2．社会の中の集団	A．地域や職場における機能	ソーシャルサポートネットワーク	p.159
		フォーマルサポート，インフォーマルサポート	p.159
		地域活動への参加	p.116, 118, 161
		地域集団〈コミュニティ・グループ〉	p.116, 157
	B．労働と健康	就業構造	p.131
		労働時間	p.131

目標Ⅱ．社会保障の理念，社会保険制度および社会福祉に関する法や施策について基本的な理解を問う．

大項目	中項目（出題範囲）	小項目（キーワード）	本書該当ページ
5．社会福祉の基本	C．社会福祉における民間活動	ボランティア活動	p.63, 65, 162

目標Ⅲ．公衆衛生の基本，保健活動の基盤となる法や施策および生活者の健康増進について基本的な理解を問う．

大項目	中項目（出題範囲）	小項目（キーワード）	本書該当ページ
6．健康と公衆衛生	A．公衆衛生の理念	ヘルスプロモーション	p.96
10．生活者の健康増進	B．職場の健康管理	仕事と家庭の両立支援（ワーク・ライフ・バランス）	p.131, 136, 146

健康と社会・生活

表紙デザイン：株式会社金木犀舎

本文デザイン：クニメディア株式会社

図版・イラスト：有限会社デザインスタジオEX
　　　　　　　　スタジオ・エイト 吉野浩明＆喜美子
　　　　　　　　八代映子
　　　　　　　　清水みどり
　　　　　　　　ホンマヨウヘイ

ナーシング・グラフィカ 健康支援と社会保障① けんこう し えん しゃかい ほ しょう

健康と社会・生活 けんこう しゃかい せいかつ

2004年10月20日発行	第1版第1刷
2008年11月28日発行	第2版第1刷
2013年1月20日発行	第3版第1刷
2016年1月15日発行	第4版第1刷
2023年1月15日発行	第5版第1刷
2024年1月20日発行	第6版第1刷Ⓒ

編　者　平野 かよ子　本多 敏明　松宮 朝
　　　　ひらの　　こ　　ほんだ としあき　まつみや あした
発行者　長谷川 翔
発行所　株式会社メディカ出版
　　　　〒532-8588
　　　　大阪市淀川区宮原3-4-30
　　　　ニッセイ新大阪ビル16F
　　　　電話　06-6398-5045（編集）
　　　　　　　0120-276-115（お客様センター）
　　　　https://store.medica.co.jp/n-graphicus.html
印刷・製本　株式会社広済堂ネクスト

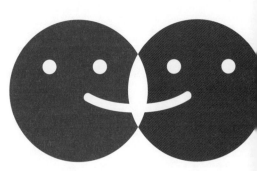